|제 3 판|

임상 미생물학

CLINICAL MICROBIOLOGY

문제 및 풀이

3th EDITION 수정판

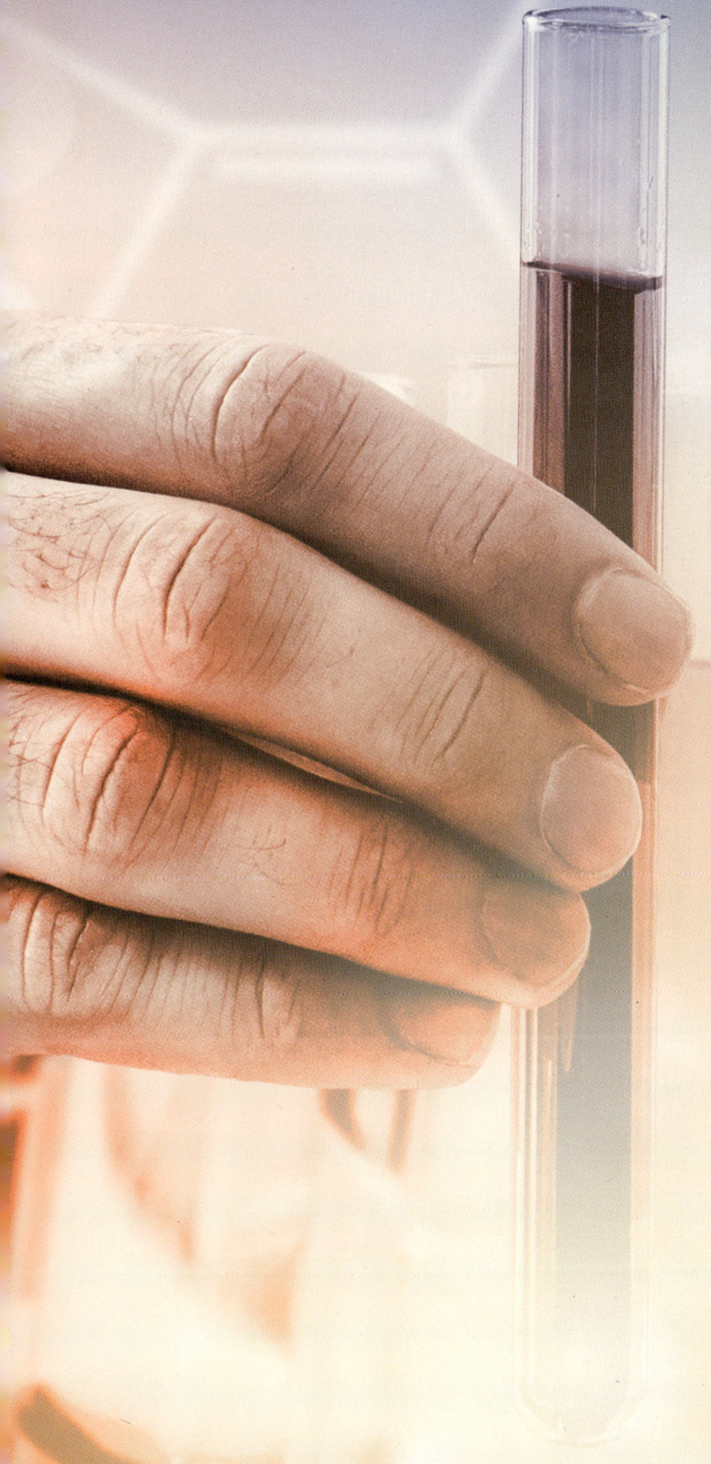

제 3 판

임상 미생물학

CLINICAL MICROBIOLOGY

문제 및 풀이

미생물학교수회 학술출판위원회

머리말

그동안 임상병리사 국가시험에서 각 교과목별 학습목표가 표준화 되고, 문제 유형이 바뀌면서 몇 차례의 임상미생물 문제집 개정이 있었으나, 고질적인 오답 문제와 국가고시와 동떨어진 문제가 다수 수록되어 있어서 국가고시 준비를 하는 수험생들에게 혼란을 주었다. 이를 해소하고자 임상병리학과 미생물교수회는 출판 · 학술위원회를 신설하고 편집 위원들을 위촉하여 문제집 개정 작업을 하였다.

1 문제유형은 국시원의 출제 경향에 따라 A형 긍정형 문제로 구성하였으며, 학습을 위해 부득이한 경우에만 부정형을 첨가하였다. 그리고, 매 단원별로 2차 시험 실기문제를 함께 수록하여 이론문제와 실기문제에 대한 실전을 경험할 수 있게 하였다.

2 학생들의 문제풀이 이해를 돕기 위해 해설이 필요한 문제에는 주요 내용 해설을 첨부하여 스스로 문제 해결이 가능하도록 구성하였다. 또한 국가고시에 빈번하게 출제되는 내용의 문제는 유사한 문제를 다양하게 만들어서 반복 학습의 효과를 볼 수 있도록 하였다.

3 실무 현장에서는 세균의 동정과 더불어 항생제의 작용 기전과 항균제 감수성 검사에 대한 폭넓은 지식을 요구하므로 이에 관련된 다양한 문제들도 함께 수록하였다.

4 학문적 영역과 새로운 검사 기법이 점차 늘어나는 바이러스학, 진균학, 분자미생물학 등에 관련된 문제들도 많이 수록하였다.

5 임상미생물학, 임상진균학, 임상바이러스학, 임상기생충학 등 병원미생물에 관련된 모든 영역의 문제들은 국가고시 문항 비율에 준하여 수록하였다.

6 국가고시와 관련이 없는 문제들은 과감하게 삭제하여 오로지 국가고시 준비를 위한 문제집으로 개정하였고, 수록된 문제들은 국가고시 준비를 위한 모의고사 문제로도 활용할 수 있도록 하였다.

이 책이 출판되도록 다양한 정보 제공과 조언을 해주신 미생물교수회 모든 교수님들께 감사를 드립니다. 특히 완성도 높은 문제집 출판을 위해 문항 수정과 개발 및 감수까지 1인 3역을 맡아주신 출판학술위원회 편집위원 교수님들께 감사드립니다. 그리고, 문제집 출판을 위한 개정작업을 적극적으로 지원해 주신 고려의학 김영환 대표님, 편집부 이창용 상무님과 직원선생님들께 진심으로 감사를 드립니다.

2023. 08

한국 임상병리학과 임상미생물학 교수회

차례

제1편 임상미생물학 총론

제2편 임상 세균학

제3편 바이러스학

제4편 임상진균학

제5편 인체기생충학

1편 임상미생물학 총론

01 총론

〈미생물 형태 및 특성〉

01. 다음 중 루이 파스퇴르의 업적은?

1) 탄저균 발견
2) 투베르쿨린 반응 발견
3) 순수배양법, 염색법 고안
4) 탄저병, 광견병 백신 발견
5) 결핵균과 콜레라균을 발견

02. 질병을 유발하는 특정 병원균을 증명하기 위해 순수 분리된 미생물을 동물에 접종했을 때 동일 질병을 일으킨다는 사실을 체계화 한 사람은?

1) Koch
2) Lister
3) Pasteur
4) Löeffler
5) Obermeier

03. 그람양성과 그람음성 세균 사이의 구조적 차이점은?

1) 외막
2) 핵막
3) 리보솜
4) 세포막
5) 세포벽

04. 그람양성균의 세포벽 성분으로 해당되는 것은?

1) 지질 A (lipid A)
2) O항원(O−Antigen)
3) 내독소(Endotoxin)
4) 타이코산(teichoic acid)
5) 지질다당류(lipopolysaccharid)

01.
탄저균, 결핵균과 콜레라균을 발견한 사람은 Robert koch이다.
루이 파스퇴르는 발효현상발견, 자연발생설 부정, 각종 멸균법 발견, 탄저병과 광견병을 예방하는 백신을 개발하였다.
답 4)

02.
답 1)

03.
세포벽의 공통성분은 peptidoglycan이며, 그람양성균과 그람음성균의 차이는 peptidoglycan의 두께이다.
답 5)

04.
그람양성균의 세포벽은 peptidoglycan 층이 두껍고, teichoic acid를 함유한다. 그람음성균의 세포벽은 peptidoglycan 층이 얇고, 외막을 가지고 있다.
답 4)

05. 그람음성세균의 세포벽 외막에서 함유하는 것은?

1) 타이코산(teichoic acid)
2) 펩티도글리칸(peptidoglycan)
3) 지질타이코산(lipoteichoic acid)
4) 지질다당류(lipopolysaccharide)
5) 히스톤 단백질(histone protein)

05.
그람양성 세균은 펩티도글리칸 층이 두껍고 지질테이코산을 함유하며, 그람음성 세균은 펩티도글리칸 층이 얇고, 외막에 지질다당체를 함유하고 있다.
답 4)

06. 세균이 갖고 있는 내생포자의 특성은?

1) 모든 세균에서 생성된다.
2) 환경이 좋을 때 생성된다.
3) 기본적인 대사활성이 있다.
4) 영양세포보다 건조에 대한 저항성이 크다.
5) 수분이 충분하여 오랜 시간 유지되며 영양세포보다 크다.

06.
세균의 포자(아포) 형성은 열, 건조, 화학적처리에 대한 저항성을 위해 만드는 구조이다.
답 4)

07. 세포 전체를 둘러싸고 있는 편모는?

1) 양모성
2) 주모성
3) 단모성
4) 총모성
5) 무모성

07.
총모성은 탄력 끝에 많은 편모가 존재하는 것이다.
답 2)

08. 숙주세포에 부착하고, 어떤 경우에는 식세포작용을 저해하며, 유전자를 교환하는 부위는?

1) 섬모(Pili)
2) 협막(Capsule)
3) 편모(Flagella)
4) 지질다당체(Lipopolysaccharide)
5) 세포막(Cytoplasmic membrane)

08.
섬모는 균체의 표면에 부착되는 작은 미세섬유이며 전자현미경으로만 관찰이 가능하다.
답 1)

09. O-antigen과 관련이 있는 것은?

1) 섬모(Pili)
2) 협막(Capsule)
3) 편모(Flagella)
4) 지질다당체(Lipopolysaccharide)
5) 세포막(Cytoplasmic membrane)

09.
O-angigen은 그람음성균의 세포벽 지질다당체에 존재하는 항원이다.
답 4)

10. H-antigen과 관련이 있는 것은?

1) 섬모(Pili)
2) 협막(Capsule)
3) 편모(Flagella)
4) 지질다당체(Lipopolysaccharide)
5) 세포막(Cytoplasmic membrane)

10.
답 3)

11. 세균의 운동성 관찰과 관련이 있는 것으로 옳은 것은?

1) SIM
2) 형광염색
3) 5% 한천
4) India ink
5) Kovac 시약

11.
SIM, MIO 배지는 반고체 배지로 0.3~0.5% agar가 첨가되어 있고, 운동성을 관찰한다.
답 1)

12. 자외선을 요구하는 현미경은?

1) 형광현미경
2) 광학현미경
3) 위상차현미경
4) 투과전자현미경
5) 주사전자현미경

12.
결핵균 형광염색과 바이러스 세포 감염 관찰 시 형광염색 후 형광현미경을 통해 관찰한다.
답 1)

13. 세균의 성장(증식)곡선에 대한 설명 중 옳은 것은?

1) 사멸하는 세균수가 신생 세균수를 능가하는 단계는 정지기이다.
2) 신생 세균수와 사멸 세균수가 균형을 유지하는 단계는 유도기이다.
3) 세균 수는 증가하지 않고 세포구성성분이 증가되는 시기는 사멸기이다.
4) 세균의 집락의 형태, 색상, 질 등의 특성을 갖추게 되는 시기는 (대수) 증식기이다.
5) 다수의 세균을 배지에 접종하여 18~24시간 배양하여 세균수를 측정하여 나타낸 그래프이다.

13.
세균의 성장은 유도기, 대수기, 정지기, 사멸기로 구분된다.
답 4)

14. 세균의 성장(증식)곡선에 대한 설명 중 신생세균수와 사멸세균수가 균형을 유지하는 구간은?

1) 유도기
2) 대수기
3) 사멸기
4) 정지기
5) 증식 분비기

14.
답 4)

15.
답 1)

16.
fibrinogen → fibrin 형성
답 4)

17.
NALC-NaOH는 중화, 농축, 잡균제거의 목적이다.
답 5)

18.
Virus는 살아있는 세포에서 생활한다.
답 1)

19.
나선균은 축사로 이동한다.
답 3)

15. 세균 성장단계에서 환경 적응기간으로 증식이 일어나지 않는(zero net) 시기는?

1) 유도기(Lag phase)
2) 사멸기(Decline phase)
3) 정지기(Stationary phase)
4) 대수증식기(Exponential phase)
5) 유도기(Lag phase)와 정지기(Stationary phase)

16. Coagulase 시험에 토끼혈장이 사용되는 이유로 옳은 것은?

1) 보체가 풍부하기 때문
2) 잔류항생제가 적기 때문
3) 항응고제가 풍부하기 때문
4) 섬유소원이 풍부하기 때문
5) 응고효소가 풍부하기 때문

17. 결핵균 분리를 위한 객담 검체 접수 후 해야 할 검사는?

1) 접종 전 침사물을 원심분리 한다.
2) 진탄혼합 후 원심분리를 하지 않는다.
3) 세균성장을 억제하는 배지를 사용한다.
4) 세균성장을 지연시키기 위해 실온에 배양한다.
5) NALC-NaOH 혼합액을 검체와 함께 오염제거를 한다.

18. DNA와 RNA 중 한 가지만을 갖고 있는 미생물은?

1) Virus
2) *Shigella*
3) *Chlamydia*
4) *Rickettsia*
5) *Mycoplasma*

19. 편모에 의하지 않고 축사에 의하여 활발한 운동을 하는 미생물은?

1) *Yersinia*
2) *Spirillum*
3) *Treponema*
4) *Mycoplasma*
5) *Campylobacter*

20. 아포를 형성하는 무산소성 그람양성 막대균은?

1) *Bacillus*
2) *Clostridium*
3) *Leptospira*
4) *Actinomyces*
5) *Fusobacterium*

20.
*Bacillus*는 아포형성 산소성이며 *Actinomyces*는 무산소성균이지만 아포가 없다. *Fusobacterium*은 방추형의 무산소성 그람음성 막대균이다.

답 2)

21. *Chlamydia*의 일반적 성상으로 옳은 것은?

1) 복제형식으로 증식한다.
2) 절대 세포 기생성이다.
3) 세포벽이 없다.
4) 광학현미경으로 관찰할 수 없다.
5) DNA와 RNA 중 하나만 가진다.

21.
*Chlamydia*는 숙주 세포내에서 봉입체를 형성하는 것은 바이러스와 비슷하지만, 이분열로 증식 하고, DNA와 RNA 모두 가지고 있는 것이 바이러스와 차이점이다.

답 2)

22. 세포벽이 없는 특징을 가지고 비정형 폐렴을 일으키는 균의 배양배지는?

1) MacConkey agar
2) Blood agar plate (BAP)
3) Eosin methylene blue agar (EMB)
4) Cycloserine–cefoxitin–fructose agar (CCFA)
5) Pleuropneumonia–like organism (PPLO) agar

22.
CCFA는 *Clostridioides difficile* 동정을 위한 배지이며, PPLO는 *Mycoplasma pneumonia* 동정을 위한 배지이다.

답 5)

23. 세포벽합성 저해제에 내성인 미생물은?

1) *Shigella*
2) *Chlamydia*
3) *Rickettsia*
4) *Mycoplasma*
5) *Staphylococcus*

23.
마이코플라스마는 세포벽이 없다.

답 4)

〈염색법〉

24. Gram stain에서 매염제로 쓰이는 것은?

1) Safranin O
2) Gram iodine
3) HCl-alcohol
4) Crystal violet
5) Acetone alcohol

24.
요오드용액은 매염제이다.
답 2)

25. *Staphylococcus* 균주를 그람염색 하면서 iodine 매염을 안했을 때 결과로 옳은 것은?

1) 무색이다.
2) 용해된다.
3) 분홍색으로 보인다.
4) 푸른색으로 보인다.
5) 슬라이드에서 씻겨 나간다.

25.
답 3)

26. 음화 염색에 주로 사용하는 시약은?

1) India ink
2) Auramine
3) Safranine O
4) Crystal violet
5) Methylene blue

26.
음화 염색은 Crytpcoccus 감별에 이용된다. Auramine, Rhodamine은 형광염료이다.
답 1)

27. 항산성 세균의 염색에 사용되는 탈색시약은?

1) Phenol
2) HCl alcohol
3) Carbol fuchsin
4) Methylene blue
5) malachite green

27.
Phenol은 매염제이다.
답 2)

28. Ziehl-Neelson stain에서 세균에 염색물질이 침투하는 때로 옳은 것은?

1) 탈색할 때
2) Heating할 때
3) 대조 염색할 때
4) Acid alcohol로 탈색할 때
5) Methylene blue로 염색할 때

28.
Methylene blue는 대조염색이다.
답 2)

29. Carbol fuchsin에 일단 염색되면 잘 탈색되지 않는 세균은?

1) *Treponema*
2) *Mycoplasma*
3) *Helicobacter*
4) *Mycobacterium*
5) *Corynebacterium*

> **29.**
> Ziehl Neelsen, AFB stain 순서는 carbol fuchsin-acid alcohol-methylene blue 순이다.
>
> 답 4)

〈소독, 멸균법〉

30. 실험실 작업대에 흘린 혈액의 오염제거를 위한 용액으로 옳은 것은?

1) 5% 페놀
2) 70% 알코올
3) 95% 알코올
4) hypochlorite 용액
5) 요오드의 알코올 용액

> **30.**
>
> 답 4)

31. 일회용 페트리접시(petri dish)와 주사기를 제조할 때 사용하는 멸균법은?

1) 멸과 멸균
2) 간헐 멸균법
3) 자외선 조사
4) 가압증기 멸균
5) Ethylene oxide

> **31.**
> 1) 화염 멸균법 : 화염을 이용, 백금이, 시험관 입구 등의 멸균, 알코올램프, Bacti-cinerator
> 2) 건열 멸균법 : 160~180℃에서 1~2시간 멸균, 내열성 금속기구, 유리 기구 등 멸균
> 3) 고압 증기 멸균법(Autoclave) : 121℃, 15 pounds에서 15분 멸균, 배지멸균, 아포멸균
> 4) 여과 멸균 : 세균이 통과할 수 없는 세균 필터(0.45 μm)를 이용, 뇨소, 혈청, 이당류 등 멸균
> 5) 가스 멸균 : Ethylene oxide가 가장 일반적으로 이용, 일회용 주사기, 페트리 접시 등 멸균
> 6) 간헐 멸균법 : 100℃에서 30분, 3일간 멸균, Loeffler serum 사면배지 멸균
> 7) 응고멸균 : Ogawa 배지 , L-J 배지 멸균
>
> 답 5)

32.
답 3)

33.
답 4)

34.
답 1)

36.
응고멸균배지에는 Ogawa 배지가 있으며 일반 배지는 가압증기멸균한다. Thiosulfate citrate bile sucrose는 가압증기멸균을 하지 않는다.
답 5)

32. *Geobacillus stearothermophilus*를 생물학적 멸균지표로 사용하는 조건으로 옳은 것은?

1) 160℃에서 60분 동안 건열멸균
2) Seitz 여과를 사용하는 여과멸균
3) 121℃에서 15분 동안 가압증기멸균
4) Millipore filter를 사용하는 여과멸균
5) 100℃에서 30분 동안씩 3일 계속하여 증기멸균

33. 가압증기 멸균조건은?

1) 80℃에서 10 psi (pounds per square inch)−15분
2) 110℃에서 15 psi (pounds per square inch)−15분
3) 125℃에서 20 psi (pounds per square inch)−20분
4) 121℃에서 15 psi (pounds per square inch)−15분
5) 121℃에서 15 psi (pounds per square inch)−30분

34. 요소(urea)나 탄수화물(carbohydrate)을 함유한 배지를 멸균하는 방법은?

1) 여과멸균
2) 간헐멸균
3) 자외선멸균
4) EO 가스멸균
5) 고압증기멸균

35. 응고 멸균하는 배지는?

1) Urea 배지
2) BCYE 배지
3) TCBS 배지
4) Thayer−Martin 배지
5) Lowenstein-Jensen 배지

〈항균제〉

36. 항균제의 특성에서 옳은 것은?

1) Cephalosporin은 단백질합성을 저해한다.
2) β-lactam 항균제는 세포벽 합성을 억제한다.
3) 단백질 합성을 저해하는 항균제는 penicilin이다.
4) 단백질 합성을 저해하는 항균제는 polymyxin B이다.
5) penicillin과 cephalothin의 항균제는 단백질을 저해한다.

36.
β-lactam 계열(penicillin과 cephalothin)은 세포벽 합성을 억제 한다.
답 2)

37. 다음 중 β-lactam계 항생제의 항균기전은?

1) 대사길항제
2) 단백합성 저해
3) 핵산대사 저해
4) 세포막합성 저해
5) 세포벽합성 저해

37.
답 5)

38. 다음 중 β-lactam계 항생제는?

1) Penicillin, Colistin
2) Bacitracin, Colistin
3) Penicillin, Gentamicin
4) Bacitracin, Gentamicin
5) Penicillin, Cephalosporin

38.
답 5)

39. 세포막 기능을 저해하는 항균물질로 옳은 것은?

1) Penicillin
2) Bacitracin
3) Erythromycin
4) Amphotericin B
5) Trimethoprim-sulfamethoxazole

39.
세포막 기능 저해제는 polymixins, colistin, polyene (amphotericin. B, nystatin)이다. 특히 amphotericin B, nystatin은 항진균제이다.
답 4)

40. 진균의 스테롤 결합과 막투과성을 변화시키는 항생물질은?

1) Penicillin
2) Methicillin
3) Amphotericin
4) Trimethoprim
5) Chloramphenicol

40.
Amphotericin은 세포막에 있는 콜레스테롤 같은 스테롤에 결합한다. 예를 들면, 세포막에 스테롤을 갖고 있는 사상균, 효모에 작용하면 세포막 스테롤에 결합하여 막구조를 변화시키고, 투과성에 영향을 미치게 된다. 만일 진균에서 스테롤 합성이 차단되면 amphotericin은 효과가 없다. 이것은 진균이 다른 항진균제인 micornazole에 노출될 때 일어난다.
답 3)

41. DNA 합성 저해제인 항생제로 옳은 것은?

1) Nystatin
2) Neomycin
3) Kanamycin
4) Nalidixic acid
5) Chloramphenicol

41.
답 4)

42. 세균의 단백질 합성을 저해하는 항생제로 옳은 것은?

1) Nystatin
2) Amikacin
3) Vancomycin
4) Actinomycin
5) Chloramphenicol

42.
단백질 합성억제를 기전으로 하는 항균제는 chloramphenicol, tetracyclin streptomycin, gentamicin 등이 있다.
답 5)

43. Aminoglycoside에 해당하는 항균제는?

1) Penicillin
2) Gentamicin
3) Sulfonamide
4) Clindamycin
5) Chloramphenicol

43
aminoglycoside계 항생제에는 gentamicin, streptomycin, amikacin, neomycin 등이 있다.
답 2)

44. Streptomycin, Gentamicin, Amikacin이 속해 있는 항생제 그룹으로 옳은 것은?

1) Polyenes
2) β−lactams
3) Quinolones
4) Tetracycline
5) Aminoglycosides

44
답 5)

〈항균제 감수성 검사〉

45. 항균제 감수성 검사의 설명으로 옳은 것은?

1) Cefinase법은 β-lactamase의 신속 검사법이다.
2) 디스크확산법은 배지의 두께 8 mm가 적당하다.
3) Muller-Hinton 배지를 사용하며 McFarland 1.5관을 사용한다.
4) ESBL의 항균제 감수성 검사에는 제 2세대 cephalosporine계를 사용한다.
5) MBC는 육안으로 발육이 없는 투명한 시험관의 최저농도를 판독하는 것이다.

45.

답 1)

46. ESBL을 위한 항균제 감수성 검사법에서 옳은 것은?

1) ESBL은 vancomycin 내성 시험이다.
2) MacConkey 배지를 사용한다.
3) 배지의 두께는 결과에 영향을 주지 않는다.
4) 사슬알균의 항균제 감수성 시험에 주로 사용된다.
5) Amoxicillin-clavulanic acid 디스크가 사용된다.

46.
ESBL은 제3세대 cephalosporine에는 내성이며 clavulanic acid에는 감수성이다.

답 5)

47. 제3세대 cephalosporine 항생제로 옳은 것은?

1) Colistin
2) Cefotiam
3) Cefotaxime
4) Cephalothin
5) Clindamycin

47.

답 3)

48. 항균제 감수성 검사에 대한 설명 중 옳은 것은?

1) Nitrocefin법(또는 Cefinase법)은 VRE 동정 시험이다.
2) D-zone 시험법은 ESBL 양성을 동정하기 위한 시험법이다.
3) Double disk synergy test (DDS)는 clindamycin 내성 판정 시험이다.
4) Imipenem-Hodge test는 Carbapenemase 생성 균주의 선별시험법이다.
5) MRSA는 실험실에서 안정적인 결과를 보이는 methicilline으로 검사한다.

48.
- D-zone 시험법은 erythromycin 15 ug과 clindamycin 2 ug 디스크를 20 mm 간격으로 놓고 검사하며, D-zone 시험 양성이면 clindamycin 내성으로 판정한다.
- Double disk synergy test (DDS)는 ESBL 검출을 위한 검사이다.
- Imipenem-Hodge test는 Carbapenemase 생성 균주의 선별시험법이다.
- MRSA 시험에서 Oxacillin은 methicllin에 비해 시약의 안정성이 높으며, cefoxitin은 oxacillin보다 판독이 용이하므로 최근에는 cefoxitin을 주로 사용한다.
- Nitrocefin법(또는 Cefinase법)은 β-lactamase 시험법이다.

답 4)

49.
답 4)

49. Kirby–Bauer method 항생제 감수성 검사 시 사용하는 배지는?

1) BAP
2) Nutrient agar
3) MacConkey agar
4) Mueller Hinton agar
5) Sabouraud dextrose agar

50.
답 5)

50. 약제 감수성 검사에 좋은 배지는?

1) EMB 배지
2) XLD agar
3) Nutrient agar
4) Sabouraud agar
5) Mueller Hinton agar

51.
답 5)

51. 사슬알균의 항생제 감수성 시험에 좋은 배지는?

1) Nutrient agar
2) Sheep blood agar
3) Mueller Hinton agar
4) Nutrient agar with sheep blood
5) Mueller Hinton agar with sheep blood

52.
답 4)

52. 표준약제 감수성 시험을 할 때에 5% 면양혈액을 첨가한 M–H 배지에서 시험하여야 하는 세균은?

1) *Vibrio*
2) *Aeromonas*
3) *Salmonella*
4) *Streptococcus*
5) *Staphylococcus*

53.
답 5)

53. Kirby–Bauer 감수성 시험에 사용되는 McFarland standard의 제조에 쓰이는 것은?

1) $HCl + BaCl_2$
2) $HCl + H_2SO_4$
3) $HCl + BaSO_4$
4) $BaSO_4 + BaCl_2$
5) $BaCl_2 + H_2SO_4$

54. 디스크 확산 항생제 내성 검사에서 억제대에 영향을 미치는 인자가 아닌 것은?

1) NaCl 농도
2) 배지의 pH
3) 균의 접종량
4) 우무의 두께
5) 배지의 우무 농도

54.
4 mm의 우무두께는 Kirby-Bauer 시험에서 권장되는 것이다. 우무가 너무 두꺼우면 더 작은 억제대의 결과를 가져온다. 우무층이 너무 얇으면 억제대가 커져서 항생제의 더 큰 표면확산을 나타낸다.
답 1)

55. 표준 Kirby-Bauer 방법에 대해서 옳은 것은?

1) 배지의 pH는 6.5이다.
2) 배지의 두께는 8 mm이어야 한다.
3) McFarland 탁도는 0.5관 탁도를 맞춘다.
4) 디스크와 디스크 사이의 간격은 최소 5 mm이어야 한다.
5) 페트리디쉬 끝에서 디스크와의 간격은 최소 25 mm 이상이어야 한다.

55.
두 Disc의 중심으로부터 중심까지의 거리는 24 mm 이상이어야 하며, petri dish 가장자리에서 disc 사이의 간격은 14 mm 이상이여야 한다. 배지의 pH는 7.2~7.4이다.
답 3)

56. Kirby-Bauer 감수성 시험에서 옳은 것은?

1) 배지의 두께는 2~3 mm이어야 한다.
2) 일반적인 세균 배양은 25~27℃에서 한다.
3) 디스크와 디스크 사이의 간격은 최소 10 mm이어야 한다.
4) 패트리쉬 끝에서 디스크와의 간격은 최소 5 mm 이상이어야 한다.
5) 균의 접종량을 일정하게 하게 하기 위해 McFarland 탁도는 0.5관에 맞춘다.

56.
CLSI에서 항생제감수성 검사시 균부유액은 McFarland 0.5관 탁도를 사용한다.
답 5)

57. McFarland Number 0.5의 mL당 세균 수는?

1) 1.5×10^{3}
2) 1.5×10^{5}
3) 1.5×10^{8}
4) 1.5×10^{10}
5) 1.5×10^{100}

57.
답 3)

58.
MIC는 육안으로 발육이 없는 시험관의 최저농도를 의미한다. E-test는 MIC의 정량 측정을 위해 사용한다.
답 1)

59.
답 2)

60.
답 5)

58. 항생제 감수성 시험의 액체배지 희석법에서 MIC 측정 시 판독 법은?

1) 육안 관찰
2) 현미경 관찰
3) 지시약 첨가
4) 흡광도 측정
5) UV lamp 측정

59. Modified Hodge Test를 시행하는 목적은?

1) CRE (carbapenem-resistant *Enterobacteriaceae*, 카바페넴내성장내세균속균종)확인
2) CPE (carbapenemase-producing *Enterobacteriaceae*, 카바페넴 분해효소를 생성하는 장내세균속균종) 확인
3) ESBL (Extended-spectrum beta-lactamases)확인
4) VRE (Vancomycin-resistance *Enterococci*)확인
5) MRSA (Methicillin-resistant *Staphylococcus aureus*)확인

60. CPE (carbapenemase-producing Enterobacteriaceae, 카바페넴 분해효소를 생성하는 장내세균속균종)의 분해효소 중 옳지 않은 것은?

1) IMP (Imipenemase)
2) KPC (*Klebsiella pneumoniae* carbapenemase)
3) NDM (New Delhi metallo-β-lactamase)
4) OXA-48 (Oxacillinase-48)
5) CTX-M (Cefotaxime-M)

〈배지 및 배양〉

61. Sheep blood agar 제조 시 멸균된 혈액을 첨가하기 적절한 온도는?

1) 100℃
2) 45~50℃
3) 55~65℃
4) 70~80℃
5) 80~90℃

61.
배지 제조 시 우무(agar)의 용해점 온도는 42℃ 내외이다.
답 2)

62. 검체 및 배지의 특성에서 옳은 것은?

1) 무산소성 검체는 수시뇨 소변을 사용한다.
2) 당, Urea를 멸균하는 방법은 간헐멸균이다.
3) 환자의 소변배양 시 환자의 첫뇨를 이용한다.
4) 실온에 보관하는 배지는 Thioglycollate broth이다.
5) 요검체 접종 배지는 BAP와 Thioglycollate broth를 사용한다.

62.
Thioglycollate broth는 무산소성 배양에 사용되는 증균배지이며, 실온 보관이다. 요검체 접종 배지는 BAP와 MacConkey agar를 사용한다.
답 4)

63. 실온에 보관하는 배지는?

1) SDA
2) BAP
3) SIM
4) MacConkey agar
5) Thioglycollate broth

63.
답 5)

64. 요 검체의 정량배양 시 사용하는 배지는?

1) EMB agar – MacConkey agar
2) MacConkey agar – SS agar
3) 혈액우무배지(BAP) – Chocolate agar
4) 혈액우무배지(BAP) – MacConkey agar
5) Bismuth sulfite agar – MacConkey agar

64.
답 4)

65. 배지 접종에서 4단 분획을 하는 목적은?

1) 계대배양을 하기 위해
2) 많은 집락을 얻기 위해
3) 다양한 집락을 얻기 위해
4) 신속한 집락을 얻기 위해
5) 독립된 집락을 얻기 위해

65.
답 5)

66. 배지에 균을 접종할 때 3~4단계 획선을 그어 균을 희석하는 이유는?

1) 선택균을 배양하기 위해
2) 용혈성을 구분하기 위해
3) 많은 균을 배양하기 위해
4) 독립된 집락을 얻기 위해
5) 원인불명의 균을 찾기 위해

66.

답 4)

67. 원인불명열환자(FUO)에게 채혈한 혈액을 배양하려고 할 때 적합한 배지는?

1) BAP – MacConkey agar
2) SF broth – Selenite F broth
3) Nutrient broth – Trypticase soy broth
4) Trypticase soy broth – Thioglycollate broth
5) Trypticase soy broth – Brain Heart Infusion broth

67.

답 4)

68. 원인불명열 환자로부터 혈액 배양을 수행하기 위한 배지로 옳은 것은?

1) CCFA
2) TM, MTM
3) GN broth, SS
4) Skirrow, Butzler
5) Tryptic soy broth, thioglycollate broth

68.
직장면봉검체에서 *Shigella* 균속 동정을 위해서는 GN broth에 증균 후 SS 배지에 배양한다. *S.* Typhi 보균자 검출에 선택성이 높은 배지는 BS agar이다.

답 5)

69. 혈액 배양 용기에 사용되는 항응고제로 옳은 것은?

1) 0.25% EDTA
2) 0.5% heparin
3) 0.75% Sod. citrate
4) 0.5% hydrogen peroxidase
5) 0.025~0.05%의 sodium polyanethole sulfonate

69.
SPS는 항응고제의 역할뿐만 아니라 많은 병인균에 대한 혈청의 살균작용과 대식작용을 억제하며, 보체를 비활성화 시킨다. 혈액배양 검체는 즉시 35℃ 배양기에서 실시한다.

답 5)

70. 임질균을 위한 산소성 배양법은?

1) Brewer jar
2) Gas pak
3) Pyrogallol
4) Steel wool
5) Candle jar

70.
답 5)

71. 무산소성배양을 위해 배지에 첨가되는 환원제는?

1) Bile salt
2) Chloral hydrate
3) Sod. thioglycollate
4) Sod. desoxycholate
5) Phenylethyl alcohol

71.
답 3)

72. Gas pak을 이용하여 배양하는 이유에 대해 옳은 것은?

1) 산소성 배양을 하기위해
2) 탄산가스 배양을 하기위해
3) 무산소성 배양을 하기위해
4) 미세산소성 배양을 하기위해
5) 조건무산소성 배양을 하기위해

72.
답 3)

73. Gas pak을 이용하여 배양하는 균은?

1) *Bacillus cereus*
2) *Bacteroides fragilis*
3) *Neisseria gonorrhoeae*
4) *Legionella pneumophila*
5) *Haemophilus influenzae*

73.
답 2)

74. 배지의 설명에서 옳은 것은?

1) 수송배지는 냉장 보관한다.
2) 혈액우무 배지는 실온 보관한다.
3) Thioglycollate broth는 냉장 보관한다.
4) MacConkey 배지의 지시약도 phenol red이다.
5) 임균 의심 수송배지는 Transgrow 배지를 사용한다.

74.
혈액우무 배지를 포함한 일반 배지는 냉장 보관이며, 수송배지와 Thioglycollate broth는 실온 보관한다. 임균 의심 수송배지는 Transgrow 배지를 사용한다. MacConkey 배지의 지시약은 neutral red이다.
답 5)

75.
TCBS는 pH 8.6으로 가장 알카리 배지이다. 요배양에서 감염뇨로 판정하는 균수는 10^5개 /mL 이상이다.
답 1)

75. 배지의 조건에 대한 설명 중 옳은 것은?

1) SDA의 배지 pH는 5.6이다.
2) pH가 가장 산성인 배지는 TCBS이다.
3) 혈액배양 시 혈액과 배지의 비율은 1:20이다.
4) 대변배양 검체의 접종은 바둑판 형태로 한다.
5) 요배양에서 감염뇨로 판정의 균수는 10^3/mL이다.

76.
답 5)

76. MacConkey배지의 설명으로 옳은 것은?

1) Colistin이 그람음성균의 증식을 저지한다.
2) Nystatin이 그람양성균의 증식을 저지한다.
3) Penicillin이 그람음성균의 증식을 저지한다.
4) Vancomycin이 그람양성균의 증식을 저지한다.
5) Bile salt와 crystal violet이 그람양성균의 증식을 저지한다.

77.
EMB, MacConkey 배지는 H_2S 성성능을 볼 수 없다.
답 3)

77. H_2S 결과를 볼 수 없는 배지는?

1) XLD
2) SIM
3) EMB
4) SS agar
5) HE agar

78.
답 5)

78. 세균의 H_2S 생성능을 확인할 수 없는 배지는 무엇인가?

1) SS
2) TSI
3) SIM
4) XLD
5) MacConkey

79.
Indole과 MR은 *E. coli*의 동정 시험이다.
답 5)

79. Methyl red 시험으로 옳은 것은?

1) 아미노산 분해능을 관찰하는 시험이다.
2) *P. aeruginosa* 동정에 주로 사용한다.
3) 붉은색에서 노란색으로 변하면 양성이다.
4) Phenol red 시약을 첨가하고 반응을 판독한다.
5) 포도당이 혼합산 발효 경로로 대사될 때 생성되는 강산을 알아보는 시험이다.

〈세균의 유전〉

80. 정량적 유전자 검출법은?

1) RT－PCR　　2) Phage typing
3) Real－time PCR　　4) Western blotting
5) PFGE (pulsed－field gelelectrophoresis)

81. Agarose에서 DNA 전기영동에서 이동에 미치지 않는 것은?

1) 전압　　2) DNA 크기
3) Buffer의 양　　4) 전기영동시간
5) Agarose 농도

82. 외부 환경의 DNA 조각이 수용체 세균의 염색체로 유입되는 과정은?

1) 접합(Conjugation)　　2) 반응능(Competence)
3) 재조합(Recombination)　　4) 형질도입(Transduction)
5) 형질전환(Transformation)

83. 1929년 Griffith의 폐렴쌍알균 실험으로 알 수 있는 것은?

1) 접합　　2) 세포융합
3) 형질도입　　4) 형질전환
5) Lac 오페론

84. 두 세균 사이에 섬모를 통한 염색체 플라스미드의 직접적인 이동은?

1) 접합(Conjugation)　　2) 반응능(Competence)
3) 재조합(Recombination)　　4) 형질도입(Transduction)
5) 형질전환(Transformation)

80.
RT－PCR은 역전사효소를 이용하고 phage typing은 역학분획에 이용되는 정량적 검사이다. 또한 western blotting은 단백질 검출에 이용된다.

답 3)

81.
Agarose gel 전기영동 시 DNA의 이동에 영향을 주는 요인들은 1) DNA 분자의 크기↑ → 이동속도↓ 2) Agarose의 농도 ↑ → 이동속도↓ 3) DNA 구조에 따라 이동속도가 다르다. 4) 부하되는 전압 ↑ → 이동속도 ↑5) 전기장의 방향도 이동속도에 영향을 미친다. 6) 전기영동 완충용액의 성분과 이온세기도 전기영동 속도에 영향을 미친다.

답 4)

82.

답 5)

83.

답 4)

84.

답 1)

85. 답 5)

86. 답 4)

87. 답 3)

88. 답 1)

89. 답 3)

90. 답 1)

85. Donor cell에서 방출된 DNA가 recipient cell로 유입되는 유전자 전달 방법은?

1) 내성(resistance)
2) 접합(conjugation)
3) 간섭현상(interference)
4) 형질도입(transduction)
5) 형질전환(transformation)

86. 잠재성 세균 바이러스(temperate phage)에 의해 유전자 전달이 되는 과정은?

1) 접합(Conjugation)
2) 간섭현상(interference)
3) 재조합(Recombination)
4) 형질도입(Transduction)
5) 형질전환(Transformation)

87. 세균파지(Bacteriophage)가 한 세균에서 다른 세균으로 세균의 유전자를 이동시키는 방법은?

1) 접합
2) 복제
3) 형질도입
4) 형질전환
5) 유전자 감염

88. 두 세균 사이에 성섬모를 통해 플라스미드를 이동시키는 방법은?

1) 접합(Conjugation)
2) 적합(Competence)
3) 재조합(Recombination)
4) 형질도입(Transduction)
5) 형질전환(Transformation)

89. 플라스미드에서 암호화된 것은?

1) 프로파지
2) 세포벽 합성 유전자
3) 항생제 내성 유전자
4) 포도당 분해 유전자
5) 단백질 합성 유전자

90. F^+ pilus를 이용한 유전자 전달방법은?

1) 접합(Conjugation)
2) 반응능(Competence)
3) 재조합(Recombination)
4) 형질도입(Transduction)
5) 형질전환(Transformation)

91. Bacteriophage가 한 세포에서 다른 세포로 세균의 유전자를 이동시키는 방법은?

1) 접합(Conjugation)
2) 반응능(Competence)
3) 재조합(Recombination)
4) 형질도입(Transduction)
5) 형질전환(Transformation)

92. PCR을 수행하기 위한 인자로 옳지 않은 것은?

1) Probe
2) primer
3) 주형 DNA
4) dNTP & Buffer
5) Taq polymerase

93. PCR(중합효소연쇄반응; Polymerase chain reacion)의 3단계 중에 프라이머가 자신의 염기서열과 상보적인 염기서열을 갖고 있는 DNA에 결합하는 단계는?

1) 변성
2) 결합
3) 신장
4) 재조합
5) 형질

94. PCR(중합효소연쇄반응; Polymerase chain reacion)의 과정 중에 변성(Denaturation) 단계의 적절한 온도는?

1) 30~35℃
2) 50~55℃
3) 60~65℃
4) 92~95℃
5) 100~110℃

95. PCR(중합효소연쇄반응; Polymerase chain reacion)의 3단계 과정으로 옳은 것은?

1) 변성(Denaturation)－결합(Annealing)－신장(Elongation)
2) 신장(Elongation)－결합(Annealing)－변성(Denaturation)
3) 변성(Denaturation)－신장(Elongation)－결합(Annealing)
4) 신장(Elongation)－변성(Denaturation)－결합(Annealing)
5) 변성(Denaturation)－신장(Elongation)－재결합(Recombination)

91.
답 4)

92.
Probe는 blotting에 사용된다.
답 1)

93.
답 2)

94.
답 4)

95.
답 1)

〈병원 감염〉

96. 감염관리에 대한 설명 중 옳지 않은 것은?

1) Biohazard는 지정된 박스에 담아서 생물학적 폐기물로 처리한다.
2) 병원내 감염에서 내인성 요인은 환자에 서식하는 정상균무리이다.
3) 생물학적 안전상자(BSC) 중 미생물검사실에서 권장 type은 Class Ⅰ이다.
4) 실험실의 혈액 감염예방을 위한 방법으로 5% Sod. hypochloride를 사용한다.
5) 정도관리용 동결건조 표준균주를 1차 배양 후 20% skim milk에 풀어 -80℃에 보관한다.

96.
미생물검사실의 권장 생물학적 안전상자(BSC type) Class Ⅱ이다. 내인성 감염은 환자 자신의 구강, 장 등에 토착미생물에 의해 유발되는 감염을 의미한다.
답 3)

〈참고〉
이 문제의 오답 보기는 감염관리 영역의 국시문제 정답으로 나올 수 있으므로 반드시 암기할 것.

97. 병원감염으로 환자의 격리조치가 필요 없는 세균은?

1) 반코마이신 내성 장알균(vancomycin-resistant *enterococci*; VRE)
2) 메티실린 내성 황색포도알균(Methicillin-resistant *Staphylococcus aureus*; MRSA)
3)광범위 베타-락탐계 항생제 분해효소(Extended-spectrum beta-lactamase; ESBL)
4) 메티실린 내성 표피포도알균(Methicillin-resistant *Staphylococcus epidermidis*; MRSE)
5) 카바페넴계열 항생제 분해 효소 생성 장내세균(Carbapenemase-producing *Enterobacteriaceae*; CPE)

97.
methicillin-resistant *S. aureus* 유전자는 *mec*A gene이다.
답 4)

98. 주사바늘과 같은 손상성 폐기물의 Biohazard 마크 색은?

1) 흰색　　2) 노란색
3) 파란색　　4) 빨간색
5) 검은색

98.
답 2)

99. 감염성 폐기물의 비닐용기 색은?

1) 흰색　　2) 노란색
3) 파란색　　4) 주황색
5) 검은색

99.
답 4)

총론 실기문제

01. 다음 기구의 사용 목적은?

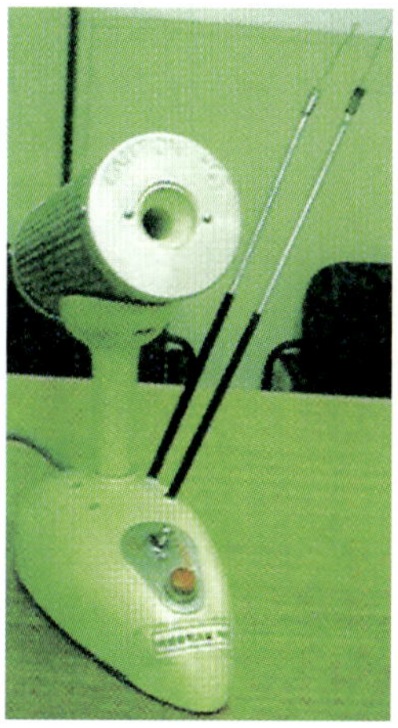

1) 여과멸균
2) 배지 분주
3) 균수측정기
4) 염광광도 측정
5) 접종용 기구 멸균

02. 현미경에서 화살표가 가리키는 것은?

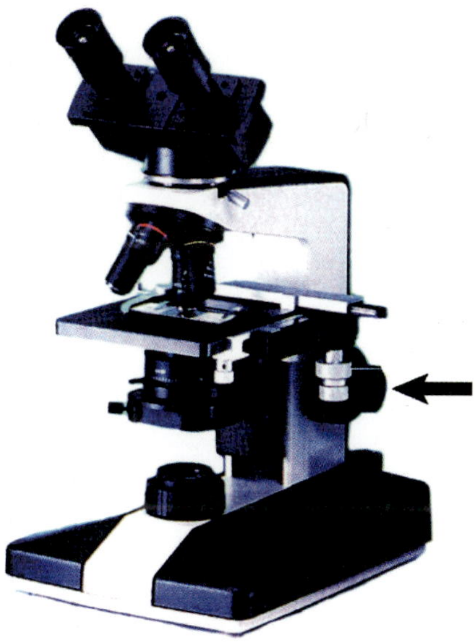

1) 조리개
2) 재물대
3) 미동나사
4) 조동나사
5) 대물렌즈

01.

답 5)

02.

답 3)

03.

답 5)

04.

답 5)

03. 멸균할 때 사용되는 지시테이프이다. 이 테이프와 관계가 있는 것은?

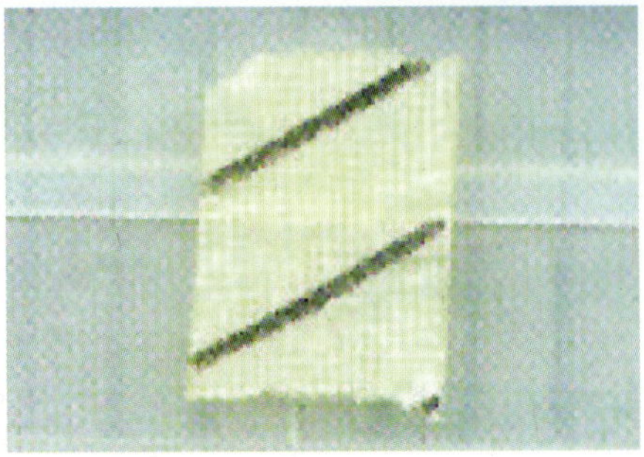

1) 소각멸균
2) 건조멸균
3) 여과멸균
4) 자외선멸균
5) 고압증기멸균

04. 고압증기멸균할 때 이용되는 멸균테이프이다. 테이프의 지시약 역할을 하는 생물학적 균주는?

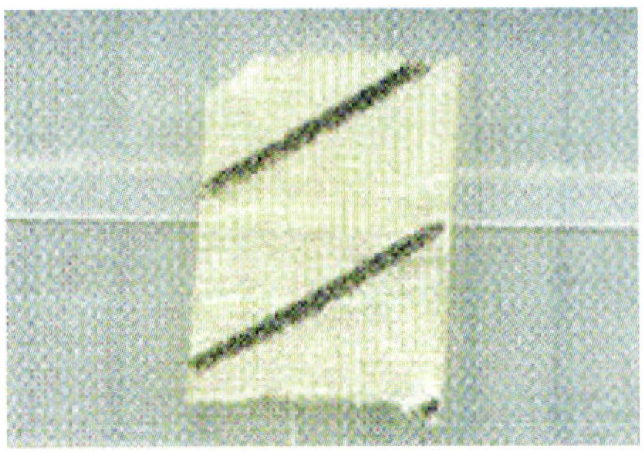

1) *Shigella sonnei*
2) *Escherichia coli*
3) *Salmonella* Typhi
4) *Listeria monocytogenes*
5) *Geobacillus stearothermophilus*

05. 고압증기멸균기(autoclave) 정도관리에 사용되는 spore strip이다. 생물학적 지시자(biological indicator)로 사용되는 것은?

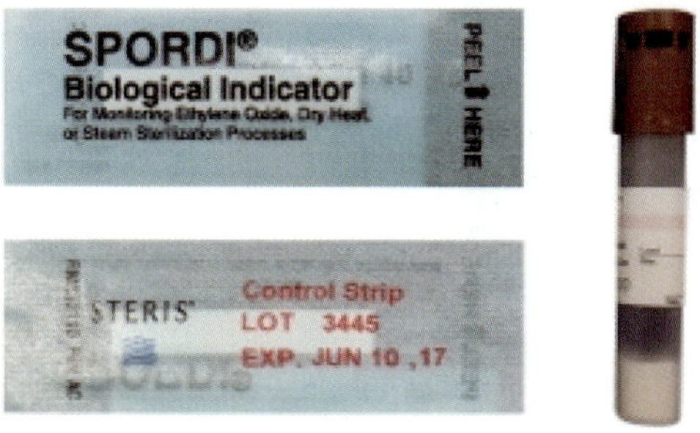

1) *Escherichia coli*
2) *Enterococcus faecalis*
3) *Staphylococcus aureus*
4) *Haemophilus influenzae*
5) *Geobacillus stearothermophilus*

06. 아래의 장치로 제조하는 배지는?

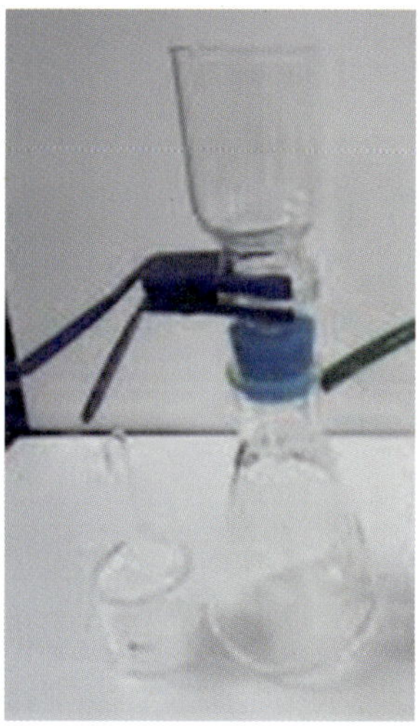

1) Urea broth
2) Mannitol salt agar
3) Bismuth Sulfite agar
4) Salmonella Shigella agar
5) TCBS (thiosulfate citrate bile salt sucrose)

05.
답 5)

06.
여과멸균 장치이다.
답 1)

07. 이 멸균장치를 이용해서 멸균해야 되는 것은?

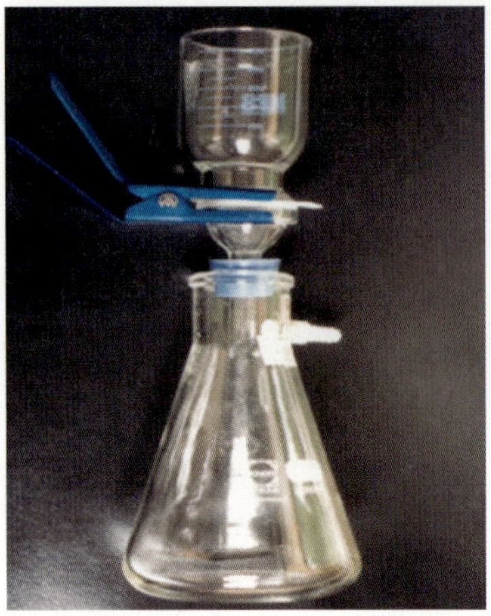

1) 당, 혈청
2) 우무(Agar)
3) 페트리접시
4) 혈액(Blood)
5) Ogawa 배지

07.
당이나 혈청이 첨가된 배지는 열에 약하므로 여과멸균을 이용한다. Ogawa 배지는 응고멸균법을 이용한다.

답 1)

08. Stuart 수송 배지 내 산소량을 측정하는 지시제는?

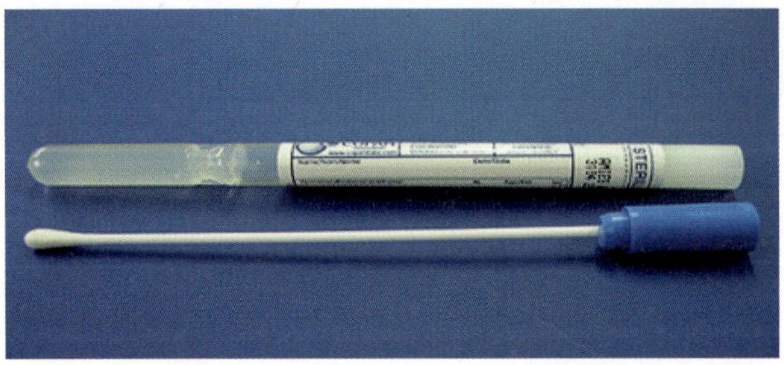

1) Rezasurin
2) Phenol red
3) Toluidine blue
4) Methylene blue
5) Bromcresol purple

08.
Stuart 수송 배지 내의 산소량 측정을 위해서는 지시제 Methylene blue를 이용한다.

답 4)

09. 사진은 methylene blue가 들어 있는 무산소성 수송배지이다. 무산소성 상태일 때 지시약의 색깔은?

Single

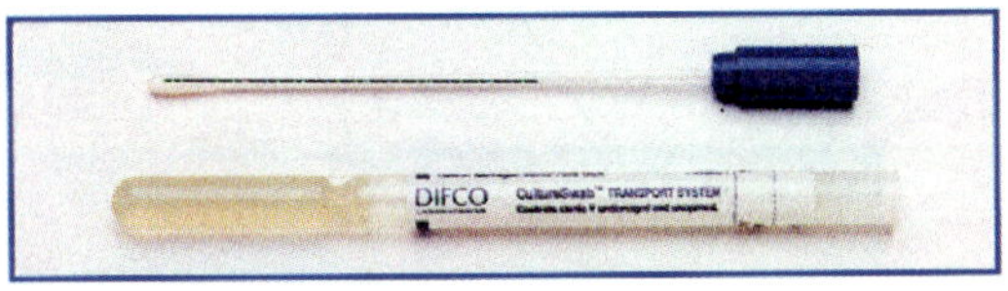

Twin

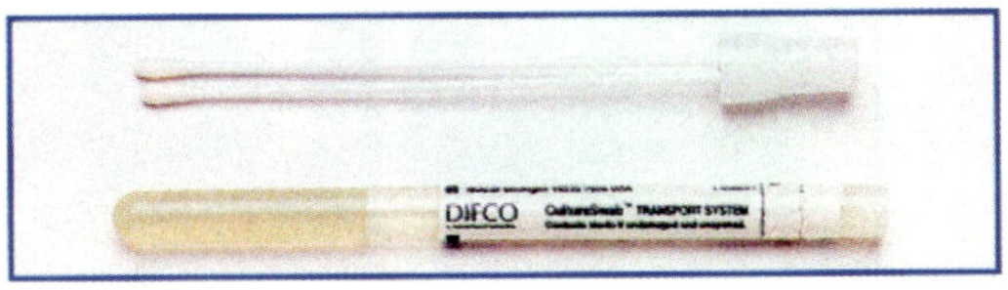

1) 무색
2) 청색
3) 적색
4) 녹색
5) 노란색

10. Fluid thioglycolate 배지에서 자란 세균의 발육 형태이다. 바르게 연결된 것은?

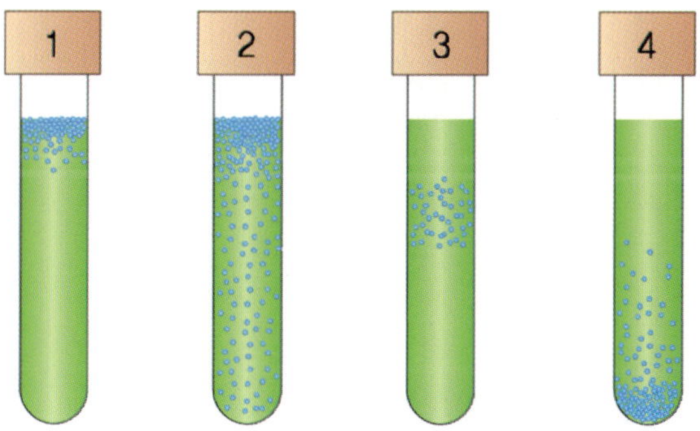

1) 1산소성 – 2조건무산소성 – 3미산소성 – 4무산소성
2) 1산소성 – 2미산소성 – 3조건무산소성 – 4무산소성
3) 1산소성 – 2조건무산소성 – 3무산소성 – 4미산소성
4) 1산소성 – 2조건무산소성 – 3무산소성 – 4내산소성
5) 1산소성 – 2미산소성 – 3무산소성 – 4조건무산소성

09.
Methylene blue는 무산소성일 때 무색, 산소성일 때 청색이다.

답 1)

10.

답 1)

11.
Thioglycollate broth는 실온에서 보관한다는 것을 기억해두자.
답 4)

12.
배지는 실온에 보관한다.
답 2)

11. **산소성 세균과 무산소성 세균을 동시에 증식시킬 수 있는 배지로 지시약은 resazurin이 들어 있다. 어떤 배지인가?**

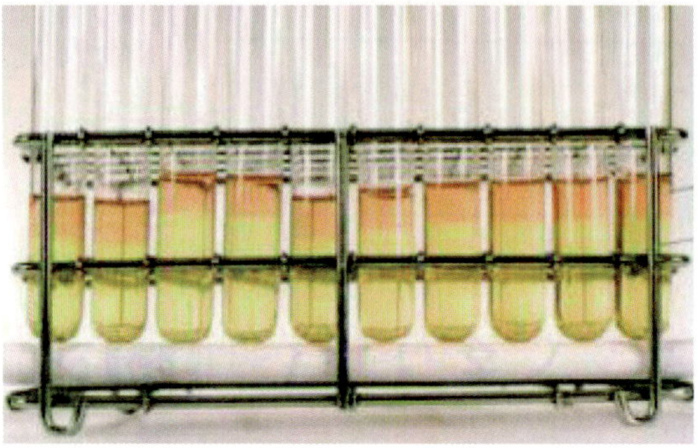

1) Selenite broth
2) Nutrient broth
3) Tetrathionate broth
4) Thioglycollate broth
5) Trypticase soy broth

12. **아래의 Thioglycollate broth에 대한 설명으로 옳지 않은 것은?**

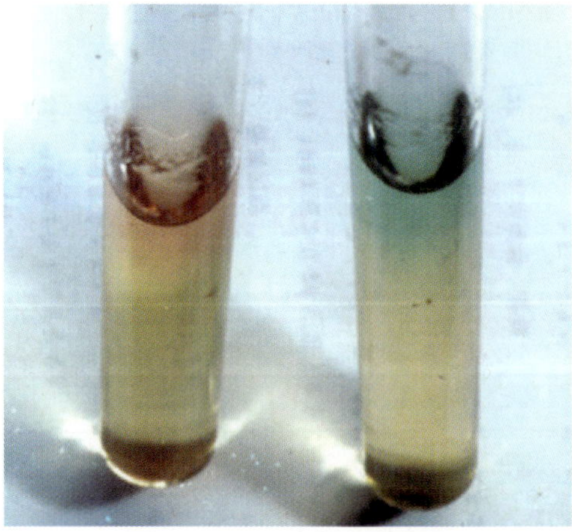

1) 왼쪽 시험관 resazulin이 들어 있다.
2) 골수와 혈액을 배양하며 냉장고에 보관한다.
3) 오른쪽 시험관 methylene blue가 들어 있다.
4) 둘 다 모두 밑 부분은 무산소성(무산소성) 환경이다.
5) 둘 다 모두 상층 색깔부분은 산소성(호기성) 환경이다.

13. 무산소성 GasPak® jar에 배지를 넣고 가스 생성 봉지를 넣었다. 발생되는 gas는?

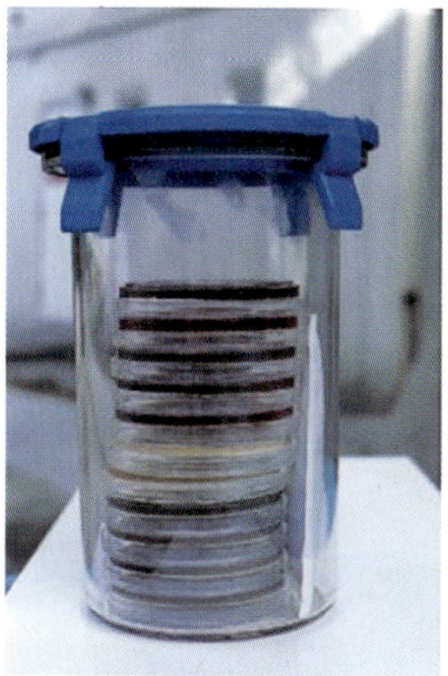

1) 산소
2) 질소와 수소
3) 수소와 산소
4) 이산화탄소와 수소
5) 질소와 이산화탄소

14. CampyPak®봉지에서 발생하는 물질은?

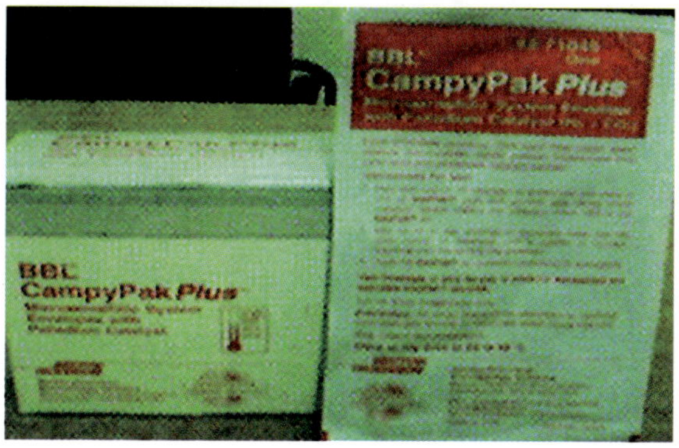

1) H_2+O_2
2) N_2+H_2
3) H_2+CO_2
4) CO_2+O_2
5) CO_2+H_2O

13.
무산소 상태를 위해 이산화탄소 수소의 농도를 유지한다.

답 4)

14.

답 3)

15.

답 5)

16.

요 배양에서는 균수가 10^5 CFU/mL 이상일 때 감염뇨라 판단한다.

답 3)

15. 사진은 Bacteroides 균종 배양용 GasPak pouch이다. 사용 목적은?

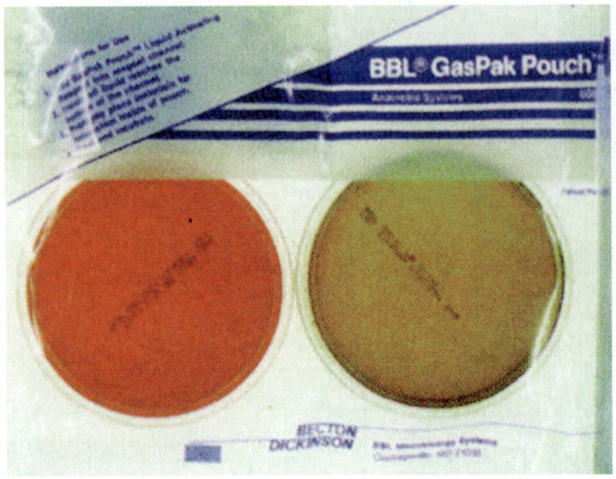

1) 배양기
2) 세균배양
3) 산소성 배양
4) 결핵균 배양
5) 무산소성 배양

16. 요 배양을 하기 위한 loop 사용법으로 옳은 것은?

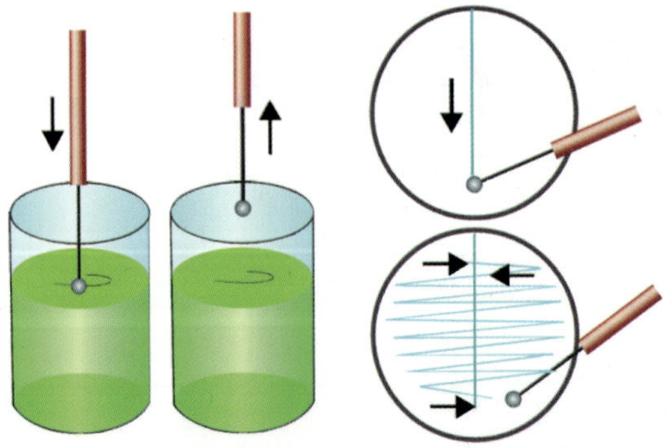

1) 요 검체로는 24시간 소변이 좋다.
2) 독립된 집락을 얻기 위한 방법이다.
3) 1 loop가 1/1,000 mL를 나타낸다.
4) 균수가 10^3 CFU/mL 이상일 때 감염요라 판단한다.
5) 집락수에 상관없이 균이 자라면 항균제 감수성 검사를 한다.

17. 아래의 결과를 보이는 검체의 종류?

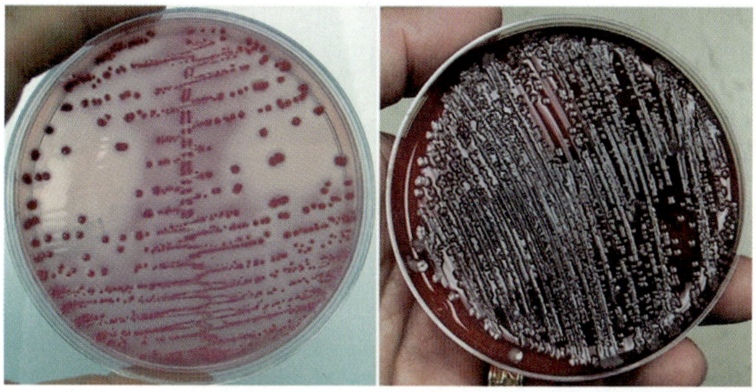

1) 소변
2) 대변
3) 혈액
4) 뇌척수액
5) 질분비물

17.
소변검체를 배양 후 정량적으로 판독한다.

답 1)

18. 획선을 긋고 접종 배양한 사진의 검체접종에 사용되는 배지는?

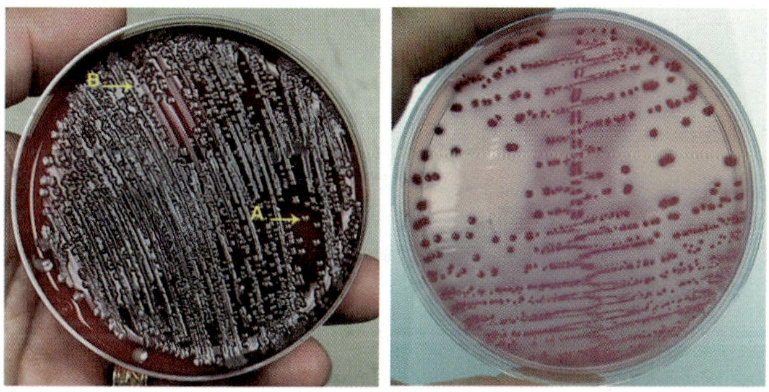

1) HE와 SS
2) SS와 BAP
3) Urea와 BAP
4) BAP와 chocolate
5) BAP와 MacConkey

18.
바둑판 획선배양을 통해 정량측정을 하며, 무산소성 배양할 필요가 없는 검체이다.

답 5)

19.

답 3)

20.

답 1)

19. 중간뇨를 1/1,000 mL 정량백금이(calibrated loop)로 MacConkey 우무에 접종하고 35℃에서 24시간 배양하여 사진과 같이 100개 이상의 단일집락을 관찰하였다. 해석은?

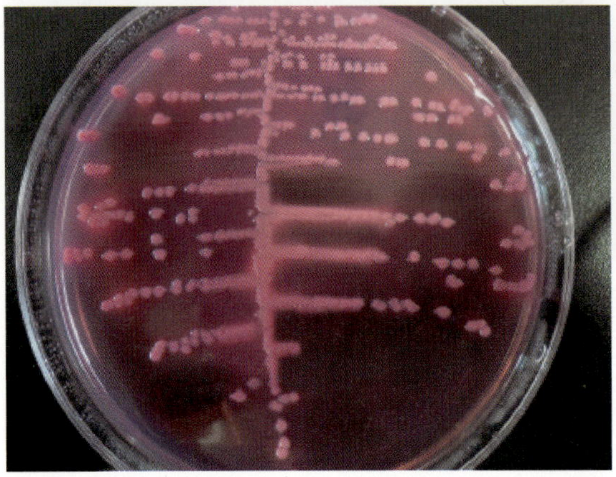

1) 정상뇨
2) 오염뇨
3) 감염뇨
4) 재검 요구
5) 부적절한 검체로 판정

20. 혈액우무배지이다. 혈액을 몇 %가 되도록 배지에 첨가하는가?

1) 5~10%
2) 10~15%
3) 15~20%
4) 20~25%
5) 25~30%

21. MacConkey agar에서 젖당(유당)을 비분해하여 무색(회백색)의 작은 집락으로 발육되었다면 이 배지의 지시약은?

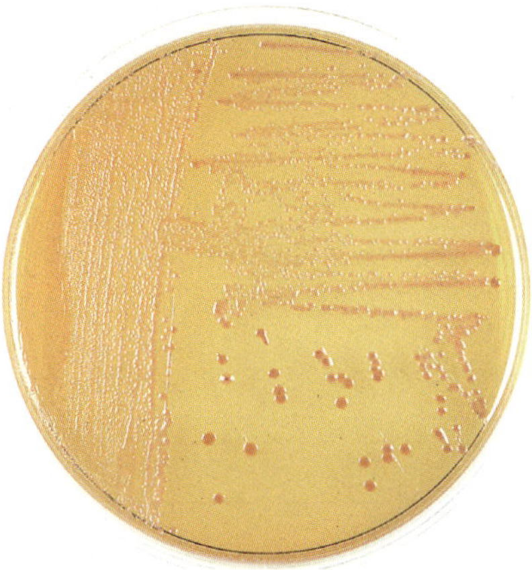

1) Methyl red
2) Phenol red
3) Neutral red
4) Bromthymol blue
5) Bromcresol purple

21.
답 3)

22. 혈액우무배지에 진균이 자랐다. 어느 배지에 다시 계대배양을 하면 좋은가?

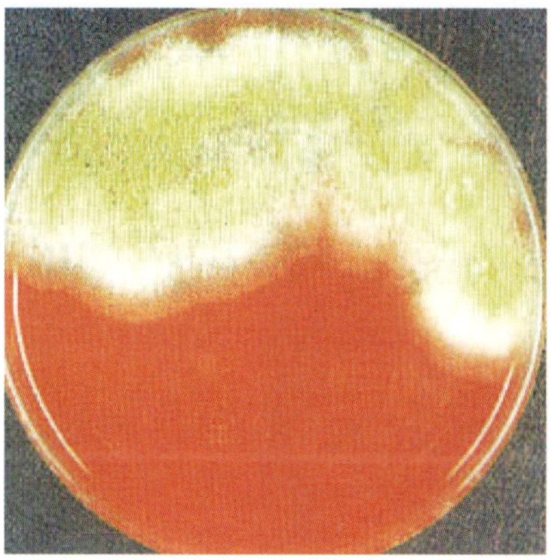

1) CIN agar
2) H-E agar
3) MacConkey agar
4) Mueller Hinton agar
5) Sabouraud dextrose agar

22.
답 5)

23.
사면배지는 멸균 후 경사로 굳힌다.
답 4)

24.
H. influenzae type b는 협막을 보유한 종이 많다.
답 5)

23. 사면배지 만드는 순서로 옳은 것은?

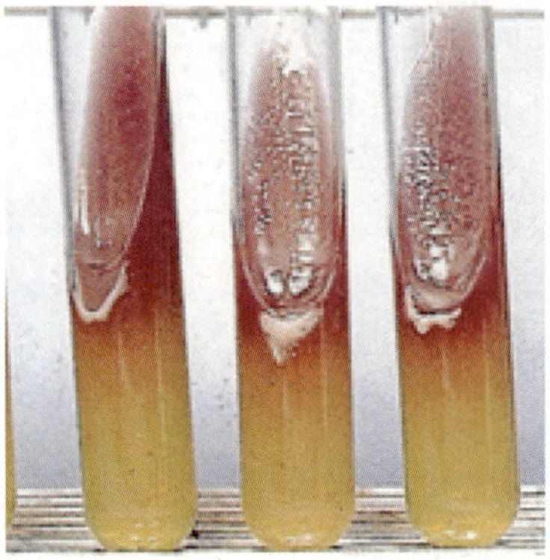

A : 100℃로 가열, 분말을 용해한다. B : 121℃ 15분간 가열한다. C : 시험관에 분주한다. D : 경사지게 눕혀 굳힌다.

1) A → C → D
2) C → B → D
3) A → B → C → D
4) A → C → B → D
5) B → A → C → D

24. 사진과 같은 형태의 특성을 볼 수 있는 미생물은?

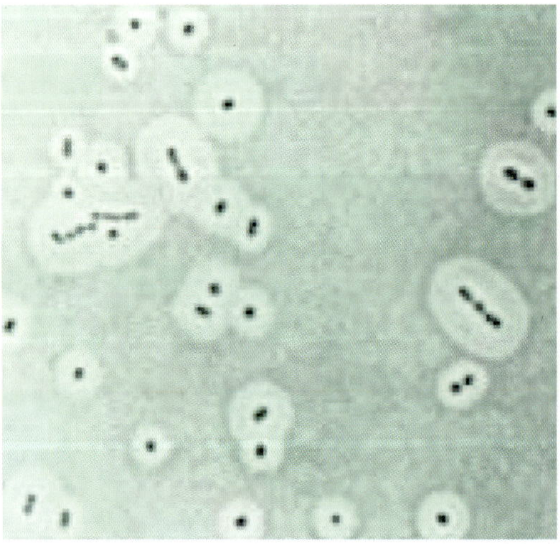

1) *Vibrio cholerae*
2) *Bacillus cereus*
3) *Shigella sonnei*
4) *Listeria monocytogenes*
5) *Haemophilus influenzae*

25. 사진은 어떤 세균의 Leifson 편모 염색을 한 것이다. 이러한 편모를 보이는 균은?

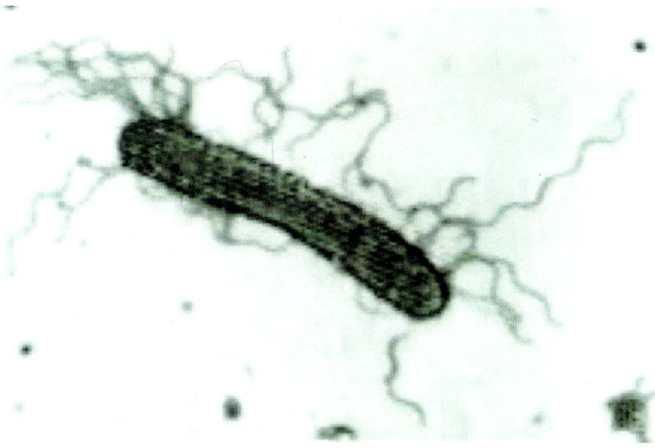

1) *Vibrio cholerae*
2) *Shigella sonnei*
3) *Proteus mirabilis*
4) *Klebsiella pneumoniae*
5) *Pseudomonas aeruginosa*

26. 그람염색을 한 사진이다. 보라색을 나타낸 것은 어떤 시약 때문인가?

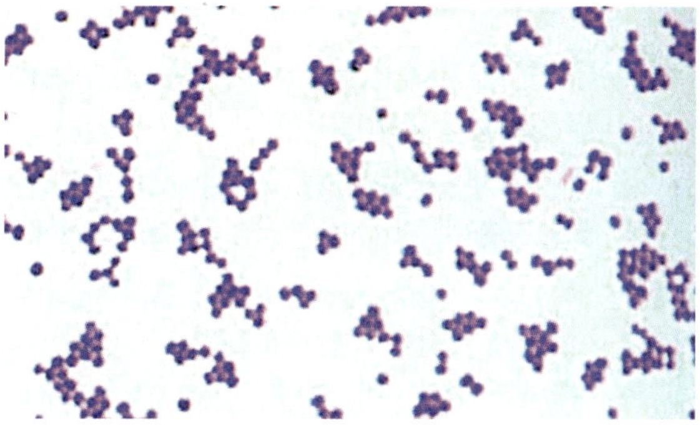

1) Safranin O
2) Crystal violet
3) Basic fuchsin
4) Carbol fuchsin
5) Methylene blue

25.
장내세균의 특징 중에 하나가 주모성 편모를 가지고 있는 것이다.

답 3)

27.
폐렴알균은 그람양성 쌍알균이며 수막염을 유발할 수 있으므로 척수액을 검체로 사용할 수 있다.
답 5)

28.
답 2)

27. 척수액을 그람염색한 것이다. 예상되는 세균은?

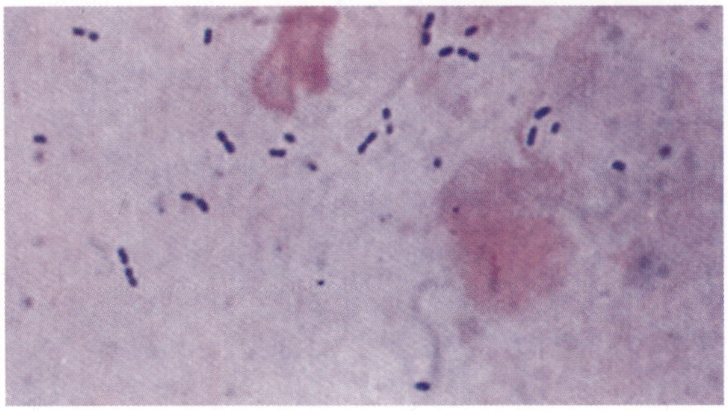

1) *Neisseria meningitidis*
2) *Klebsiella pneumoniae*
3) *Haemophilus influenzae*
4) *Cryptococcus neoformans*
5) *Streptococcus pneumoniae*

28. 질 검체를 그람 염색한 결과이다. 예상되는 세균은?

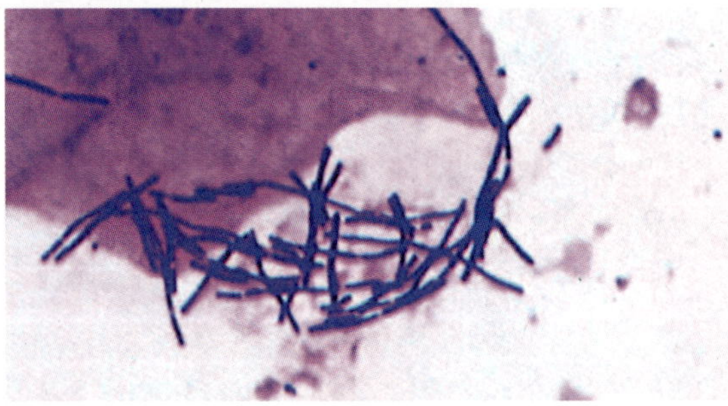

1) *Bacillus subtilis*
2) *Lactobacillus* sp.
3) *Nocardia asteroides*
4) *Listeria monocytogenes*
5) *Corynebacterium diphtheriae*

29. 항산성 염색(acid－fast stain) 결과이다. 이 염색의 대조염색 시약은?

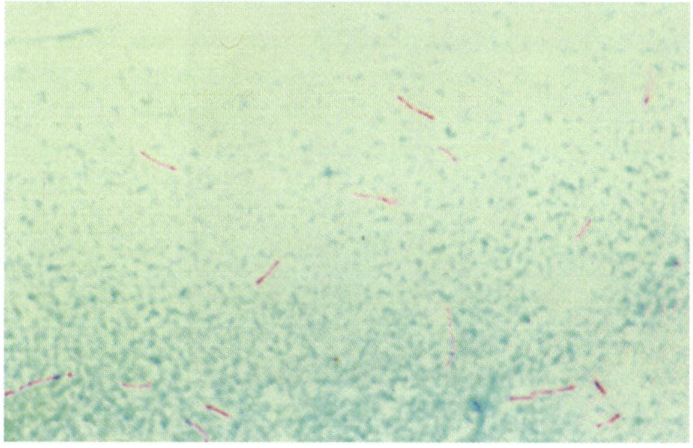

1) HCl
2) Picric acid
3) Acid－alcohol
4) Methylene blue
5) Carbol fuchsin

30. 객담 표본사진을 보고 판정으로 적합한 것은?

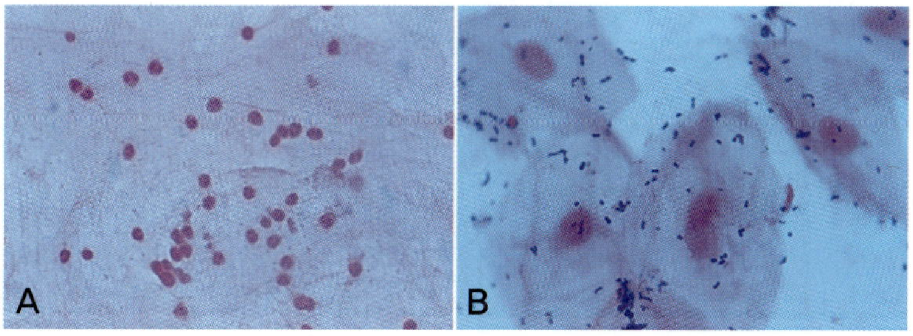

1) 적합한 검체이다.
2) 검체를 원심 분리해야 한다.
3) 생리식염수로 희석해야 한다.
4) 항산성 염색을 수행해야 한다.
5) 상피세포가 많아서 부적합한 검체이다.

29.
항산성 염색의 순서는 carbol fulchsin–acid alcohol–methylene blue이다.

답 4)

30.
상피세포가 많으면 부적합검체이다.
1~3 Group : unacceptable.
4~5 Group : acceptable

Group	Epithelial cell	WBC
1	〉25	〉10
2	〉25	10~25
3	〉25	〉25
4	10~25	〉25
5	〉10	〉25

답 5)

31.

답 5)

32.

답 3)

31. 다음은 결핵균을 염색한 것이다. 어떤 염색법을 사용한 것인가?

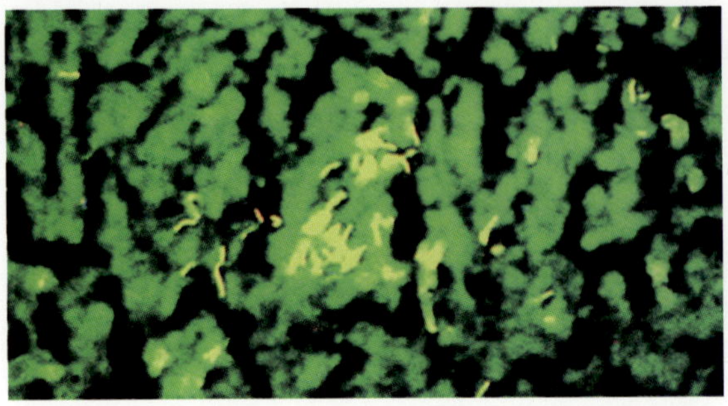

1) Gram 염색
2) Albert 염색
3) Kinyoun 염색
4) Ziehl－Neelsen 염색
5) Rhodamine－auramine 염색

32. 신속하게 *Neisseria gonorrhoeae, Staphylococcus aureus, Haemophilus influenzae*가 β-lactamase 생성 여부를 검사한 결과 (A: 음성, B: 양성)이다. 검사법은?

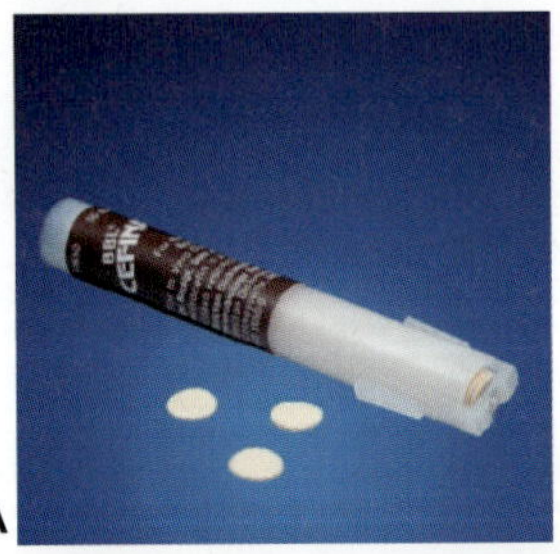

A

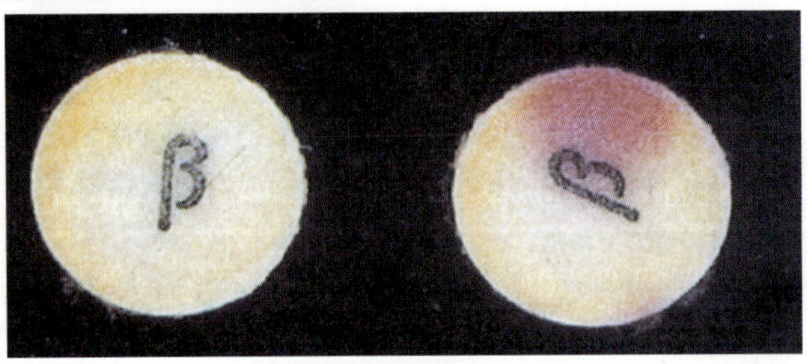

B

1) E－test
2) D－zone test
3) Cefinase test
4) Imipenem－Hodge test
5) Double disk synergy test

33. 항균제 감수성 검사에 사용되는 배지는?

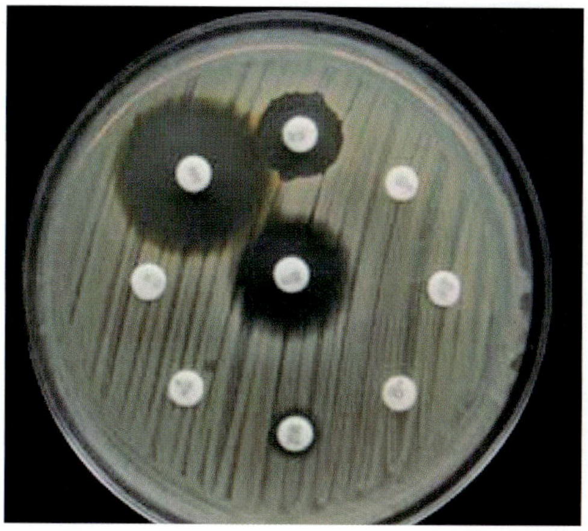

1) DNase agar
2) Nutrient agar
3) Tryptic soy agar
4) Bismuth sulfite agar
5) Mueller－Hinton agar

34. Mueller Hinton agar에 항균제 감수성 검사이다. 이 검사법은?

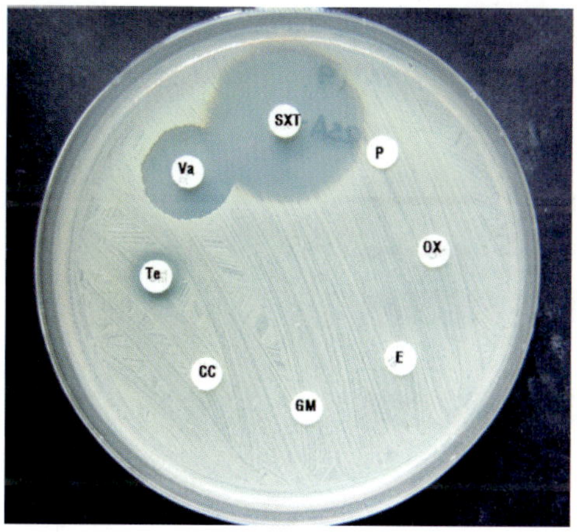

1) E－test
2) 디스크 확산법(Disk diffusion method)
3) 우무배지 희석법(Agar dilution method)
4) 액체배지 미량희석법(broth microdilution method)
5) 액체배지 시험관 희석법(broth macrodilution method)

33.

답 5)

34.
디스크 확산법은 Kirby–Bauer법이라고도 하며 발육이 빠른 균에 적용할 수 있다. 접종하는 균의 양은 1～1.5 $\times 10^8$ CFU/mL (McFarland 0.5)이며 디스크와 디스크 간의 거리는 최소 22 mm, 배지와 디스크의 간격은 14 mm가 되게 한다. 항생제 디스크를 올린 배지를 배양하여 생성된 억제대의 직경을 측정하여 감수성, 내성을 가린다.

답 2)

35.
답 1)

35. 항균제 감수성 검사를 한 결과이다. 바르게 설명한 것은?

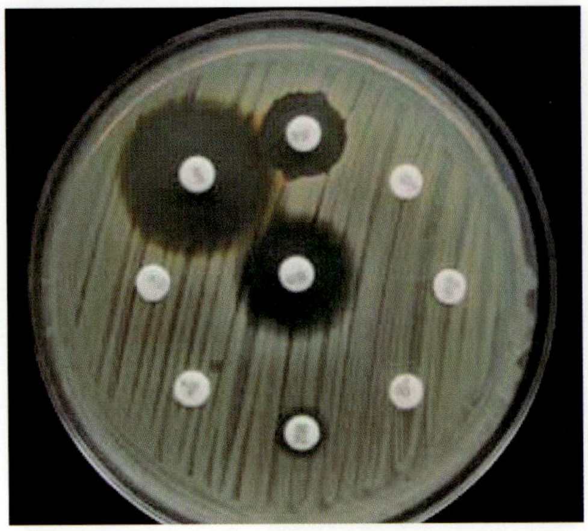

1) McFarland 0.5관 탁도에 맞춘다.
2) 배지는 Nutrient agar를 사용한다.
3) 검사방법이 까다로워 잘 사용하지 않는다.
4) 검사에 사용되는 디스크는 지름이 2 mm다.
5) 디스크와 디스크간의 거리는 6 mm 정도가 좋다.

36.
답 4)

36. McFarland standard 0.5 탁도 부유액에 존재하는 세균 수는?

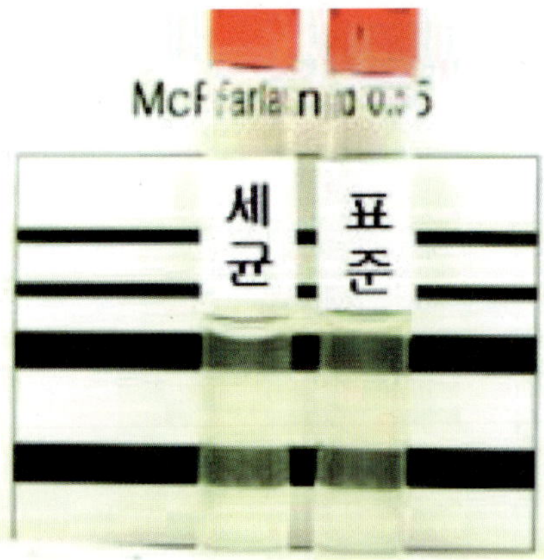

1) 3×10^8 /mL
2) 5×10^5 /mL
3) 1.5×10^5 /mL
4) 1.5×10^8 /mL
5) 0.5×10^5 /mL

37. 사진에 있는 폭 6 mm 길이 60 mm의 항균제 strip에 대해 바르게 설명한 것은?

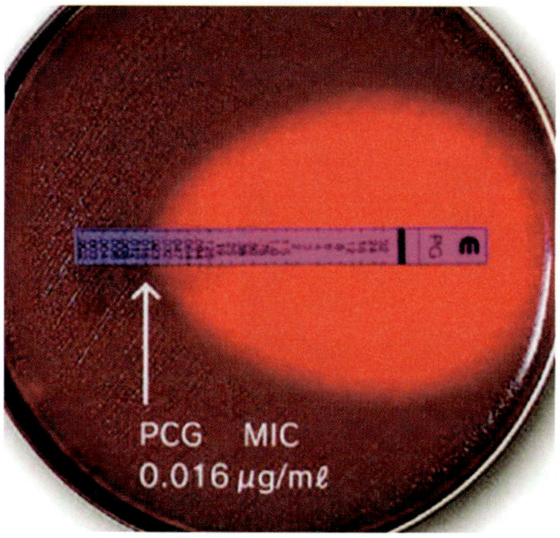

1) E-test
2) Nitvocefin법
3) Acidomefric법
4) Disk diffusian법
5) Penicillin디스크법

37.
사진은 E-test이고 이 방법을 통해 간단하게 MIC를 측정할 수 있다. 한 strip에 농도별 항생제가 흡수되어 있으며 균이 성장하지 않는 지점을 MIC로 한다.
답 1)

38. 포도알균 이용하여 D-zone test를 실시하였다. 다음 설명 중 옳은 것은?

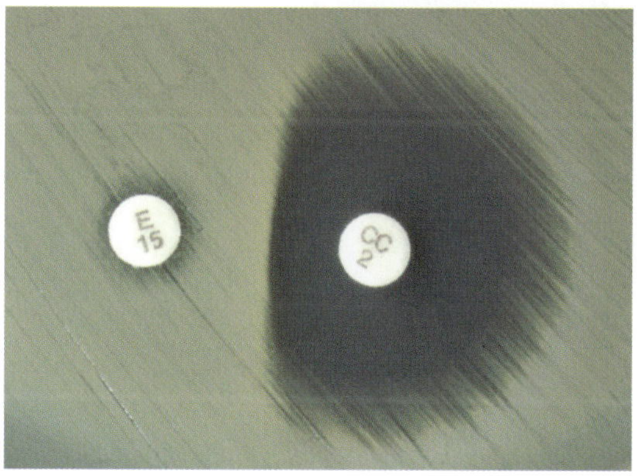

1) Clindamycin 감수성
2) Clindamycin 유도내성
3) Erythromycin 유도내성
4) Clindamycin 유도감수성
5) Erythromycin 유도감수성

38.
Erythromycin 디스크의 15~20 mm 옆에 clindamycin 디스크를 놓고 시험하여 clindamycin의 억제대가 D자처럼 보이면 D-zone test 양성이고 이는 clindamycin 유도내성인 것을 의미한다.
답 2)

39. Carbapenemase 생성 균주를 선별한 결과이다. 검사법은?

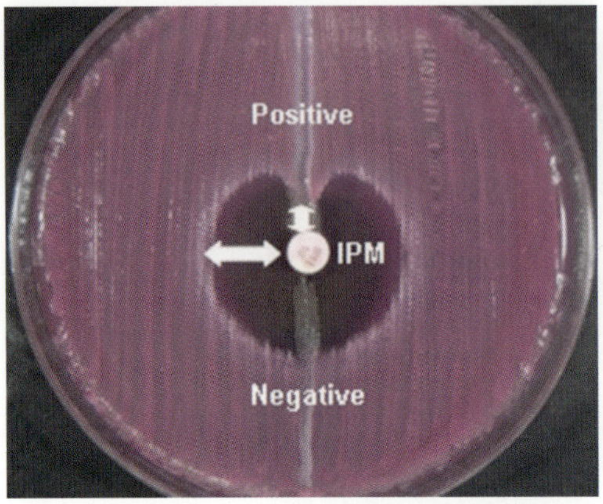

1) D−zone test
2) Cefinase test
3) Imipenem−E test
4) Imipenem−Hodge test
5) Imipenem−Double disk synergy test

40.

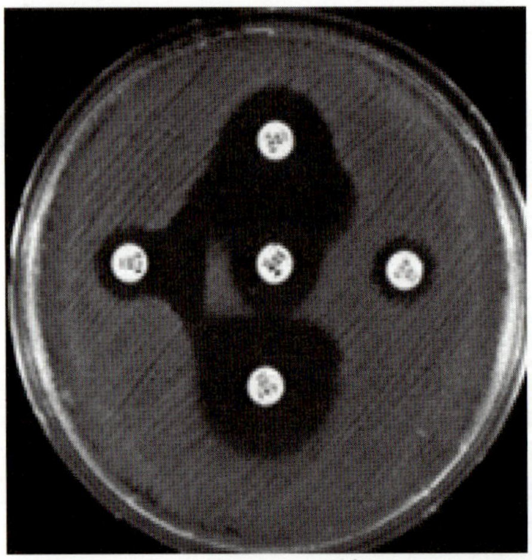

1) E−test
2) D−zone test
3) Cefinase test
4) Imipenem−Hodge test
5) Double disk synergy test

39.

Imipenem−Hodge test는 *E. coli* ATCC25922 균액을 식염수를 써서 McFarland 0.5관으로 맞추고 이 균액을 면봉으로 MH agar 배지에 골고루 도말한다. 중앙에 imipenem 디스크를 놓고, 검사하려는 carbapenemase 생성 의심 균주 집락을 디스크에 가까이로부터 바깥쪽으로 획선한다. 35℃ 일반배양기에서 배양 후 imipenem, meropenem 디스크 주위의 억제대가 획선한 균 가까이 자랄 때(억제대가 들어가면) 양성으로 판정한다..

답 4)

40.

- Double disk synergy test (DDS)는 ceftazidime, cefotaxime, aztreonam, cefepime 등의 디스크를 amoxicillin/clavulanic acid 디스크 가장자리로부터 15 mm 정도의 간격을 두고 배양하여 억제대가 생기면 ESBL 양성으로 보고한다.
- Double disk synergy test (DDS)는 Muller−Hinton agar에 검사하고자 하는 균액(McFarland 0. 5을 도말한 다음, 중앙에 amoxicillin/clavulanic acid 디스크를 놓고 주위에 ceftazidime, cefotaxime, aztreonam, cefepime 등의 디스크를 amoxicillin/clavulanic acid 디스크 가장자리로부터 15 mm 정도의 간격을 두고 놓는다. 35℃ 일반배양기에서 18시간 배양 후 디스크 사이에 억제대의 확대를 판독한다. 중앙의 amoxicillin/claculanic acid 디스크와 제3세대 cephalosporin 디스크 사이에 억제대가 생기면 ESBL 양성이다.

답 5)

41. 아래 장치의 사용목적은?

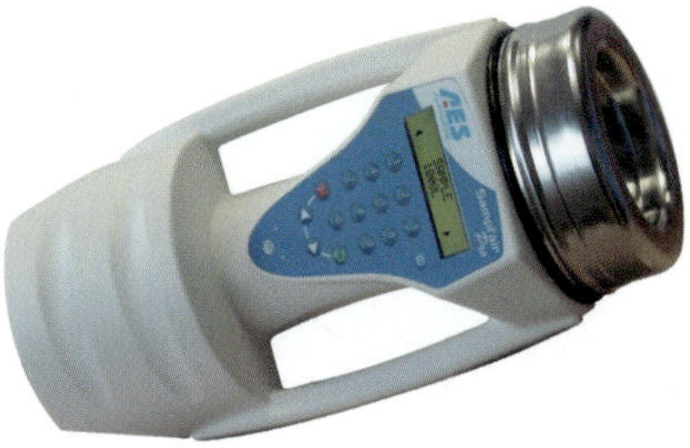

1) 자외선 조사
2) 내성균의 탐지
3) 형광물질 탐지
4) 공기부유물 확산
5) 공기 중 부유미생물

41.
air sampler이며 공기 중 부유세균을 흡입하는 장치이다.

답 5)

42. 병원 세균검사실에서 사용하며 들어가는 공기와 나가는 공기가 모두 여과되는 생물학적 안전상자의 등급은?

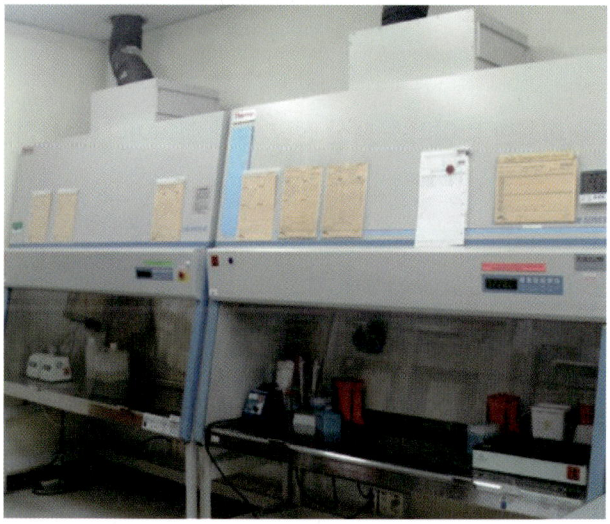

1) class I
2) class II
3) class III
4) class IV
5) class V

42.

답 2)

43.
역학조사에 사용되는 방법으로 MLST, PFGE가 대표적이다.
답 5)

43. 식중독의 type을 감별하기 위해 사용하는 아래의 분자역학적 검사기법은?

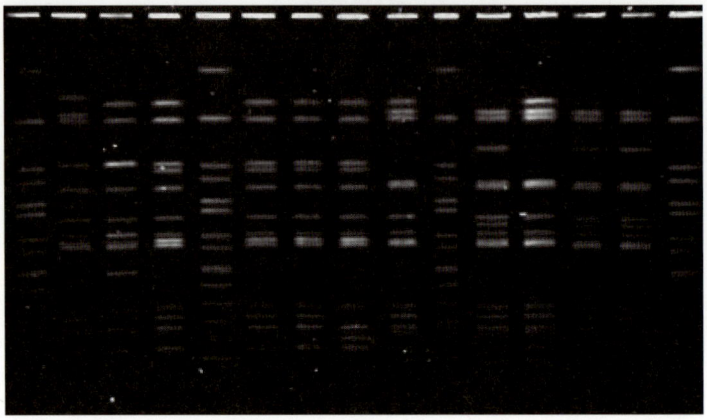

1) RT−PCR
2) Phage typing
3) real−time PCR
4) Western blotting
5) PFGE (pulsed−field gelelectrophoresis)

44.
답 5)

44. 형광물질을 이용한 바이러스 핵산 정량 검사 결과이다. 검사법은?

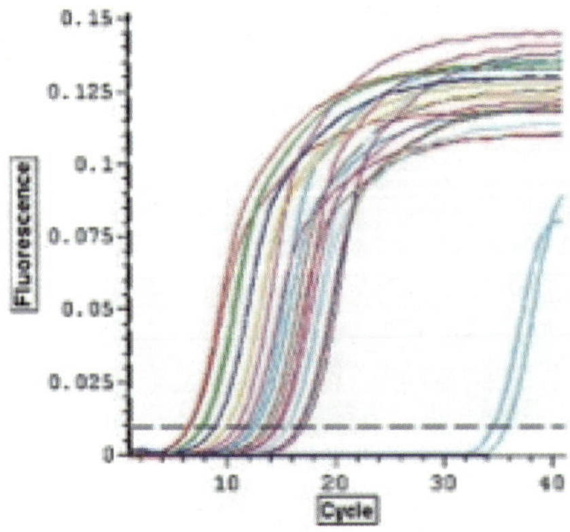

1) 효소면역측정법(EIA)
2) 전기영동(electrophoresis)
3) 면역고정법(immunofixation)
4) 유세포분석법(flow cytometry)
5) 실시간중합효소연쇄반응(real−time PCR)

45. Meropenem disk를 중앙에 놓고 시행한 검사이다. 검사의 이름과 화살표 균주의 결과에 맞는 것은?

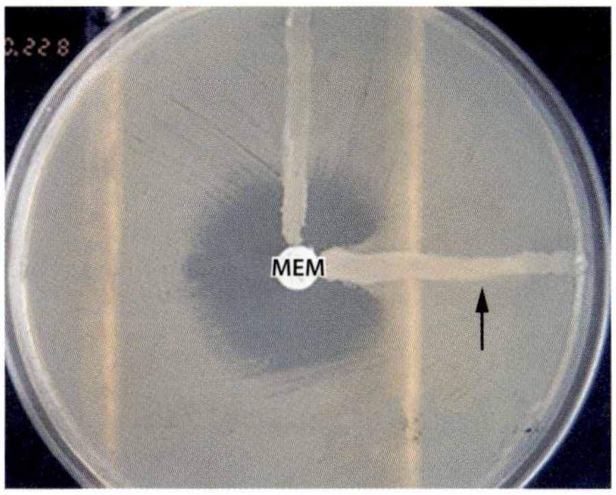

1) ESBL test, CRE:양성
2) ESBL test, CPE:음성
3) ModifiedHodge test, CRE:양성
4) ModifiedHodge test, CPE:음성
5) CRE test, CRE:양성

45.
ESBL (Extended-spectrum beta-lactamases)
CRE (carbapenem-resistant *Enterobacteriaceae*, 카바페넴내성장내세균속균종)
CPE (carbapenemase-producing *Enterobacteriaceae*, 카바페넴 분해효소를 생성하는 장내세균속균종)

답 3)

46. 다음은 Real time PCR장비에서 검사한 결과이다. 알맞은 세균은?

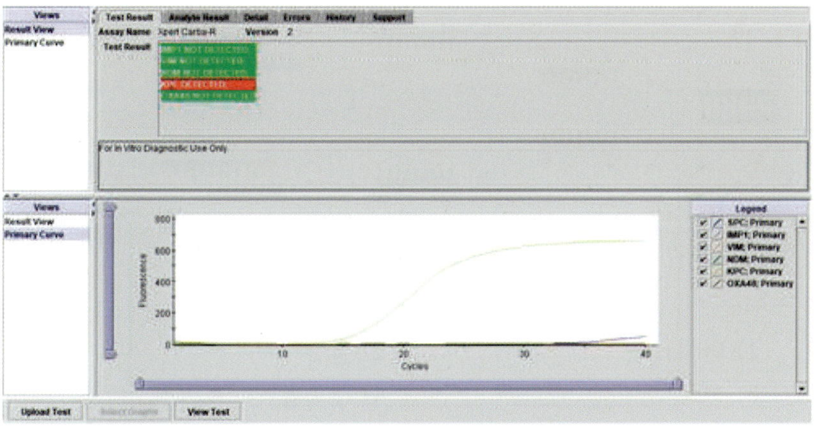

1) ESBL (Extended-spectrum beta-lactamases)유전자
2) VRE (Vancomycin-resistance *Enterococci*)유전자
3) MRSA (Methicillin-resistant *Staphylococcus aureus*)유전자
4) CRE (carbapenem-resistant *Enterobacteriaceae*, 카바페넴내성장내세균속균종)유전자
5) CPE (carbapenemase-producing *Enterobacteriaceae*, 카바페넴 분해효소를 생성하는 장내세균속균종)유전자

46.

답 5)

47.

답 1)

48.

답 2)

47. 다음은 Real time PCR의 원리 그림이다. '처음 증폭 산물을 검출할 수 있는 Threshold를 넘는 지점의 Cycle 수'를 무엇이라고 하나?

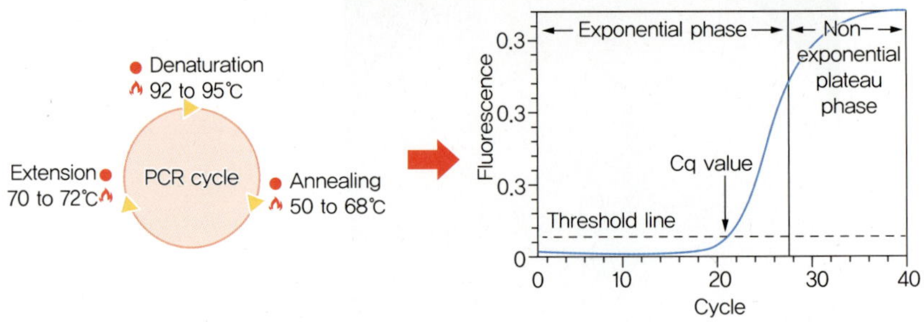

1) Ct 값
2) baseline
3) Cycle 수
4) Fluorescence
5) Threshold line

48. 다음은 PCR(중합효소연쇄반응; Polymerase chain reacion)기본원리이다. 괄호의 'B' 단계로 알맞은 것은?

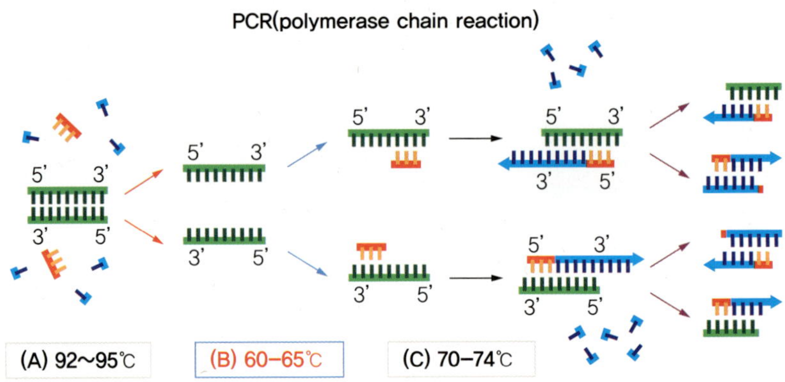

1) 변성
2) 결합
3) 신장
4) 재조합
5) 형질

2편 임상세균학

01 Staphylococcus

01. 그람양성 알균이며, catalase 양성, oxidase 양성인 노란색 집락을 형성하는 균은?

1) *Micrococcus* spp.
2) *Staphylococcus aureus*
3) *Streptococcus pneumoniae*
4) *Staphylococcus saprophyticus*
5) coagulase negative *Staphylococcus* spp.

01.
*Micrococcus*는 oxdase 양성, *Staphylococcus aureus* (포도알균)은 음성 반응으로 감별됨

답 1)

02. *Staphylococcus aureus*의 일반적인 성상은?

1) 무산소성
2) catalase 음성
3) 그람양성 막대균
4) 탄수화물을 산화
5) nutrient agar에서 발육

02.
*Staphylococcus aureus*은 그람양성 알균으로 조건무산소성, catalase 양성, 탄수화물 발효, 보통우무배지(nutrient agar)에서 발육한다.

답 5)

03. *Staphylococcus aureus*에 대한 성상으로 옳은 것은?

1) 포도당 산화
2) mannitol 분해
3) 무색 집락 생성
4) 7.5% NaCl 배지에서 비증식
5) 양의 혈액한천 배지에서 α용혈

03.

답 2)

04. *Staphylococcus aureus*가 일으키는 scalded skin syndrome (표피박리증후군)과 관련 있는 독소는?

1) Coagulase
2) Leukocidin
3) Hyaluronidase
4) Exfoliative toxin
5) Staphylokinase

04.
Exfoliative toxin (표피박탈독소)는 5~10세의 소아에게 표피를 박리시키는 등 각종 피부병을 일으킨다.

답 4)

05. *Staphylococcus aureus*를 그람 염색한 경우 iodine 용액 과정이 빠졌다면 볼 수 있는 색깔은?

1) 청색
2) 자색
3) 무색
4) 적색
5) 검은색

06. *Staphylococcus aureus*는 심한 식중독을 유발한다. 이 식중독은 사람이 무엇을 섭취했을 때 일어나는가?

1) Coagulase
2) Hemolysin
3) Leukocidin
4) Enterotoxin
5) Penicillinase

07. 급성 골수염 환자의 혈액에서 분리된 세균으로 그람양성 알균, catalase 양성, DNA 분해, mannitol salt agar에서 황색으로 변화시켰다. 예상되는 세균은?

1) *Escherichia coli*
2) *Proteus mirabilis*
3) *Enterococcus faecalis*
4) *Staphylococcus aureus*
5) *Staphylococcus epidermidis*

08. 28세의 탐폰을 사용하는 생리중인 여성이 다음 증상을 가지고 응급실을 찾았다. 40℃의 고열, WBC가 16,000/mm^3, 혈압은 90/65 mmHg, 몸의 발진, 극도의 무기력 증세를 나타내는 경우는?

1) 홍역
2) 성홍열
3) 식중독
4) 표피박탈증후군
5) Toxic shock syndrome

05.
만약 Gram 염색에서 crystal violet-iodine 복합체가 세포벽에서 형성되지 않았다면 알코올로 쉽게 탈색이 일어나며 대조염색제인 safranin을 흡수하여 그람 음성처럼 보일 수 있다.
답 4)

06.
*Staphylococcus*가 생성하는 장독소는 탄수화물이 풍부한 음식물에서 성장할 때 만들어지며 음식물을 섭취할 때 흡수된다. 따라서 *Staphylococcus*에 의한 위장염은 위장관에서 세균의 증식 때문이 아니라 독소 섭취에 의해 유발된다.
답 4)

07.
*Staphylococcus aureus*는 종종 어린이에게 영향을 미치는 급성 골수염의 중요한 병원성 인자이다.
답 4)

08.
Toxic shock syndrome (TSS)은 *Staphylococcus aureus*가 생성하는 독소에 의해 유발되며 생리 중인 여성에게 우세하게 나타난다. TSS의 임상적 기준은 38.9℃ 이상의 고열, 발진, 저혈압 그리고 점막과 위장, 간, 근육, 심혈관 중추신경계의 일부가 비정상이다.
답 5)

09. *Staphylococcus aureus*의 대사산물 중 병소 조직을 확산시키는 인자는?

1) DNase
2) Catalase
3) Coagulase
4) Hyaluronidase
5) Staphylokinase

10. Mannitol salt agar에서 *Staphylococcus aureus*의 집락 색깔은?

1) 흰색
2) 빨간색
3) 녹청색
4) 노란색
5) 검은색

11. *Staphylococcus aureus*의 coagulase 시험이 위음성으로 나타나는 이유는?

1) leukocidin
2) hyaluronidase
3) staphylokinase
4) 결합형 coagulase
5) 유리형 coagulase

12. Coagulase 시험 양성인 세균은?

1) *Staphylococcus aureus*
2) *Staphylococcus hominis*
3) *Staphylococcus epidermidis*
4) *Staphylococcus haemolyticus*
5) *Staphylococcus saprophyticus*

13. *Staphylococcus epidermidis*와 *Staphylococcus saprophyticus*를 감별하는 시험은?

1) Oxidase 시험
2) Catalase 시험
3) Optochin 시험
4) Coagulase 시험
5) Novobiocin 시험

09.
*Staphylococcus aureus*가 생성하는 hyaluronidase는 결합조직에 있는 hyaluronic acid를 가수분해하여 상처를 확산(spreading)시킨다.

답 4)

10.
Mannitol salt agar에서 ***Staphylococcus aureus***는 mannitol을 분해하여 산을 생성하고, 지시약 phenol red가 변색하여 노란색을 나타낸다.

답 4)

11.
Staphylokinase의 생성은 fibrin을 용해시켜서 음성 결과를 가져오므로 시험관 coagulase 시험은 접종 후에 30분마다 간격을 두고 2~4시간까지 확인해야 한다.

답 3)

12.

답 1)

13.
*S. saprophyticus*는 Novobiocin에 내성이고 *S. epidermidis*와 *S. aureus*는 감수성이다.

답 5)

14. 산화발효시험(OF 시험) 결과 oil을 덮은 시험관에서 녹색이고 oil로 덮지 않은 다른 시험관이 황색으로 변했을 때 예상되는 균은?

1) *Micrococcus* spp.
2) *Staphylococcus aureus*
3) *Staphylococcus epidermidis*
4) *Staphylococcus haemolyticus*
5) *Staphylococcus saprophyticus*

14.
모든 *Staphylococcus* 속은 탄수화물을 발효 형식으로 분해한다.
*Micrococcus*는 당을 산화 형식으로 분해한다.

답 1)

15. *Staphylococcus*와 *Streptococcus*를 구별하는 검사는?

1) Oxidase test
2) Catalase test
3) DNase 생성능
4) Gelatin 액화능
5) Mannitol 분해능

15.
*Staphylococcus, Micrococcus*는 catalase 양성이며, *Streptococcus*과 *Enterococcus*는 catalase 음성으로 나타난다. 그람양성 알균을 감별하기 위한 필수적인 시험법이 된다.

답 2)

16. *Staphylococcus aureus*의 균종 감별에 대한 설명으로 옳은 것은?

1) DNase 시험 음성
2) Blood agar plate에서 α용혈
3) Tube coagulase 시험법 음성
4) Mannitol salt agar 적색 집락
5) Potassium tellurite agar 흑색 집락

16.
*Staphylococcus aureus*는 Potassium tellurite 환원능이 있어 흑색 집락을 나타낸다.

답 5)

17. Catalase 시험에 양성인 균은?

1) *Enterococcus faecalis*
2) *Streptococcus pyogenes*
3) *Streptococcus agalactiae*
4) *Streptococcus pneumoniae*
5) *Staphylococcus epidermidis*

17.
*Staphylococcus*속은 catalase 시험 양성이며, *Streptococcus*속과 *Enterococcus* 속은 catalase 시험 음성이다.

답 5)

18. *Staphylococcus aureus*의 병원성 동정법 중 신뢰도가 높은 것은?

1) 황색 집락
2) 젤라틴 액화능
3) 만니톨 분해능
4) 7.5% NaCl 내성
5) 응고효소 생성능

18.
혈장응고효소(coagulase)는 *Staphylococcus aureus* 동정 시험 중 가장 중요한 검사이며 병원성을 나타내는 지표로 이용된다.

답 5)

19. catalase 양성, 비운동성이며 lysostaphin 내성과 변법 oxidase 양성 반응을 보이는 그람양성 알균은?

1) *Lactococcus*
2) *Micrococcus*
3) *Pediococcus*
4) *Streptococcus*
5) *Staphylococcus*

19.
catalase 양성인 *Staphylococcus*와 *Micrococcus*는 감별이 필요하다. *Micrococcus*는 lysostaphin 내성, 변법 oxidase 양성 반응을 보이며 *Staphylococcus*는 Lysostaphin 감수성, 변법 oxidase 음성 반응으로 감별할 수 있다.

답 2)

20. 어떤 균이 혈액우무배지에서 집락을 형성한 후 이 배지에서 직접 시험했을 때 위양성을 나타낼 수 있는 검사는?

1) Oxidase
2) Catalase
3) Optochin
4) Coagulase
5) Penicillinase

20.
적혈구는 catalase와 화학적 구조가 유사하여 hydrogen peroxide (H_2O_2)를 분해하여 위양성을 나타낼 수 있다.

답 2)

21. *Staphylococcus aureus*의 역학적 연구를 위하여 널리 사용되는 시험은?

1) Phage typing
2) mecA gene 검출
3) 혈청학적 grouping
4) 혈액한천에서 용혈능
5) Penicillin 감수성의 차이

21.
Phage typing은 *Staphylococcus aureus*의 역학적 연구에 특히 사용된다.

답 1)

22. DNase 시험 시약은?

1) 1N HCl
2) 3% H_2O_2
3) 1N NaOH
4) 4% NaOH
4) 10% KOH

22.
DNA 배지에 세균을 접종하여 배양한 후 1N HCl를 떨어뜨렸을 때 집락 주변이 clear (투명)해지면 DNase 양성이다.

답 1)

23. 그람 염색한 결과 그람양성 알균이고, coagulase 음성, novobiocin에 내성을 보였다. 이 세균은?

1) *Staphylococcus aureus*
2) *Streptococcus* group B
3) *Streptococcus pneumoniae*
4) *Staphylococcus epidermidis*
5) *Staphylococcus saprophyticus*

23.
*Staphylococcus saprophyticus*는 젊은 여성의 요도에 감염되는 일반적인 세균으로 1×10^5 CFU/mL보다 적은 수가 있어도 동정되어야 한다. *S. saprophyticus* 특성은 coagulase 음성, DNase 음성, novobiocin 내성이다.

답 5)

24. *mec*A 유전자를 가지고 있는 세균 동정에 사용되는 항균제는?

1) oxacillin
2) penicillin
3) novobiocin
4) vancomycin
5) cephalosporin

24.
*mec*A 유전자는 methicillin 내성 유전자이며, 감수성 검사법에는 oxacillin이나 cefoxitin을 사용한다.

답 1)

25. 식중독이 의심되는 중학생의 검체에서 그람양성 알균이 관찰되었고 BAP에 배양한 결과 완전용혈, catalase 양성을 보였다. 추가검사로 적합한 시험은?

1) PYR 시험
2) optochin 시험
3) bacitracin 시험
4) coagulase 시험
5) novobiocin 시험

25.
그람양성 알균 중 catalase 양성이라면 *Staphylococcus* 균속을 의심할 수 있으며, coagulase 시험은 *Staphylococcus aureus*를 동정하는데 신뢰도가 높은 검사법이다.

답 4)

26. Novobiocin 시험 결과 내성을 나타내는 세균은?

1) *Micrococcus*
2) *Staphylococcus aureus*
3) *Staphylococcus epidermidis*
4) *Staphylococcus haemolyticus*
5) *Staphylococcus saprophyticus*

26.

답 5)

Staphylococcus 실기문제

01. 혈액우무배지에 접종하여 하룻밤 배양한 결과이다. 그람양성 알균이며 catalase 양성, mannitol을 분해하였다. 예상되는 세균은?

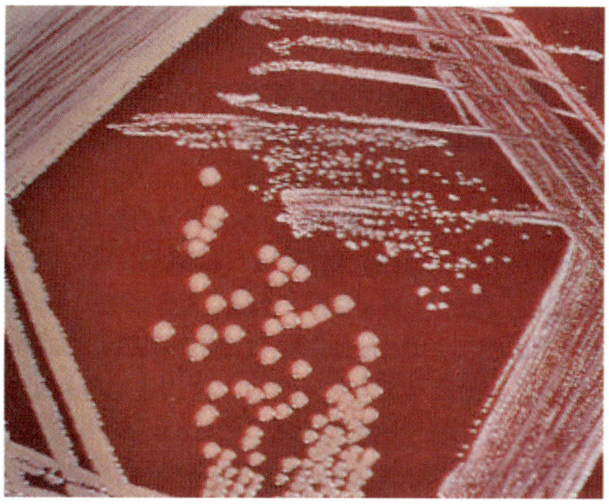

1) *Shigella sonnei*
2) *Escherichia coli*
3) *Enterococcus faecalis*
4) *Staphylococcus aureus*
5) *Streptococcus pneumoniae*

02. 3% H_2O_2를 이용한 검사법의 양성 결과와 세균은?

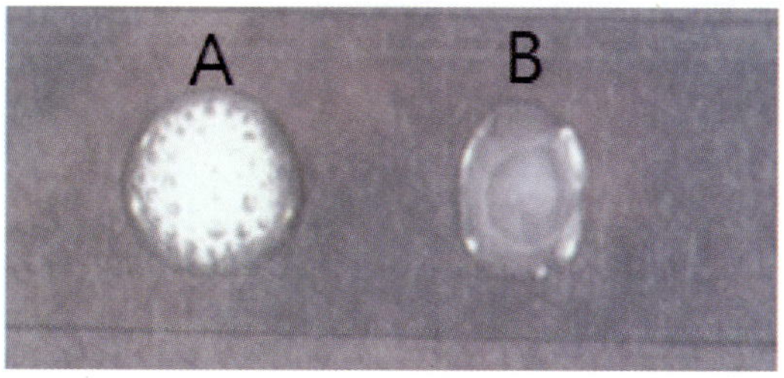

1) A와 *Staphylococcus aureus*
2) B와 *Staphylococcus aureus*
3) A와 *Streptococcus pyogenes*
4) A와 *Streptococcus agalactiae*
5) B와 *Staphylococcus epidermidis*

01.
*Staphylococcus aureus*는 그람양성 포도알균으로 β용혈을 일으키고, catalase 양성, mannitol 분해, coagulase를 생성한다.

답 4)

02.
catalase는 3% H_2O_2를 H_2O와 산소가스로 분해하는 효소이다. 3% H_2O_2를 균체와 반응한 후 산소발생으로 인해 기포를 형성하면 catalase 시험 양성이고, 그람양성 알균 중 *Staphylococcus*속과 *Micrococcus*속이 양성이다.

답 1)

03. Coagulase test의 진단시약과 양성세균의 연결이 옳은 것은?

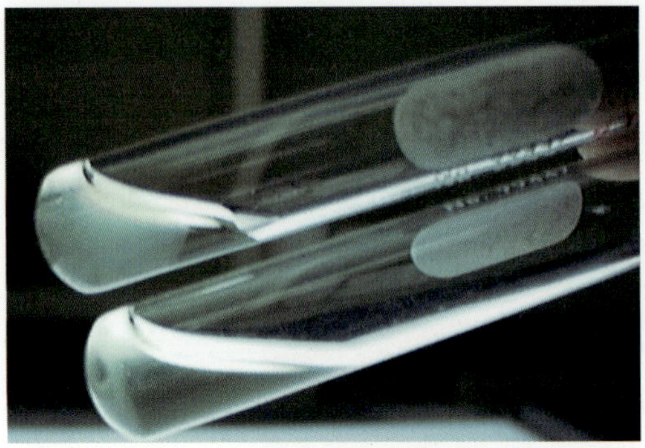

1) Dextrose–*Staphylococcus epidermidis*
2) Sodium citrate–*Streptococcus agalactiae*
3) Sodium hydroxide–*Streptococcus pyogenes*
4) Fresh rabbit plasma–*Staphylococcus aureus*
5) Sodium chloride–*Staphylococcus saprophyticus*

03.
시험관 응고효소(coagulase) 시험은 유리형 응고효소 검출로 토끼의 신선혈장을 사용하여 응고되면 양성이고, 병원성 *Staphylococcus aureus* (포도알균)이 양성 반응을 보인다.

답 4)

04. 사진은 methyl green을 함유한 DNA 배지이다. 이 시험에 양성인 세균은?

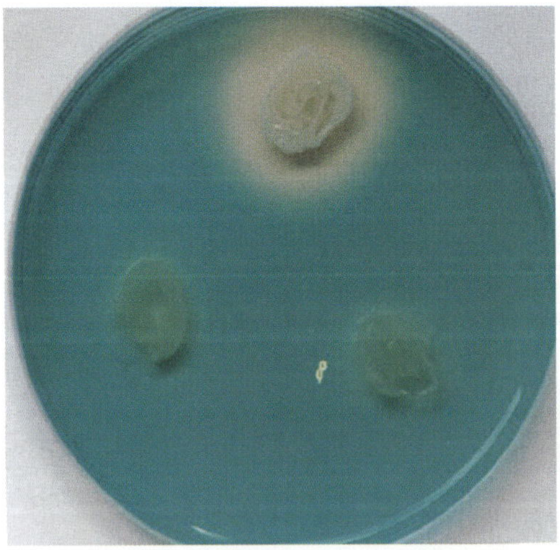

1) *Enterococcus faecalis*
2) *Staphylococcus aureus*
3) *Streptococcus agalactiae*
4) *Streptococcus pneumoniae*
5) *Staphylococcus epidermidis*

04.
Methyl green을 함유한 DNA 배지에서 DNase 생성으로 DNA가 분해되면 집락주변이 투명해진다. *Staphylococcus aureus*는 DNase를 생성한다. Toluidine blue를 함유한 배지는 DNase를 생성하면 집락주변이 분홍색을 보인다.
1N HCl을 집락 위에 떨어뜨린 경우 DNA가 분해되면 투명해진다.

답 2)

05. Mannitol salt agar의 억제제와 지시약은?

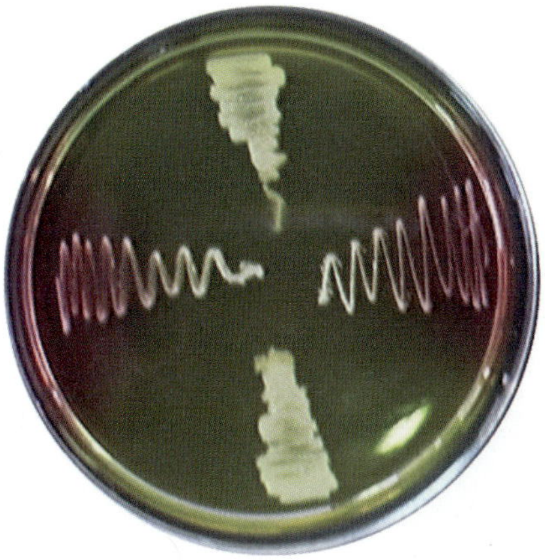

1) Bile Salt－BCP
2) 7.5% NaCl－phenol red
3) 6.5% NaCl－neutral red
4) Sodium deoxycholate－BTB
5) Bismuth sulfite－neutral red

06. 사진은 Mannitol salt agar에 시험세균을 접종하여 하룻밤 배양한 것이다. 양성 기준과 세균의 연결이 옳은 것은?

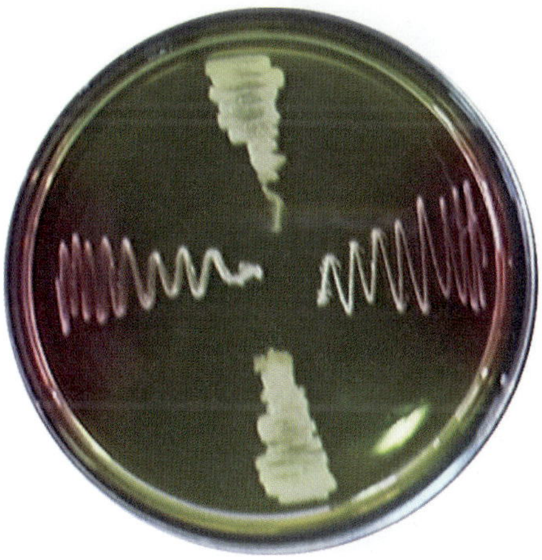

1) Red－*Staphylococcus aureus*
2) Yellow－*Staphylococcus aureus*
3) Red－*Staphylococcus epidermidis*
4) Yellow－*Staphylococcus epidermidis*
5) Red－*Staphylococcus saprophyticus*

05.
Mannitol salt agar는 7.5% 식염이 함유되어 있어 오염균 발육을 억제하고, mannitol이 분해되면 산을 생성하고 지시약 phenol red가 변색하여 yellow color가 된다.

답 2)

06.
*S. aureus*는 Mannitol salt agar에서 mannitol 분해로 산을 생성하여 노란색이 된다.

답 2)

07. Potassium tellurite 배지에서 발육한 결과이며 DNase 양성, gelatin을 액화한다. 예상 세균은?

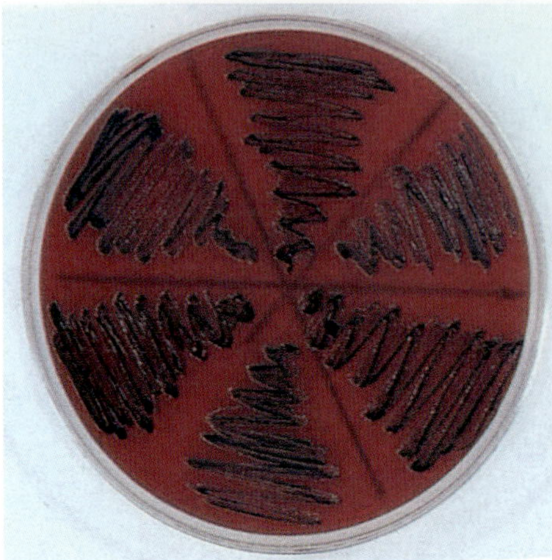

1) *Enterococcus faecalis*
2) *Enterococcus faecium*
3) *Staphylococcus aureus*
4) *Listeria monocytogenes*
5) *Corynebacterium diphtheriae*

08. *Staphylococcus* medium No. 110 배지에 검체를 접종하여 배양한 결과이다. 여기에 ammonium sulfate 용액을 떨어트려 알아볼 수 있는 성상은?

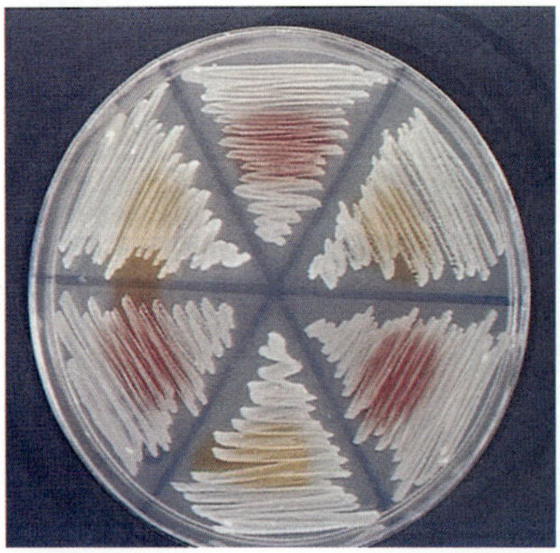

1) Xylose
2) Gelatin
3) Lactose
4) Fructose
5) Tryptophan

07.
*Staphylococcus aureus*는 potassium tellurite를 환원하여 흑색집락을 형성하고, DNase 양성, gelatin을 액화한다.
답 3)

08.
Staphylococcus medium No. 110 배지는 7.5% NaCl 발육능, mannitol 분해능, gelatin 액화능을 볼 수 있다.
배양 후 phenol red를 떨어뜨려 노란색이 되면 mannitol 분해, 포화 ammonium sulfate 용액을 떨어뜨려 투명하면 gelatin이 액화된 것이다.
답 2)

09. Oxidation fermentation media의 Glucose 함유량과 지시약은?

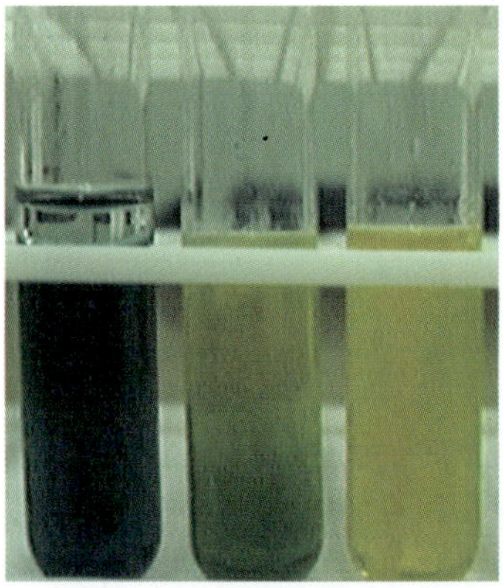

1) 5%, neutral red
2) 1.5%, phenol red
3) 10%, toluidine blue
4) 2%, methylene Blue
5) 1%, bromthymol blue

09.
OF 배지는 당분해 형식을 알아보는 배지로 미량의 peptone, agar와 지시약 BTB가 들어 있다. 이 배지에 glucose, lactose, sucrose 등 각 당을 1%되게 첨가하여 만든다.

답 5)

10. BAP에서 완전 용혈을 보였고 그람양성 알균이며 catalase 양성, 항균제 감수성 검사에서 oxacillin 디스크에 화살표와 같은 결과를 나타내는 세균은?

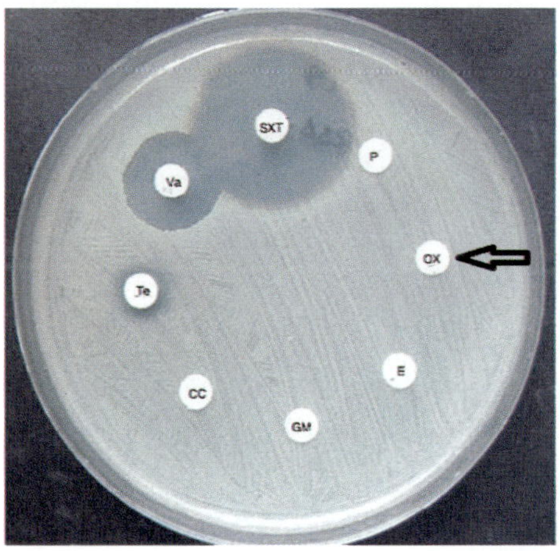

1) VSE
2) VRE
3) VRSA
4) MSSA
5) MRSA

10.
Methicillin에 내성을 보이는 *Staphylococcus aureus*를 MRSA(메치실린 내성 병원성 포도알균)라고 한다. methicillin 대신 oxacillin이나 cefoxitin 디스크를 사용하여 검사한다.

답 5)

11. BAP에서 비용혈성인 세균을 novobiocin 5 ㎍ 디스크를 올린 후 배양한 시험이다. 화살표의 예상 세균은?

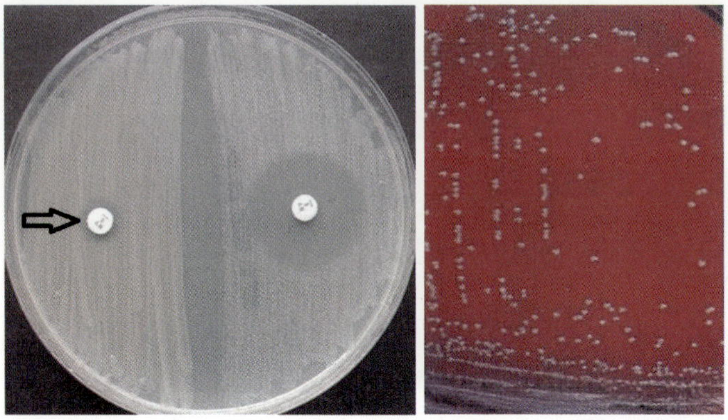

1) *Staphylococcus aureus*
2) *Streptococcus pyogenes*
3) *Streptococcus agalactiae*
4) *Staphylococcus epidermidis*
5) *Staphylococcus saprophyticus*

12. *Staphylococcus*를 접종하여 실시한 D-zone test이다. 설명으로 옳은 것은?

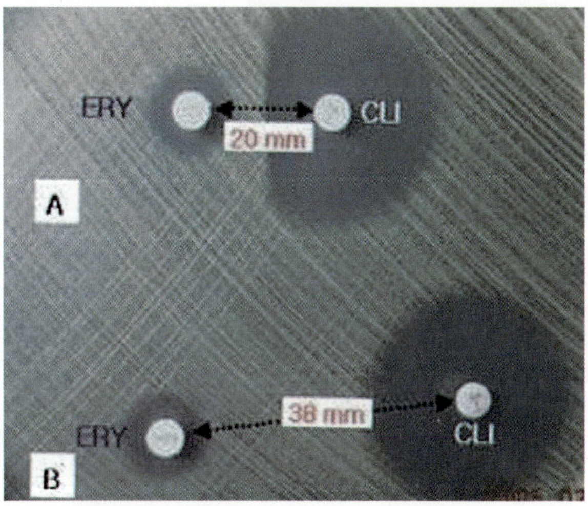

1) Vancomycin 내성
2) Clindamycin 유도내성
3) Erythromycin 유도내성
4) Clindamycin 유도감수성
5) Erythromycin 유도감수성

11.
*Staphylococcus saprophyticus*는 BAP에서 비용혈, novobiocin (5 µg) 디스크에 내성이다. 검사결과 억제대 지름이 15 mm 이하이면 내성이고, 감수성인 CNS와 감별되는 시험이다.

답 5)

12.
erythromycin 디스크 옆 15~20 mm 거리에 clindamycin 디스크를 놓고 시험하여 clindamycin의 억제대가 D자처럼 보이면 D test 양성이고, clindamycin에 유도내성임을 의미한다.

답 2)

02 *Streptococcus*와 *Enterococcus*

01. *Streptococcus*의 일반적인 성상은?

1) 아포형성
2) 무산소성
3) Catalase 음성
4) Oxidase 양성
5) 탄수화물을 산화

01.
*Streptococcus*의 일반적인 성상은 조건 무산소성이며 탄수화물을 발효형식으로 분해하고 catalase 음성, oxidase 음성이다.

답 3)

02. *Enterococcus*의 일반적인 성상은?

1) Catalase 음성
2) PYR 시험 음성
3) SF broth에서 비발육
4) 40% bile에서 비발육
5) 6.5% NaCl에서 비발육

02.
*Enterococcus*는 전에는 *Streptococcus* 균속에 속해 있었으며, catalase 음성, PYR 시험 양성, SF broth에서 발육, 40% bile에서 발육, 6.5% NaCl에서 발육하는 특성을 나타낸다.

답 1)

03. 사람의 장관 내에 상재하며 비뇨기계 감염증과 관련 있는 *Streptococcus*는 어느 Lancefield group에 속하는가?

1) A
2) B
3) C
4) D
5) F

03.
Enterococcus (장알균)들은 Lancefield 그룹 D에 속하며 주로 비뇨기계 감염증을 유발한다.

답 4)

04. *Enterococcus faecalis*의 성상으로 옳은 것은?

1) Penicillin에 내성
2) Catalase 양성 반응
3) 60℃ 30분에 비증식
4) 40% 담즙에서 비증식
5) 6.5% 식염에서 비증식

04.
*Enterococcus*는 penicillin에 저항성이다.

답 1)

05. *Streptococcus agalactiae*는 신생아 감염의 원인으로 알려져 있다. 이 세균은 어느 Lancefield group에 속하는가?

1) A
2) B
3) C
4) G
5) F

05.
*Streptococcus agalactiae*는 Lancefield group B에 속하고 보통 호흡기와 생식기와 같은 점막에 존재하며, 신생아 패혈증, 신생아 수막염을 유발한다.

답 2)

06. Beta 용혈성 사슬알균의 Lancefield 분류는 세균의 어떤 특이 항원에 의해 혈청학적으로 분류한 것인가?

1) M protein
2) Teichoic acid
3) C carbohydrate
4) Hyaluronic acid
5) lipopolysaccharide

07. CAMP 시험에 쓰이는 것은?

1) Optochin disc
2) Egg yolk 배지
3) Bacitracin disc
4) 면양 혈액평판배지
5) 항독소가 흡수된 filter paper

08. 환자가 발적독소(erythrogenic toxin)을 중화하는 항체가 있는지를 알려면 다음 어떤 검사를 하여야 하는가?

1) Dick test
2) SLO titer
3) Anti-DNase titer
4) Anti-M protein titer
5) Schultz-Charlton reaction

09. 인두염, 편도선염, 단독, 농가진, 사구체신염, 류마티스열 등을 일으키는 세균은?

1) *Enterococcus*
2) Group A *streptococcus*
3) Group B *streptococcus*
4) Group D *streptococcus*
5) *Viridans streptococcus*

06.
Beta 용혈성을 나타내는 *Streptococcus*는 Lancefield grouping으로 분류되는데, 그 기준은 세포벽에 결합한 서로 다른 C 탄수화물의 종류이다.

답 3)

07.
CAMP 시험은 면양(또는 소) 혈액평판배지에서 시험한다. *Staphylococcus aureus*를 일자로 획선 접종 한 후 B군 사슬알균을 수직으로 접종했을 때 접종선이 마주치는 위치에서 화살촉 모양의 용혈대를 확인할 수 있다.

답 4)

08.
Dick test는 의심환자의 피하에 변성 독소를 주입한 뒤 면역반응의 결과로써 피부에 발적반응이 생기는지 여부를 확인함으로써 과거 *S. pyogenes* 감염 병력(면역력 획득 여부)을 확인할 수 있다.
피부에 붉은 반점(발진)이 생기는 질환은 세균성부터 바이러스성까지 다양하므로, 질확을 특정하기 위하여 발적 부위에 중화항체를 주입하여 발적이 사라지는지 여부를 확인한다. 이를 Schultz-Charlton reaction이라 한다.

답 1)

09.
*Streptococcus pyogenes*는 Group A *Streptococcus*에 속하며 성홍열, 인두염, 편도선염, 단독, 농가진을 유발하며 이차적으로 급성 사구체신염, 류마티스열을 일으킨다.

답 2)

10. B군 사슬알균의 초기감염과 관계가 있는 질환은?

1) 성홍열(scarlet fever)
2) 신생아 패혈증(septicemia)
3) 류머티스열(rheumatic fever)
4) 급성 사구체신염(acute glomerulonephritis)
5) 급성 편도염(acute tonsillitis Streptococcal sore throat)

10.
GBS (Group B β–hemolytic *Streptococcus*)는 인체에서 인두, 장관, 질에서 정상적으로 분리되는 세균으로, 신생아 패혈증과 수막염을 일으키는 중요한 세균이다.
답 2)

11. 류마티스열과 사구체신염을 유발할 수 있는 사슬알균은?

1) *Streptococcus bovis*
2) *Streptococcus mutans*
3) *Streptococcus pyogenes*
4) *Streptococcus agalactiae*
5) *Streptococcus pneumoniae*

11.
A군 사슬알균(*Streptococcus pyogenes*)은 인두염, 성홍열, 류마티스열, 급성 사구체신염을 일으키는 중요한 세균이며, B군 사슬알균(*Streptococcus agalactiae*)은 신생아 폐렴, 신생아 수막염을 유발하는 중요한 세균이다.
답 3)

12. 6.5% NaCl 배지와 EMB 배지에서 발육하고 PYR시험 양성, 10℃, 45℃에서도 발육하는 세균은?

1) *Streptococcus bovis*
2) *Enterococcus faecalis*
3) *Viridans streptococcus*
4) *Streptococcus pyogenes*
5) *Streptococcus pneumoniae*

12.
장알균속(*Enterococcus*)은 전에는 D군 사슬알균속에 포함되어 있었으나 현재는 다른 균속으로 독립되었고, *Enterococcus*를 제외한 D군 사슬알균은 6.5% NaCl 배지에서 발육하지 않는다.
답 2)

13. β–hemolytic streptococci의 보균자 색출용 혈액배지에는 어떤 혈구가 가장 좋은가?

1) 말
2) 면양
3) 사람
4) 집토끼
5) Guinea pig

13.
답 2)

14. *Enterococcus faecalis*가 가장 잘 분리될 수 있는 검체는?

1) 조직
2) 혈액
3) 객담
4) 척수액
5) 분변

14.
*Enterococcus faecalis*는 장관 내에 상재하는 그람양성 알균이다.
답 5)

15. α-용혈을 일으키고 group-specific carbohydrate(군 특이 탄수화물)에 의한 그룹에 속하지 않는 세균으로 옳은 것은?

1) *Enterococcus*
2) B군 *Streptococcus*
3) C군 *Streptococcus*
4) A군 *Streptococcus*
5) *Viridans streptococcus*

15.
*Viridans streptococcus*는 group specific carbohydrate에 의한 Lancefield 분류에 의해 어떤 group에도 속하지 않으며 α-용혈을 일으킨다.
답 5)

16. 그람양성 알균으로 6.5% NaCl에서 증식하고 penicillin과 vancomycin에 내성현황이 증가하여 문제가 되고 있는 세균은?

1) B군 *Streptococcus*
2) C군 *Streptococcus*
3) D군 *Streptococcus*
4) *Enterococcus faecium*
5) *Viridans streptococcus*

16.
*Enterococcus*는 Bile esculin 배지, 6.5% NaCl 배지, SF 배지에서 증식한다. vancomycin 내성 균주는 *E. faecium*에 많고 *van*A와 *van*B형 내성은 내성 정도가 높고 다른 세균으로 전달될 수 있다.
답 4)

17. PYR 시험에 양성인 세균은?

1) *Streptococcus bovis*
2) *Streptococcus mutans*
3) *Streptococcus pyogenes*
4) *Streptococcus agalactiae*
5) *Streptococcus pneumoniae*

17.
*Streptococcus pyogenes*와 *Enterococcus*속은 PYR (L-pyrrolidonyl-β-naphthylamide)을 가수분해하는 pyrrolidonyl arylamidase라는 효소가 존재한다.
답 3)

18. 그람양성사슬알균 중, β-용혈, CAMP 양성, Hippurate 가수분해 양성을 나타내는 세균은?

1) *Enterococcus faecalis*
2) *Viridans Streptococcus*
3) *Streptococcus pyogenes*
4) *Streptococcus agalactiae*
5) *Streptococcus pneumoniae*

18.
답 4)

19. *Enterococcus faecalis*와 *Streptococcus bovis* 감별에 적합한 시험은?

1) Bile 증식능
2) Catalase 시험
3) D군 항혈청 응집시험
4) 6.5% NaCl 내성시험
5) Esculin 가수분해시험

19.
*E. faecalis*와 *S. bovis*는 D군 항혈청에 응집하고, bile esculin 배지에서 증식하여 esculin을 가수분해하여 흑색을 보이는 공통점을 가지고 있다. 감별점은 6.5% NaCl 배지에서 *E. faecalis*는 증식하여 혼탁하고 *S. bovis*는 증식하지 못하므로 감별된다.

답 4)

20. *Enterococcus* (장알균)의 특징은?

1) Catalase 양성
2) 담즙염 용해성
3) Lancefield group B
4) Esculin 분해능 음성
5) 담즙염 존재에서 증식

20.
*Enterococcus*는 40% bile 배지에서 발육, 6.5% NaCl 배지에서 발육, SF broth 배지에서 발육한다. Esculin을 가수분해하고 Lancefield group D에 속한다.

답 5)

21. CAMP test에 양성인 세균은?

1) *Enterococcus faecium*
2) *Enterococcus faecalis*
3) *Streptococcus pyogenes*
4) *Streptococcus agalactiae*
5) *Streptococcus pneumoniae*

21.
*Streptococcus agalactiae*는 *S. aureus*의 β-toxin에 의해서 용혈성이 촉진된다.

답 4)

22. *Streptococcus pyogenes*의 설명으로 옳은 것은?

1) γ 용혈
2) PYR 시험 음성
3) Catalase 시험 양성
4) Bacitracin에 감수성
5) 보통우무배지에서 잘 발육

22.
A군 사슬알균(*Streptococcus pyogenes*)은 보통우무배지에서 잘 발육하지 못하고, 혈액우무배지에서 발육하여 β 용혈을 일으킨다.
Bacitracin에 감수성, PYR 시험 양성이다.

답 4)

23. *Streptococcus pyogenes*의 설명 중 옳은 것은?

1) γ 용혈성
2) CAMP 양성
3) 신생아 수막염
4) Optochin 감수성
5) Bacitracin에 감수성

23.

답 5)

24. Group B *streptococcus* 특성은?

1) α-용혈
2) Catalase 양성
3) CAMP test 양성
4) Bacitracin 감수성
5) Esculin 가수분해 양성

25. *Enterococcus* (장알균)의 특성은?

1) Bile에 용해
2) Starch 비분해
3) pH 9.6에서 비발육
4) 60℃ 30분에 비발육
5) 6.5% NaCl에 비발육

26. VRE가 항균제 내성 정보를 다른 세균에게 전달하는 유전자는?

1) PBP
2) ESBL
3) *mec*A
4) PBP 2a
5) *van*A, *van*B

24.
Group B *streptococcus*는 혈액우무배지에서 β-용혈을 나타내며, CAMP 시험 양성

답 3)

25.
장알균은 저항성이 강한 균으로 40%, 담즙배지에서 발육한다.
60℃ 30분 열저항성, Starch 비분해 pH 9.6에서 발육, 6.5% 식염에 내성이 있다.

답 2)

26.
VRE의 *van*A, B 유전자는 획득성 내성으로 타 균주로 전파가 증명된 형이고, *van*C는 자연내성으로 감염관리 대상이 아니다. *mec*A 유전자는 MRSA의 대부분 내성기전으로 PBP 2a나 PBP 2′를 생성하여 내성을 나타낸다.

답 5)

Streptococcus, Enterococcus 실기문제

01. Blood agar plate에서 나타낸 용혈현상이다. Catalase는 음성이고 bacitracin test에 감수성이 확인되었다면 예상되는 세균은?

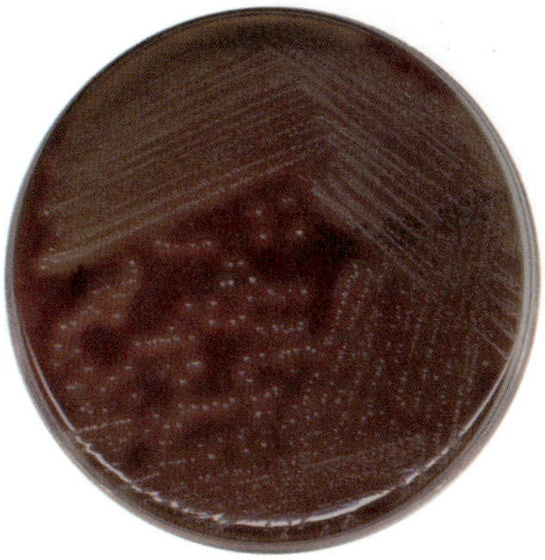

1) *Bacillus anthracis*
2) *Staphylococcus aureus*
3) *Listeria monocytogenes*
4) *Streptococcus pyogenes*
5) *Psudomonas aeruginosa*

02. 혈액우무 배지에서 디스크 감수성 시험결과로 추정 가능한 세균은?

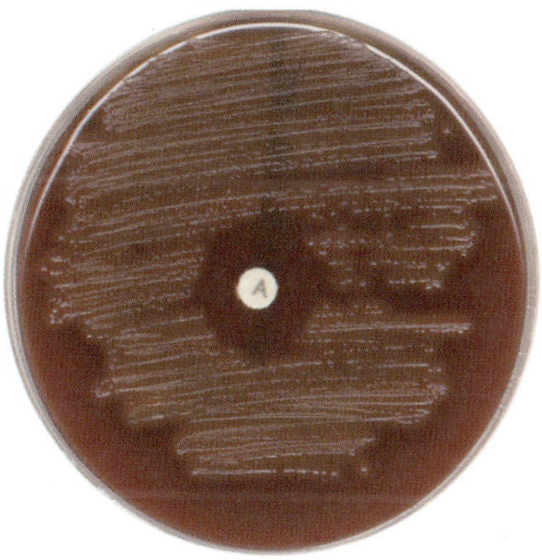

1) group A *Streptococcus*
2) group B *Streptococcus*
3) group D *Streptococcus*
4) Viridans *Streptococcus*
5) *Streptococcus pneumoniae*

01.

답 4)

02.
β 용혈균을 0.04 unit bacitracin (A) 디스크를 올린 후 배양하여 억제대가 생성되는 감수성을 보이면 group A *Streptococcus*이다.

답 1)

03. 화살촉을 형성한 사슬 알균은?

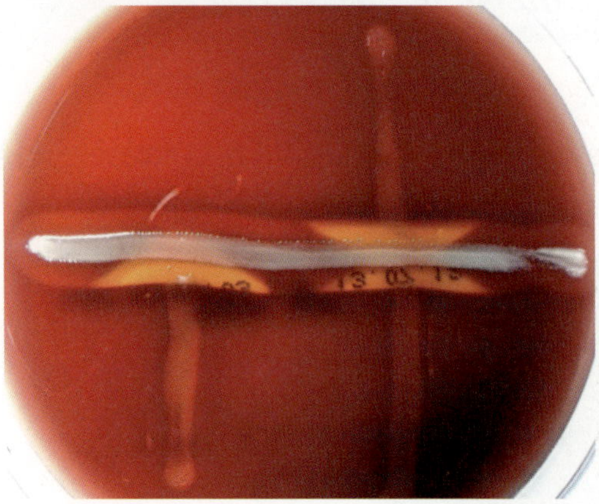

1) Group A *Streptococcus*
2) Group B *Streptococcus*
3) Group D *Streptococcus*
4) Viridans *Streptococcus*
5) *Streptococcus pneumoniae*

03.
β 용혈균을 *Staphylococcus aureus*와 직각이 되게 접종하여 CAMP test를 한 결과 화살촉 모양의 용혈대를 보이면 GBS (Group B *Streptococcus*)이다.

답 2)

04. Gram 양성 알균으로 좁은 β 용혈성, catalase 음성이며 이 시험에 양성인 예상 세균은?

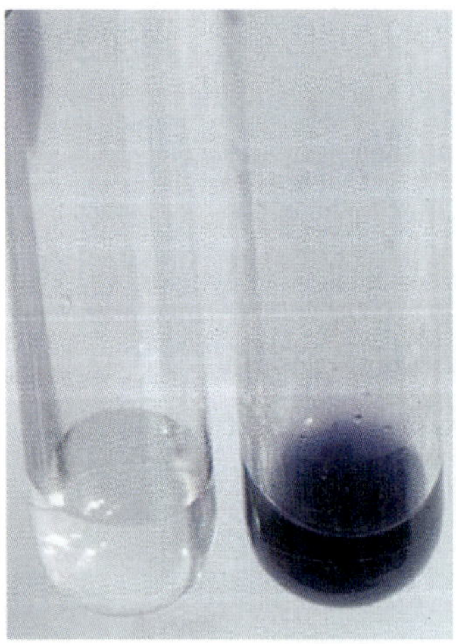

1) group A *Streptococcus*
2) group B *Streptococcus*
3) group D *Streptococcus*
4) Viridans *Streptococcus*
5) *Streptococcus pneumoniae*

04.
Sod. hippurate(마뇨산) 가수분해 시험은 Sod. hippurate 용액에 세균을 접종하고 배양한 후 ninhydrin 시약을 넣어 진한 자색이면 양성이다.
GBS (Group B *Streptococcus*)가 양성 반응을 보인다.

답 2)

05. Bile esculin 배지에 배양한 결과이다. 양성인 세균은?

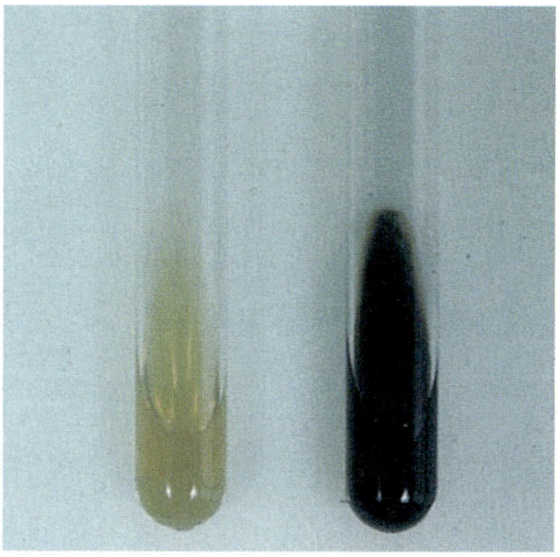

1) group A *Streptococcus*
2) group B *Streptococcus*
3) group D *Streptococcus*
4) *Streptococcus pneumoniae*
5) *Staphylococcus epidermidis*

06. 사진의 Bile esculin agar의 지시약과 양성 반응 시 나타내는 색깔은?

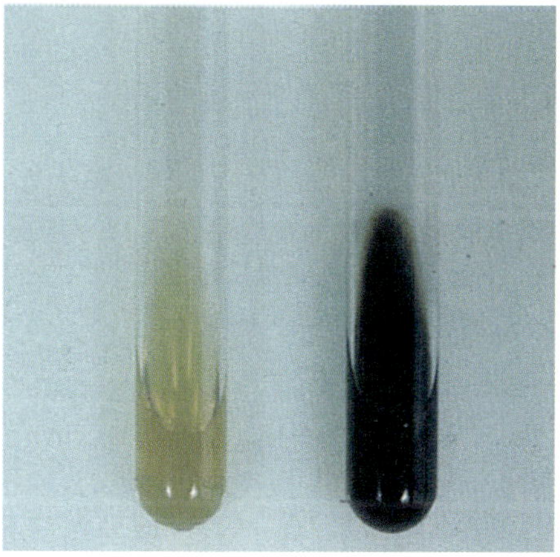

1) Phenol red, Yellow
2) Ferrous sulfate, Black
3) Ferrous sulfate, Yellow
4) Ferric citrate, Black
5) Ferric citrate, Yellow

05.
Bile esculin agar는 40% 담즙에서 증식하는 세균이 esculin을 가수분해 하여 esculetin이 생성되면 배지 내 철과 결합하여 흑색이 된다. group D *Streptococcus*와 *Enterococcus*가 양성 반응을 보인다.

답 3)

06.
Esculin이 가수분해 되면 esculetin이 생성되고, 배시 내 철과 결합하여 흑색이 된다.

답 4)

07.
S-F Broth는 *Enterococcus*선택배지로 *Enterococcus*는 억제물질인 sodium azide에 의해 증식이 억제되지 않으며, glucose를 분해하여 산을 생성하고 BCP가 변색하여 노란색이 된다.

답 2)

08.
Sod. azide에 내성인 *Enterococcus*가 증식하여 산을 생성한 결과 BCP가 변색하여 노란색이 된다.

답 4)

07. S-F Broth에 함유되어 있는 당과 지시약 및 증식하는 세균은?

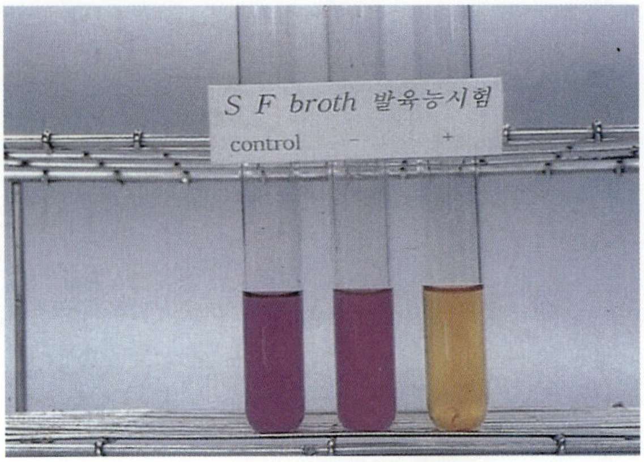

1) Glucose, BTB, *Salmonella* Typhi
2) Glucose, BCP, *Enterococcus faecalis*
3) Lactose, BCP, *Aeromonas hydrophila*
4) Glucose, Phenol red, *Pseudomonas aeruginosa*
5) Lactose, Phenol red, *Listeria monocytogenes*

08. S-F Broth이다. 아래 화살표 시험관을 보고 예상되는 세균은?

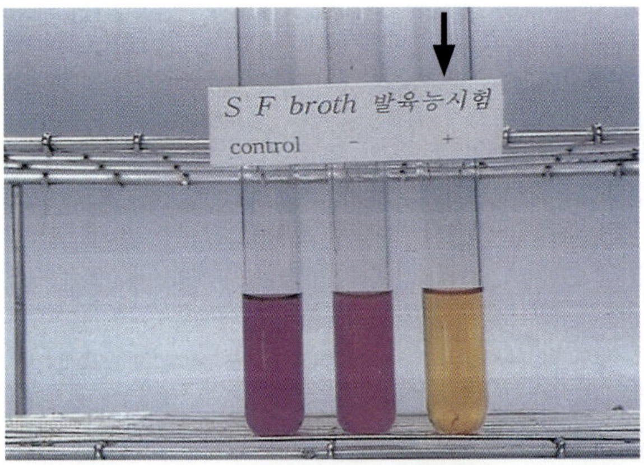

1) *Escherichia coli*
2) *Shigella dysenteriae*
3) *Neisseria gonorrhoeae*
4) *Enterococcus faecalis*
5) *Pseudomonas aeruginosa*

09. *Streptococcus pneumoniae*의 최종 동정시험에 사용되는 사진의 시험법은?

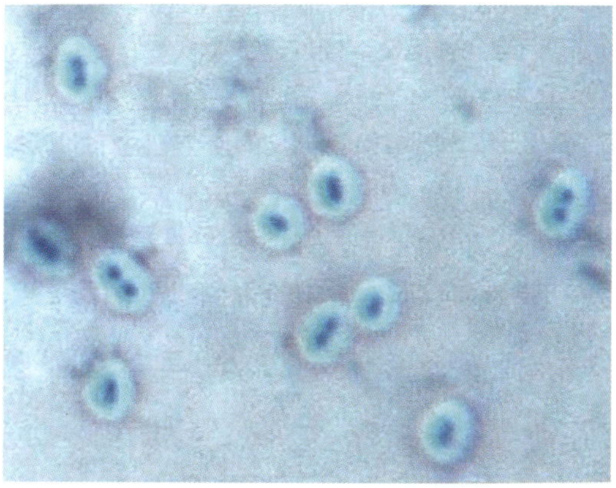

1) Catalase test
2) Capsule stain
3) Inulin 당분해 시험
4) Bile solubility test
5) Capsule swelling test

09.
capsule swelling test (협막팽화시험, Neufeld Quellung 반응)로 쌍알균을 둘러싸고 있는 협막이 현저하게 팽창되어 있어 *Streptococcus pneumoniae* 동정에 사용된다.

답 5)

10. Optochin disc 감수성 시험이다. 예상되는 세균과 함유물질의 연결이 옳은 것은?

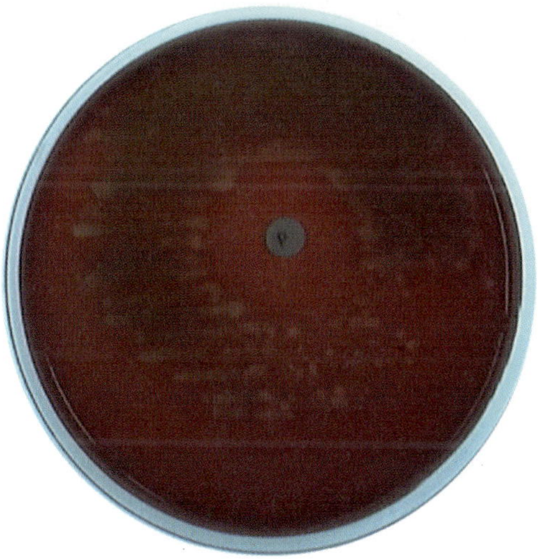

1) *Enterococcus*-Esculin
2) *Neisseria gonorrhoeae*-Glucose
3) *Staphylococcus aureus*-Bacitracin
4) *Streptococcus pneumoniae*-EHC
5) *Pseudomonas aeruginosa*-Pyocyanin

10.
Optochin 감수성 시험은 α 용혈을 일으키는 *Streptococcus pneumoniae* 예비농성 시험으로 optochin 디스크 (P 디스크) 주변에 14 mm 이상의 억제대를 보이면 감수성이고, 디스크 함유물질은 EHC (ethylhydrocupreine hydrochloride)이다.

답 4)

11. BAP상에서 α 용혈성이고, Gram 양성의 lancet form diplococci가 관찰된 세균동정에 사용되는 사진의 시험은?

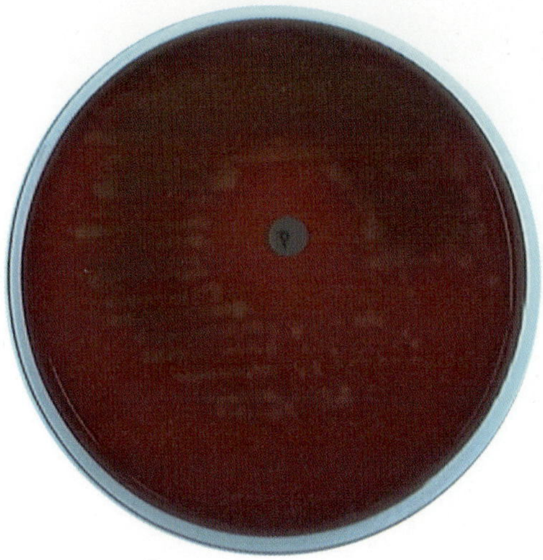

1) Indole 시험
2) Catalase 시험
3) Optochin 시험
4) Inulin 분해시험
5) Capsule swelling 시험

11.
Streptococcus pneumoniae (폐렴알균)은 lancet 모양의 쌍알균으로 α 용혈을 일으키고 optochin에 감수성을 보인다.
답 3)

12. BAP에서 α 용혈을 보이며, catalase 음성, Gram 양성 알균을 감별하기 위한 시험이다. 예상되는 세균은?

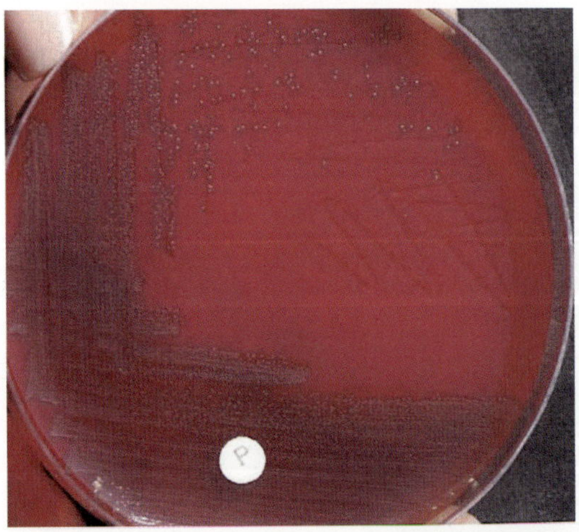

1) *Streptococcus viridans*
2) Group A *Streptococcus*
3) Group B *Streptococcus*
4) *Enterococcus gallinarum*
5) *Streptococcus pneumoniae*

12.
Viridans *Streptococcus*는 optochin에 내성을 보여 *Streptococcus pneumoniae*와 감별된다.
답 1)

13. 사진은 *Enterococcus* 감별에 사용되는 시험이다. 시험법은?

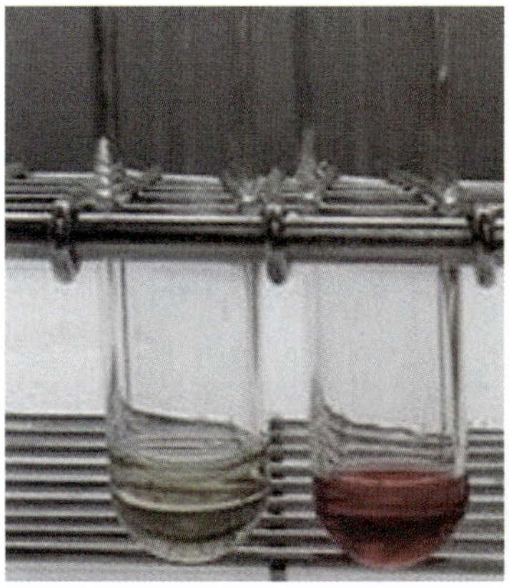

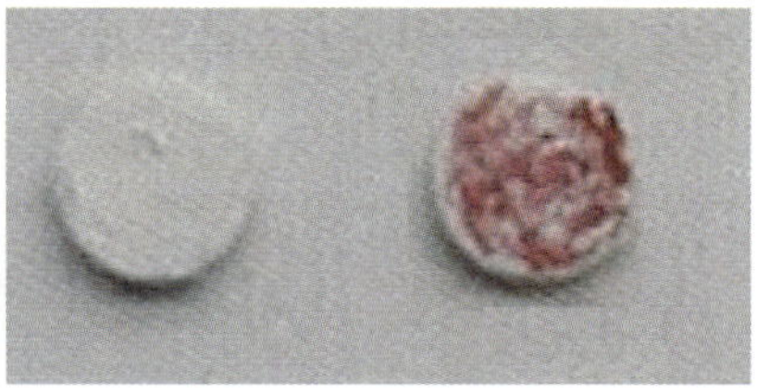

1) PYR 시험
2) Niacin 시험
3) 담즙용해 시험
4) 열저항성 시험
5) Hippurate 가수분해 시험

14. SF 배지 증식능(3번째 시험관), 6.5% NaCl 내성시험(3번째 시험관), bile esculin agar 결과(우측 시험관)로 예상되는 세균은?

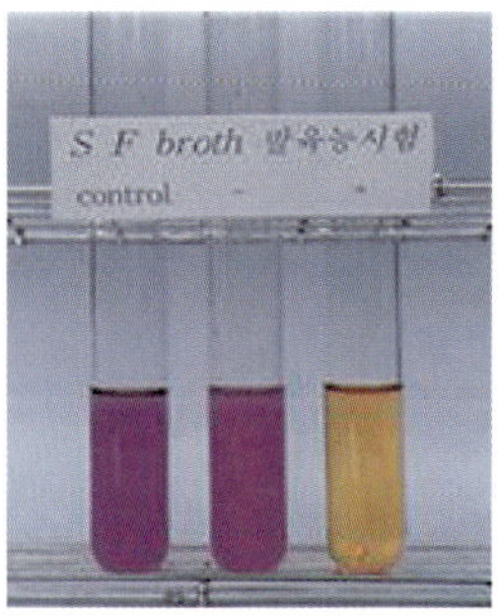

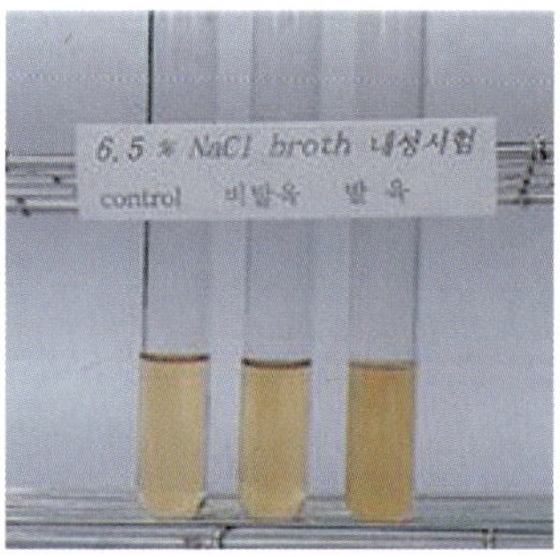

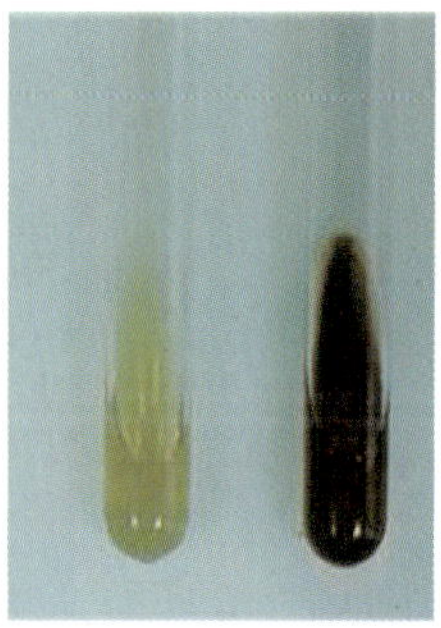

1) *Enterococcus faecalis*
2) group A *Streptococcus*
3) *Streptococcus agalactiae*
4) *Viridans Streptococcus*
5) *Streptococcus pneumoniae*

13.
PYR 시험은 시험관법과 디스크법을 사용하며 양성은 적색이고, 음성은 무색이나 노란색이다.
Enterococcus 와 A군 사슬알균이 양성이다.

답 1)

14.
*Enterococcus faecalis*는 SF 배지에서 증식(노란색)하고, 6.5% NaCl에 내성(혼탁)이며 40% Bile에서 증식하며 esculin을 가수분해하여 흑색이다.

답 1)

15.

*Streptococcus pneumoniae*는 담즙용해시험 양성으로 담즙이나 10% Sod. deoxycholate에 의해 자가용해가 촉진되어 시험관이 투명하게 된다.
*Viridans Streptococcus*는 음성으로 혼탁하기 때문에 *Streptococcus pneumoniae*의 감별에 이용된다.

답 5)

15. 담즙용해 시험한 결과이다. 화살표의 시험관 결과로 예상되는 균은?

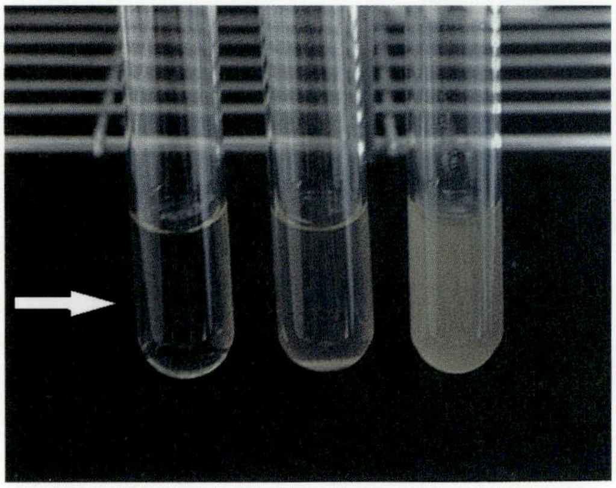

1) *Enterococcus faecalis*
2) Group B *Streptococcus*
3) Group D *Streptococcus*
4) *Viridans Streptococcus*
5) *Streptococcus pneumoniae*

03 *Streptococcus pneumoniae*

01. ***Streptococcus pneumoniae*** **(폐렴알균)이 나타내는 성상은?**

1) 그람음성 쌍알균
2) Optochin에 감수성
3) Quellung 반응 음성
4) 혈액우무배지에서 β 용혈
5) 담즙(bile) 용해시험 음성

02. **Quellung reaction 양성인 것은?**

1) *Vibrio cholerae*
2) *Clostridium tetani*
3) *Staphylococcus aureus*
4) *Listeria monocytogenes*
5) *Streptococcus pneumoniae*

03. **객담을 BAP에 배양했을 때 α 용혈을 일으키고 집락중앙이 함몰되었으며 담즙에 용해되는 특징을 보이는 세균은?**

1) *Enterococcus*
2) *Pseudomonas aeroginosa*
3) *Streptococcus pneumoniae*
4) *Viridans streptococcus*
5) *Streptococcus pyogenes*

04. ***Streptococcus pneumoniae*****의 전형적인 배양 특성은?**

1) 산소성
2) γ-용혈성
3) 담즙 내성
4) Optochin 존재에서 증식
5) 집락이 오래되면 집락 중앙부 함몰

05. ***Streptococcus mutans*** **배양 특성과 질병은?**

1) γ 용혈성-충치
2) 무산소성-수막염
3) 무산소성-골수염
4) 무산소성-농가진
5) β 용혈성-봉와직염

01.
폐렴알균은 lancet형 그람양성 쌍알균이며 협막을 가지고 있다.
Optochin (ethylhydrocupreine)에 폐렴알균은 감수성으로 성장이 억제된다.
협막팽화시험(Neufeld Quellung)에서 협막이 팽창되고 담즙, Sod. deoxycholate에 의해 용해된다.

답 2)

02.
임상에서 분리된 *Streptococcus pneumoniae* 균주는 협막을 생성하는 경우가 자주 있기 때문에 협막팽화시험(Quellung reaction)에서 협막이 팽창되는 것을 확인할 수 있다.

답 5)

03.
*Streptococcus pneumoniae*는 α용혈을 일으키고, 24~48시간이 지나면 자가용해 되어 집락중앙이 함몰되는 현상을 보인다. Optochin 감수성, 담즙에 의해 용해된다.

답 3)

04.
*Streptococcus pneumoniae*의 특성은 혈액한천배지에서 α-용혈성이며, 자가융해 효소에 의해 집락이 오래되면 중앙부가 함몰되고, 담즙에서는 융해 작용이 더욱 가속화된다. ***Streptococcus pneumoniae***는 optochin에 감수성이 있다.

답 5)

05.
*Streptococcus mutans*는 혈액우무배지에서 γ-용혈을 일으키며 구강 내 상주하나 때로는 치아에 충치를 발생시키기도 한다.

답 1)

06. Optochin 디스크에 발육이 억제되는 세균은?

1) *Viridans streptococcus*
2) Group B *Streptococcus*
3) Group D *Streptococcus*
4) *Streptococcus pyogenes*
5) *Streptococcus pneumoniae*

07. Ethylhydrocupreine hydrochloride를 함유한 disc를 사용하는 목적은?

1) *Enterococcus*의 집락 특성 관찰
2) *Streptococcus*와 *Staphylococcus*의 감별
3) Group A *Streptococcus*와 group B의 감별
4) Group D *Streptococcus*와 *Enterococcus*의 감별
5) Streptococcus *pneumoniae*와 Viridans *streptococcus*의 감별

08. *Streptococcus pneumoniae*와 α-용혈성 사슬알균의 감별시험으로 옳은 것은?

1) 용혈성
2) 그람염색
3) 담즙 용해능
4) Catalase 시험
5) Bacitracin 감수성

09. *Streptococcus pneumoniae*에 특이 면역혈청을 가하면 capsule이 팽창되는 반응은?

1) Freud 반응
2) Pfeiffer 현상
3) Neufeld 반응
4) Cross-reaction
5) Weil-Felix 반응

06.
*Streptococcus pneumoniae*는 optochin에 감수성으로 발육이 억제된다.

답 5)

09.
Ethyhydrocupreine HCl의 disc는 *Streptococcus pneumoniae*와 *Viridans streptococcus*의 구별을 위한 Optochin 감수성 시험에 사용한다. 폐렴알균으로 추정하려면 적어도 억제대의 직경이 14~16 mm 이상이어야 한다.

답 5)

11.
폐렴알균은 세포벽에 peptidoglycan의 alanine muramic acid 사이에 결합을 파괴하는 자가 분해성 amidase를 생성하고 담즙이나 담즙염 같은 표면 활성제에 의하여 활성화되어 결과적으로 균체를 파괴한다.

답 3)

12.
협막팽화시험은 신선한 검체나 배양균에 협막 항원에 대한 특이 항혈청과 methylene blue를 가하고 10분 정도 방치한 후 현미경으로 관찰하면 협막이 팽창되는 것을 확인할 수 있다.

답 3)

10. *Streptococcus pneumoniae*의 최종 동정법으로 옳은 시험은?

1) PYR
2) Catalase
3) Coagulase
4) 6.5% 식염내성
5) 혈청학적 검사(Neufeld Quellung 반응)

11. *Streptococcus pneumoniae*와 다른 *α-hemolytic streptococcus* 감별 시험으로 옳은 것은?

1) PYR
2) Catalase 양성
3) 6.5% 식염내성
4) Optochin 감수성
5) Bile esculin 시험

13.
Neufeld Quellung(협막팽화시험) 반응은 폐렴알균 최종 동정을 위한 방법일 뿐 아니라 형도 확인할 수 있다.

답 5)

14.
Pneumococcus (*Streptococcus pneumoniae*)와 다른 α-hemolytic *Streptococcus*는 그람염색에 의한 관찰에는 종종 혼돈된다. *Pneumococcus*는 일반적으로 bile-soluble, optochin 감수성, 마우스에 병독성을 나타낸다.
α용혈 *Streptococcus*와 *Pneumococcus*는 catalase에 음성이고, 혈액우무배지에서 α-용혈성을 나타내는 공통점이 있다.

답 4)

04 *Neisseria*와 *Moraxella*

01. *Neisseria* 속의 일반적인 성상은?

1) 탄수화물 산화
2) 무산소성 증식
3) Oxidase 음성
4) CO_2 조건 불필요
5) 보통우무배지에서 발육

02. *Neisseria meningitidis*의 특징은?

1) 조건무산소성
2) Glucose, Lactose 분해
3) Glucose, Maltose 분해
4) 그람양성 세포내 쌍알균
5) Glucose, Maltose, Sucrose 분해

03. *Neisseria gonorrhoeae*에 대한 설명으로 옳은 것은?

1) Oxidase 음성
2) Catalase 음성
3) 신장 모양의 쌍알균
4) Sucrose 분해–산 생성
5) Maltose 분해–산 생성

04. *Neisseria gonorrhoeae*의 성상으로 옳은 것은?

1) Sucrose 분해
2) 그람양성 쌍알균
3) Oxidase 시험 음성
4) Glucose, Maltose 분해
5) Glucose 분해, Maltose 비분해

01.
Neisseria 종들은 모두 catalase와 oxidase 양성이다. 산소성이며 영양요구도가 크고 호이산화탄소성으로 3~10% CO_2와 습기가 많아야 증식이 잘 된다.
답 1)

02.
CO_2 첨가를 필요로 하는 *Neisseria meningitidis*는 그람음성 쌍알균이고, Glucose와 Maltose를 분해하며 Sucrose는 분해하지 않는다.
N. meningitidis : oxidase (+), glucose (+), maltose (+)
N. gonorrhoeae : oxidase (+), glucose (+), maltose (–)
답 3)

03.
사람에만 병원성이 있는 *N. gonorrhoeae*는 Glucose를 분해하여 산을 생성하며 catalase 양성, oxidase 양성이고, 그람음성, 신장 모양의 쌍알균이다.
N. gonorrhoeae : oxidase (+), glucose (+), maltose (–)
N. meningitidis : oxidase (+), glucose (+), maltose (+)
답 3)

04.
*Neisseria gonorrhoeae*은 그람음성 쌍알균, oxidase 시험 양성, 포도당(glucose)만 분해한다.
답 5)

05. 요도의 농 검체에서 관찰된 그람음성 쌍알균 분리를 위한 선택배지는?

1) BAP
2) MTM 배지
3) Chocolate agar
4) MacConkey 배지
5) Mannitol salt agar

06. *Neisseria* 속의 공통점은?

1) Glucose 발효
2) Catalase 음성
3) Oxidase 양성
4) Maltose를 분해
5) Gram 양성 쌍알균

07. 임상 검체의 직접 그람염색 진단만으로 예상이 가능한 것은?

1) 이질
2) 임질
3) 폐결핵
4) 가스 괴저
5) 살모넬라증

08. 병원 응급실에 5세 어린이가 40℃의 고열로 응급실에 내원하였다. 척수액 천자 검체는 혼탁하였으며 그람염색 결과 많은 다형핵 백혈구와 그람음성 쌍알균이 관찰되었다. 예상되는 세균은?

1) *Neisseria meningitidis*
2) *Klebsiella pneumoniae*
3) *Haemophilus influenzae*
4) *Streptococcus pneumoniae*
5) *Mycobacterium tuberculosis*

05.
Chocolate 배지나 선택배지로 MTM 배지에서 증식하며, *Neisseria* 속의 당분해 반응을 보기 위해서는 CTA 배지를 사용한다.
또한 PPNG (penicillinase producing Neisseria gonorrhoeae)는 penicillin에 내성인 임균을 의미한다.

답 2)

06.
*Neisseria*속은 포도당을 분해하지만 Maltose 분해능은 종(species)에 따라 반응이 다르다.
N. gonorrhoeae : oxidase (+), catalase (+), glucose (+), maltose (−)
N. meningitidis : oxidase (+), catalase (+), glucose (+), maltose (+)

답 3)

07.
다핵형 백혈구와 세포 내 그람음성 쌍알균을 발견함으로써 임질의 진단이 가능하다.

답 2)

08.

답 1)

09. 요도분비물 검체를 그람염색하였더니 백혈구 내에 쌍알균이 검출되었다. 예상되는 세균은?

1) *Neisseria gonorrhoeae*
2) *Staphylococcus aureus*
3) *Haemophilus influenzae*
4) *Pseudomonas aeruginosa*
5) *Mycobacterium tuberculosis*

09.
*N. gonorrhoeae*는 요도, 질 분비물의 농 검체에서 관찰되는 병원성 세균으로 그람음성 쌍알균으로 다수의 다핵형 백혈구와 세포 내에서 관찰되며 임질을 유발한다.

답 1)

10. *N. meningitidis* 당분해시험 배지와 분해하는 당은?

1) CTA−Glucose
2) CTA−Maltose, Lactose
3) CTA−Glucose, Maltose
4) OF−Glucose, Maltose, Lactose
5) OF−Glucose, Maltose, Sucrose

10.
*N. meningitidis*는 Glucose와 Maltose를 분해하며 산을 생성한다. *N. meningitidis* 당분해 시험은 CTA (cystine trypticase agar) 기초배지에 각각의 당을 1% 되게 넣어 만든 배지를 사용한다. 적색의 배지가 당분해로 산을 생성하면 황색이 된다.

답 3)

11. 그람음성 쌍알균의 탄수화물 분해 패턴이다. B 균주는 어떤 세균인가?

균주	Glucose	Maltose	Sucrose
A	+	+	−
B	+	−	−
C	−	−	−

1) *Neisseria sicca*
2) *Neisseria flavescens*
3) *Neisseria gonorrhoeae*
4) *Neisseria meningitidis*
5) *Moraxella (Branhamella) catarrhalis*

11.
병독성 *Neisseria* (*N. meningitidis*, *N. gonorrhoeae*)는 보통우무배지에서는 성장하지 못하고, 10% CO_2 조건하에서 혈액이 첨가된 배지에서 잘 자란다. *N. meningitidis*는 Glucose와 Maltose를 분해하여 산을 만드는 반면, *N. gonorrhoeae*는 Glucose만 분해한다. C 균주는 M (*Branhamella*) *catarrhalis*나 *N. flavescens*이다.
*N. sicca*는 Glucose, Maltose, Sucrose를 분해하여 산을 만든다.

답 3)

12. 임균성 감염의 대부분은 생식기계에서 발생하지만 이 세균들이 다른 곳에서는 어떤 질환을 일으킬 수 있는가?

1) 매독
2) 골수염
3) 가스 괴저
4) 연성하감
5) 신생아 결막염

12.
*Neisseria gonorrhoeae*는 혈액, 활액, 눈과 다른 검체들로부터 분리될 수 있다. 임균에 감염된 임산부가 분만 시 신생아에게 감염되어 신생아 결막염을 일으킬 수 있다.

답 5)

13. 오염된 검체로부터 *Neisseria gonorrhoeae*의 분리를 위한 선택배지는?

1) CIN 배지
2) BAP 배지
3) Chocolate 배지
4) Hugh−Leifson 배지
5) Thayer−Martin 배지

13.
Thayer−Martin은 임상 검체들로부터 *Neisseria gonorrhoeae*의 분리를 위한 선택배지이다.

답 5)

14. 세균성 수막염 환자의 뇌척수액에서 발견되는 특징적인 세포는?

1) 림파구
2) 단핵백혈구
3) 호산성 백혈구
4) 다형핵 백혈구
5) 호염기성 백혈구

14.
*M. tuberculosis*에 의한 것과는 달리 세균성 수막염에서 세포성 반응은 우세적으로 다형핵 백혈구이다.

답 4)

15. 혼탁한 척수액에서 다량의 다형핵세포(PMN)가 보일 때 병원균의 동정에 적합한 배지와 배양조건은?

1) BAP, 무산소성 배양
2) BAP, EMB 배지, 산소성 배양
3) Chocolate 배지, 5~10% CO_2 배양
4) BAP, MacConkey 배지, 무산소성 배양
5) BAP, Thioglycollate broth, 산소성 배양

15.
초콜릿우무배지는 모든 척수액 병원체들의 증식을 도와주고 brain heart infusion broth는 모든 세균의 증균 목적을 위한 액체배지로 좋다.

답 3)

16. *Neisseria gonorrhoeae* 동정에 사용되는 vancomycin, colistin과 nystatin은 무엇을 위해서 배지에 첨가되는가?

1) 오염균 발육 억제
2) Catalase 민감성 증가
3) Chocolate 배지의 성분
4) Oxidase 시험의 민감성 증가
5) *N. gonorrhoeae*의 증식 향상

16.
Thayer-Martin 배지에 포함된 vancomycin은 그람양성균을, colistin은 그람음성균을 nystatin은 진균의 발육을 억제함으로써 *N. gonorrhoeae*와 *N. meningitidis*를 선택적으로 배양하기 위한 것이다.

답 1)

17. 뇌척수액을 접종하여 MTM 배지에서 자란 그람음성 쌍알균 동정에 적합한 시험 결과는?

1) Oxidase 시험 양성–Glucose, Lactose 발효
2) Oxidase 시험 음성–Glucose, Lactose 산화
3) Oxidase 시험 양성–Glucose, Maltose 발효
4) Oxidase 시험 양성–Glucose, Maltose 산화
5) Oxidase 시험 음성–Glucose, Maltose 산화

17.
*Neisseria meningitidis*는 oxidase 시험(산화효소시험) 양성, glucose (포도당), maltose(맥아당)을 분해하여 산을 생성한다.

답 4)

18. *Moraxella catarrhalis*와 *Neisseria* 속 감별 시험으로 옳은 것은?

1) DNase 시험
2) Gram 염색성
3) Oxidase 시험
4) Catalase 시험
5) β–lactamase 시험

18.
*Neisseria*와 *Moraxella*는 그람음성 쌍알균, catalase와 oxidase 양성인 공통점이 있으나 DNase는 *Moraxella*만 양성이다.

답 1)

Neisseria 와 *Moraxella* 실기문제

01. 자궁경부 분비물을 염색한 결과이다. Gram 염색 성상은?

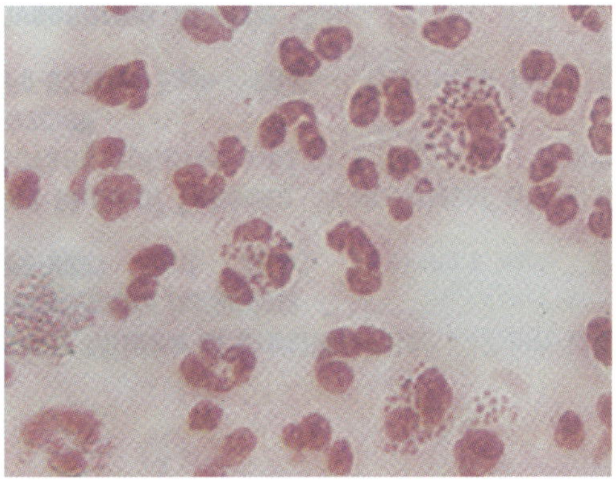

1) Gram positive cocci in chain
2) Gram negative bacilli in cluster
3) Gram positive dipplococci in chain
4) Gram positive Lancet form diplococci
5) Gram negative-intracellular, kidney form, diplococci

02. TM 배지에서 자란 집락 위에 1% tetramethyl-p-phenylenediamine dihydrochloride로 시약을 떨어뜨린 결과이다. 시험법과 양성 색깔은?

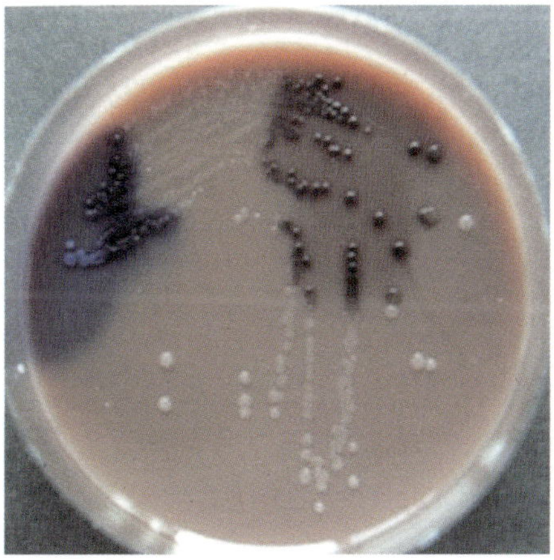

1) PYR 시험-red
2) Esculin-black
3) DNase 시험-blue
4) 담즙용해 시험-red
5) Oxidase 시험-blue

01.
요도, 질, 자궁경부 분비물 검체를 그람 염색한 경우 임균은 많은 다핵형 백혈구와 세포 내·외 그람음성 쌍알균을 보인다.

답 5)

02.
Oxidase 시험에 사용하는 시약으로 1% dimethyl-p-phenylenediamine hydrochloride를 떨어뜨리는 경우 양성이면 흑색이고, 1% tetramethyl-p-phenylenediaminedihydrochloride 수용액을 사용했을 때 짙은 청색이면 양성이다.

답 5)

임상세균학

03. CTA 배지에서 당분해 시험한 결과이다. 예상되는 세균은?

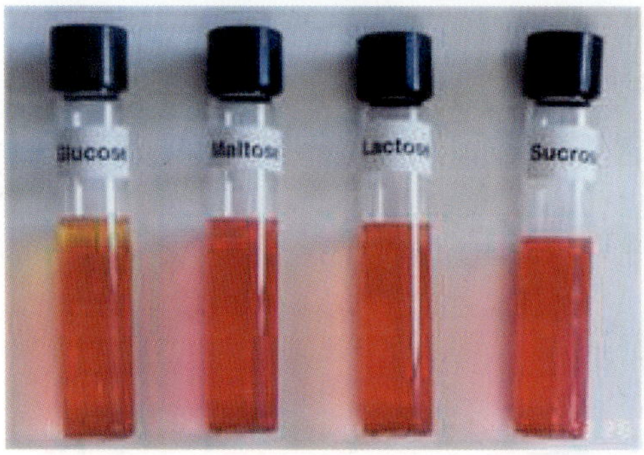

1) *Serratia marcescens*
2) *Moraxella catarrhalis*
3) *Neisseria meningitidis*
4) *Neisseria gonorrhoeae*
5) *Listeria monocytogenes*

04. CTA 당분해시험 결과이다. 예상되는 세균은?

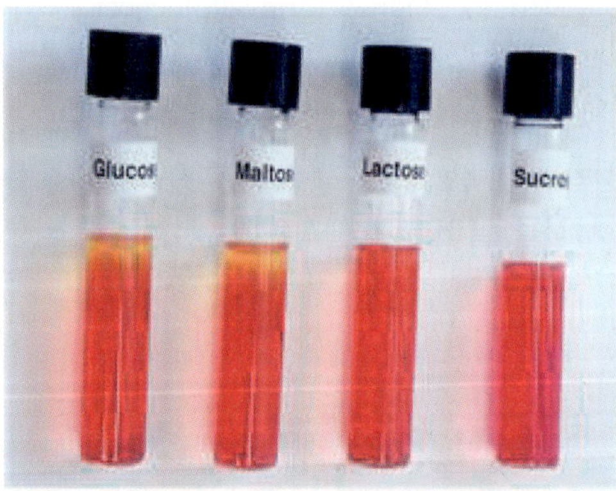

1) *Serratia marcescens*
2) *Moraxella catarrhalis*
3) *Neisseria meningitidis*
4) *Neisseria gonorrhoeae*
5) *Listeria monocytogenes*

03.
*Neisseria gonorrhoeae*는 CTA 배지에서 Glucose만 분해한다.
N. gonorrhoeae : oxidase (+), catalase (+), glucose (+), maltose (−)
N. meningitidis : oxidase (+), catalase (+), glucose (+), maltose (+)
답 4)

04.
Neisseria meningitidis (수막알균)은 Glucose와 Maltose를 분해한다.
N. gonorrhoeae : oxidase (+), catalase (+), glucose (+), maltose (−)
N. meningitidis : oxidase (+), catalase (+), glucose (+), maltose (+)
답 3)

05. β-lactamase 생성 시험으로 오른쪽은 양성 반응을 보인 것이다. 시험법은?

1) Tube법
2) 미량희석법
3) Cefinase법
4) Phenol red법
5) Iodine-starch법

05.
색소법(chromogenic cephalosporin법, cefinase법)은 β-lactamase 검출 시험으로 적색이면 양성이고, PPNG (penicillinase producing *N. gonorrhoeae*)를 의미한다.

답 3)

06. Chocolate agar에서 35℃/48hrs, 5% CO_2 배양한 것이다. 그람음성 쌍알균, oxidase와 glucose는 양성이지만 운동성, lactose, maltose는 음성이었다. 예상되는 세균은?

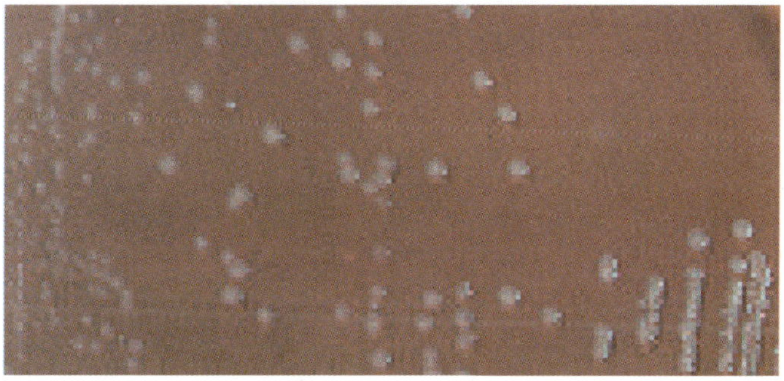

1) *Neisseria lactamica*
2) *Moraxella catarrhalis*
3) *Neisseria meningitidis*
4) *Neisseria gonorrhoeae*
5) *Listeria monocytogenes*

06.
*Neisseria gonorrhoeae*는 증식에 CO_2를 요구하며 glucose를 분해하고 oxidase 양성이다.

답 4)

05 Bacillus

01.
*Bacillus anthracis*는 그람양성 막대균이며 운동성이 없고 조건무산소성으로 아포 형성균이다.

답 4)

02.
*Bacillus*속은 산소성 또는 조건무산성이며, 아포형성, 그람양성 막대균으로 *Bacillus anthracis*는 탄저병을 *Bacilluscereus*는 식중독을 일으키는 병원성 세균이다.

답 2)

03.
*Bacillus anthracis*에 의한 감염은 가끔 양털을 다루는 사람, 여러 동물의 가죽과 소 기르는 사람들과 관련이 있다. 드물게 아포를 흡입하여 생기는 폐탄저는 치명률이 높고 양털 고르는 사람의 병이라 하여 Wool-sorter's disease라 한다. 아포는 내열성이며, 고압증기멸균으로 아포형성 균을 사멸시킬 수 있다.

답 5)

04.

답 3)

01. *Bacillus anthracis*의 설명으로 옳은 것은?

1) 그람음성 막대균
2) 주모성 편모로 운동성
3) 보통우무배지에 비발육
4) 무모균이며 아포를 형성
5) 혈액우무배지에서 완전용혈

02. *Bacillus* 균속에 대한 설명으로 옳은 것은?

1) 무산소성
2) 아포를 형성
3) 그람음성 막대균
4) 대부분의 균종이 보통우무배지에서 비발육
5) 탄저균은 병원성이 없으며 피부의 정상균무리

03. *Bacillus anthracis*에 대한 설명으로 옳은 것은?

1) Catalase 음성
2) 무산소성 막대균
3) 식중독의 원인균
4) 열에 민감성을 가지는 아포를 형성
5) 양털을 고르는 사람의 병(Wool-sorter's disease)의 원인

04. 그람양성 막대균으로 아포를 형성하며 혈액우무배지에서 메두사 머리모양의 집락을 보이며 진주시험 양성이다. 추정되는 균은?

1) *Bacillus subtilis*
2) *Proteus mirabilis*
3) *Bacillus anthracis*
4) *Streptococcus pneumoniae*
5) *Corynebacterium diphtheriae*

05. 혈액우무배지에서 메두사 머리(medusa head) 모양의 집락을 형성하는 세균은?

1) *Bacillus subtilis*
2) *Proteus mirabilis*
3) *Bacillus anthracis*
4) *Clostridium botulinum*
5) *Clostridium perfringens*

05.
B. anthracis 분리배양에는 주로 혈액우무배지를 사용하는데, 24시간 35℃에 배양하면 탄저균은 4~5 mm의 납작하고 불규칙한 물결 모양의 집락을 형성한다. 집락의 가장자리에서는 400×로 관찰하면 축모 또는 곱슬머리(Medusa-head) 모양의 회색 집락을 갖는다.

답 3)

06. *Bacillus* spp.의 성상에 관하여 옳은 것은?

1) *Bacillus anthracis*는 catalase 음성이다.
2) *Bacillus anthracis*와 *Bacillus cereus*는 운동성이 있다.
3) 병원성 *Bacillus* 균종은 lecithinase 양성의 결과를 나타낸다.
4) 혈액우무배지에서 *Bacillus cereus*는 주로 비용혈성 집락을 형성한다.
5) 혈액우무배지에서 *Bacillus anthracis*는 주로 β-용혈성 집락을 형성한다.

06.
*Bacillus subtilis*는 혈액우무배지에서 완전용혈을 보이며, 집락은 거칠며, *Bacillus anthracis*균과 흡사하다. 병원성인 *Bacillus anthracis*와 *Bacillus cereus*은 난황반응(lecithinase) 양성이며, 비병원성인 *Bacillus subtilis*는 lecithinase 음성이다.

답 3)

07. *Bacillus anthracis*와 *Bacillus cereus*의 감별시험으로 옳은 것은?

1) *Bacillus cereus*는 협막 형성
2) *Bacillus anthracis*는 완전용혈
3) *Bacillus cereus*는 lecithinase 음성
4) *Bacillus anthracis*는 운동성이 음성
5) *Bacillus anthracis*는 Pearl 시험이 음성

07.
*Bacillus anthracis*는 편모를 가지지 않아서 운동성이 음성이지만, *B. cereus*는 운동성을 보인다.

답 4)

08. 산소성 그람양성 막대균 중 아포형성과 운동성 음성, 비용혈성을 나타내는 균종은?

1) *Bacillus cereus*
2) *Bacillus subtilis*
3) *Bacillus pumilus*
4) *Bacillus mycoides*
5) *Bacillus anthracis*

08.
*Bacillus anthracis*는 비용혈성, 운동성 음성이며 동물로부터 유래된 균에서만 협막을 형성한다.

답 5)

Bacillus 실기문제

01. 식중독의 원균으로 아래와 같은 그람염색 결과(위, X1,000)와 혈액우무배지에서 자란 결과(아래)이다. 예상되는 세균은?

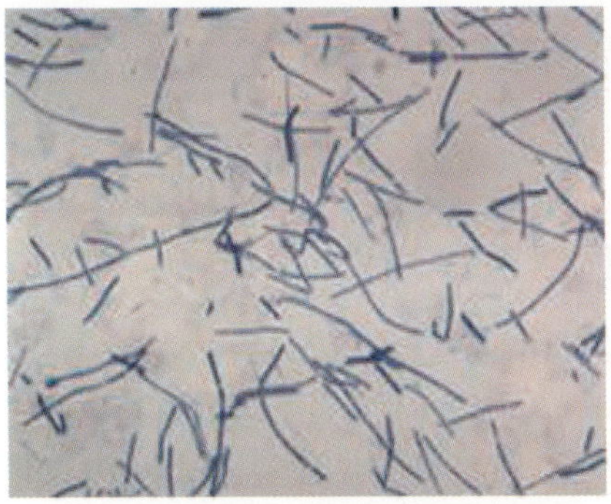

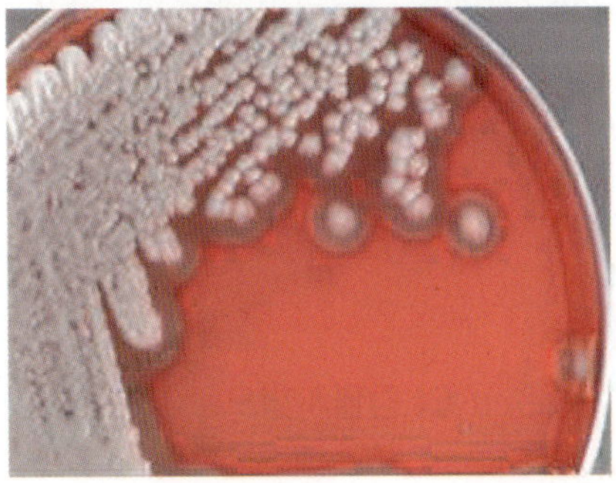

1) *Bacillus subtilis*
2) *Bacillus cereus*
3) *Lactobacillus species*
4) *Listeria monocytogenes*
5) *Corynebacterium diphtheriae*

01.
*B. subtilis*도 아포를 형성하나 주로 토양에 서식하고 병원균으로 중요한 의미를 가지는 것은 *B. anthracis*로 발육조건과 환경이 나쁘면 균체 중앙에 아포를 형성하며 혈액우무배지에서는 비용혈을 보인다. *Bacillus cereus*는 중앙성의 아포를 가지며 혈액우무배지에서는 β-용혈을 보인다.

답 2)

06 *Corynebacterium*

01. *Corynebacterium diphtheriae*의 성상으로 옳은 것은?

1) 협막 형성
2) 운동성이 있다.
3) 아포를 형성한다.
4) Catalase 음성이다.
5) 이염소체를 가진다.

01.
*Corynebacterium diphtheriae*의 그람 염색은 곤봉체 모양을 한 다형태의 그람 양성 막대균이다. 염색표본에서는 울타리 모양으로 배열되거나 각 세균이 세포 사이 배열이 불규칙하게 배열되어 있는 다형태성인 것이 특징이다. 염색성이 다른 분절상 혹은 과립인 이염소체를 가지고 있다.

답 5)

02. 이염소체를 형성하고, catalase, oxidase 양성인 그람양성 막대균은?

1) *Bacillus anthracis*
2) *Neisseria meningitidis*
3) *Listeria monocytogenes*
4) *Streptococcus pyogenes*
5) *Corynebacterium diphtheriae*

02.
*Corynebacterium diphtheriae*는 이염소체를 가지며, catalase, oxidase 양성 및 Elek 독소-항체 침강시험이 최종동정 시험법이다.

답 5)

03. 특징적인 이염소체(metachromatic granule)를 가지는 세균은?

1) *Bacillus subtilis*
2) *Actinomyces israelii*
3) *Yersinia enterocolitica*
4) *Mycobacterium tuberculosis*
5) *Corynebacterium diphtheriae*

03.

답 5)

04. *Corynebacterium diphtheriae*의 최종 동정은?

1) 이염소체 유무
2) 독소 보유 여부 검사
3) 형태학적특징 V, W, Y 모양
4) Loeffler serum media 증식유무
5) Potassium tellurite 배지(CTBA 등) 집락 특성

04.
*C. diphtheriae*는 이염소체를 가지며, catalase, oxidase 양성 및 Elek 독소-항체 침강시험이 최종 동정시험법이다.

답 2)

05. *Corynebacterium diphtheriae*의 병원성에 대한 설명으로 옳은 것은?

1) 인두의 정상 균무리의 일부이다.
2) 대부분의 항생물질에 저항력을 가진다.
3) 감염된 환자의 혈액에서 주로 분리된다.
4) 내장에 흡수되는 enterotoxin(장독소)을 생성한다.
5) 숙주 세포의 단백질 합성을 저해하는 외독소를 생성한다.

05.
*Corynebacterium diphtheriae*에 의해 유발되는 질병인 디프테리아는 위막 형성과 임파선증과 연관된 인두염으로 시작된다. 성장하는 세균은 점막에서 흡수되고 간, 신장, 심장에 손상을 입히는 잠재적인 외독소를 생성한다. Polypeptide 독소는 숙주세포 단백질 합성을 저해한다. *C. diphtheriae*가 피부에 감염될지라도 혈관의 침입은 아주 드물며 깊은 조직에는 결코 활발하게 침입할 수 없다.
답 5)

06. Tinsdale 배지에 발육한 *Corynebacterium diphtheriae* 집락의 색은?

1) 백색
2) 녹색
3) 황색
4) 녹색환을 한 청색
5) 갈색환을 한 흑색

06.
*Corynebacterium diphtheriae*는 Pottasium tellulite 환원능이 있으며, 선택배지인 Tinsdale배지와 CTBA 배지에서 갈색환을 한 흑색 집락을 형성한다.
답 5)

07. Schick 시험은 무엇을 보기 위해 사용되는 피부검사인가?

1) 폐렴의 면역
2) 성홍열 진단
3) 성홍열의 면역
4) 파상풍의 면역
5) 디프테리아 면역

07.
Shick test는 디프테리아의 면역검사로 0.001 unit의 표준 검사용 변성 독소를 피부 내 주사하여 발적의 지름이 10 mm 이상이면 양성 반응으로 이는 면역력을 획득하고 있음을 의미하므로, 예방접종이 필요없다.
답 5)

08. *Corynebacterium diphtheriae*의 독소 생성 균주는 어떤 시험으로 동정될 수 있는가?

1) Dick 반응
2) Shick 반응
3) Nagler 반응
4) Elek 침강반응
5) 특이항체에서의 응집

08.
독소와 항독소의 결합에 의해 형성된 침강대는 Elek test의 원리이다. Elek method는 독소·항독소 침강반응으로 기초배지는 Protease peptone agar을 이용한다. Antitoxin(항독소)을 여과지에 흡수시킨 후 그 위에 배지를 분주하여, 배지 위에 의심균을 수직으로 접종, 37℃에서 48시간 배양한다. 결과는 독소 생성 균주는 45도의 백색 침강선이 생성된다.
답 4)

09. 이염소체 관찰에 적합한 배지는?

1) Chocolate agar
2) Blood agar plate
3) Tinsdale medium
4) Loeffler serum media
5) CTBA (Cystein tellurite blood agar)

09.
이염소체들은 Loeffler's 혈청배지에서 생성이 촉진된다.
답 4)

Corynebacterium 실기문제

01. *Corynebacterium diphtheriae*의 이염소체를 잘 관찰할 수 있는 좋은 배지는?

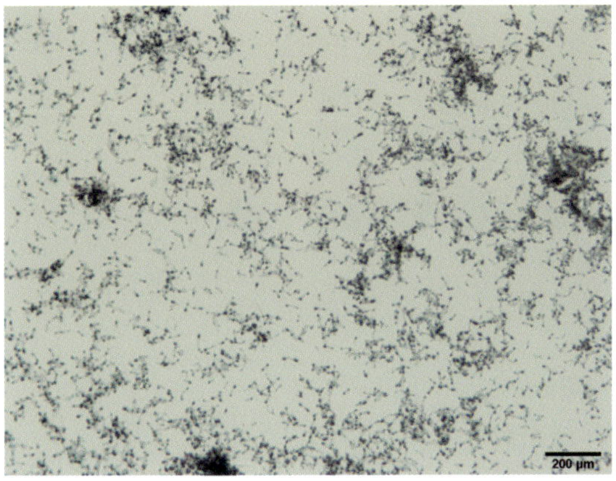

1) Tellurite agar
2) Tinsdale agar
3) Chocolate agar
4) Loeffler Serum media
5) Lowenstein Jensen medium

02. Potassium tellurite를 환원하여 흑색 집락이 관찰되었다면 예상되는 세균은?

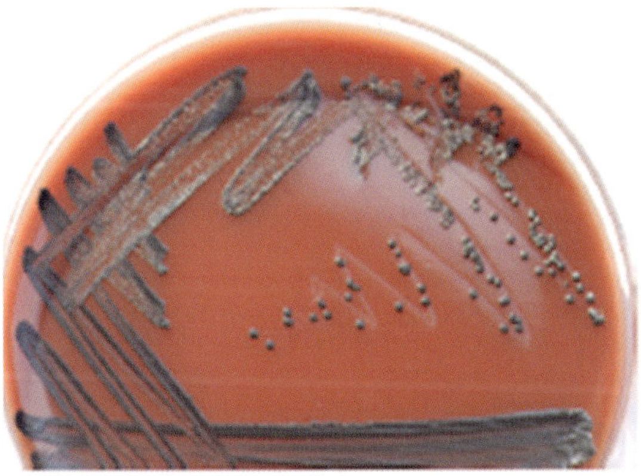

1) *Listeria monocytogenes*
2) *Staphylococcus epidermidis*
3) *Mycobacterium tuberculosis*
4) *Erysipelothrix rhusiopathiae*
5) *Corynebacterium diphtheriae*

01.
이염소체 염색법에는 Albert법과 Lӧeffler methylene blue염색법이 있다. Albert 염색법에서 이염소체는 진청색, 세포질은 연녹색을 띤다. 디프테리아균은 곤봉형 형태의 막대균으로 불규칙한 배열을 하며 Loeffler Serum 배지는 이염색 과립을 보기 위한 배지로 혈청이 들어 있어 단백분해효소의 활성도 알 수 있다.

답 4)

02.
디프테리아균은 Potassium tellurite가 함유되어 있는 CTBA나 Tinsdale 배지에서 tellurite를 환원하고 검은색 집락을 형성한다.

답 5)

03.
디프테리아균의 외독소는 심장과 말초신경의 손상을 일으키는 특징이 있다. 최종 동정은 Eleck 침강법으로 독소를 가진 디프테리아인지를 감별한다.

답 5)

03. *Corynebacterium diphtheriae*를 최종 동정하기 위한 시험 중 한 가지이다. 어떤 검사인가?

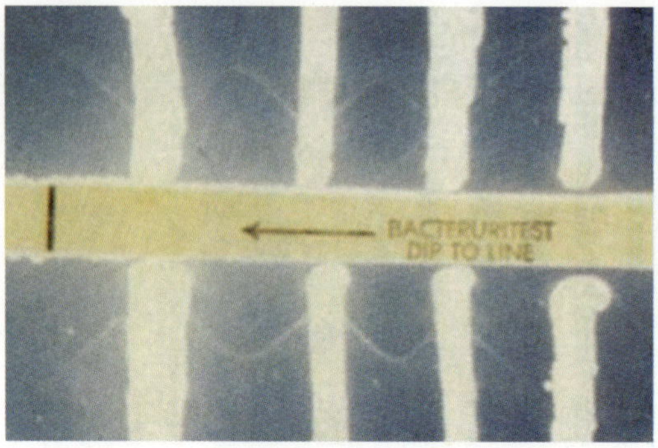

1) 항체생성시험
2) 전분분해시험
3) Lipase 생성시험
4) Gelatin 가수분해시험
5) 독소-항체 면역복합체 침강시험

07 *Listeria*와 *Erysipelothrix*

01. *Listeria monocytogenes*의 설명 중 옳은 것은?

1) 42℃에서 운동성
2) 실온에서 비운동성
3) 실온과 35℃에서 운동성
4) 그람음성 짧은 막대균이며 집락들이 투명
5) 실온에서 운동성이며 담즙 esculin 반응이 양성

01.
*L. monocytogenes*는 반고체배지에서 우산 모양을 형성한다.
액체 배양으로 실온에서 2시간 배양하면 혼탁한 운동성을 보이고 급속한 담즙 esculin 반응 양성을 나타내는 것은 *Listeria* 진단시험이다.

답 5)

02. *Listeria monocytogenes*의 특징에 대하여 옳은 것은?

1) 아포 형성, 그람양성 막대균이다.
2) CO_2 배양에서 발육이 잘 안 된다.
3) 혈액우무배지에서는 부분용혈을 보인다.
4) 뇌수막염, 유산, 사산, 심내막염 등을 일으킨다.
5) Oxidase 양성이며 탄수화물을 산화적으로 분해한다.

02.
*Listeria monocytogenes*는 그람양성 무아포 형성 막대균으로 BAP에서 좁은 β-용혈을 일으키며 catalase 양성, oxidase 음성이다. 실온에서 운동성이 양성이며, esculin 양성, sod. hippurate 양성, CAMP test 양성 반응을 보인다. *L. monocytogenes*는 신생아에게 패혈증, 뇌수막염의 원인균이 될 수 있으며, 임신부에게는 태아감염을 일으켜 유산, 사산, 조기분만을 초래할 수 있는 병원성이 있다. 단, 우리나라는 식품위생법에서 유제품을 반드시 UHT 멸균을 하여 생산하도록 하므로, *L. monocytogenes* 감염 위험 자체가 극도록 낮다.

답 4)

03. 유단독을 일으키는 세균은?

1) *Kurthia bessonii*
2) *Klebsiella pneumoniae*
3) *Streptococcus pyogenes*
4) *Listeria monocytogenes*
5) *Erysipelothrix rhusiopathiae*

03.
*Erysipelothrix rhusiopathiae*의 생화학적 특징은 catalase 음성, oxidase 음성, indole 음성, 아포도 없으며, 운동성도 없다. 그러나 glucose, lactose를 분해한다. 특징적인 것이 TSI에서 배지 밑 부분에 H_2S를 형성한다.

답 5)

04. *Listeria monocytogenes*의 감염에 대한 빈번한 감염원은?

1) 가축
2) 토양
3) 보균자
4) 진드기
5) 야채나 우유

04.
근래의 *Listeria*감염은 세균으로 오염된 가공식품, 우유제품, 육류, 야채, 어패류의 섭취로 인해 일어난다. *Listeria monocytogenes*에 오염된 식품 섭취로 인한 식중독 발생건수가 증가하고 있으며 집단식중독의 발생도 빈번하다.

답 5)

05. *Listeria monocytogenes*의 설명으로 옳은 것은?

1) H_2S 양성
2) 불완전 용혈
3) 실온에서 운동성
4) Bile esculin 음성
5) 아포 형성 그람양성 막대균

06. *Listeria monocytogenes*가 *Corynebacterium* spp.와 다른 점으로 *Listeria*는?

1) Catalase 양성
2) 그람양성 막대균
3) 실온에서 운동성
4) Glucose 분해
5) 산소성으로 배양할 수 있다.

07. *Listeria monocytogenes*와 *Erysipelothrix rhusiopathiae*를 구분할 수 있는 시험은?

1) 그람염색
2) 협막 생성
3) 아포 생성
4) 황화수소(H_2S) 생성
5) 혈액우무배지에 증식능

08. *Listeria monocytogenes*의 성상으로 옳은 것은?

1) 아포 형성
2) 협막 형성
3) CAMP 음성
4) 혈액우무배지에서 γ-용혈
5) 25℃에 반고체 배지에서 배양하면 우산모양 운동성

09. *Erysipelothrix rhusiopathiae* 의 성상이 옳은 것은?

1) H_2S 양성
2) 운동성 양성
3) 좁은 β-용혈
4) Catalase 양성
5) 사람에게 전염성 단핵구증을 일으킨다.

05.
*Listeria monocytogenes*는 그람양성 무아포 형성 막대균으로 BAP에서 좁은 β-용혈을 일으키며 catalase 양성, oxidase 음성이다. 실온에서 운동성이 양성이며, esculin 양성, sod. hippurate 양성, CAMP test 양성 반응을 보인다.
답 3)

06.
그람양성 무아포 형성 막대균인 *Listeria monocytogenes*는 esculin을 가수분해하고, BAP에서 좁은 β-용혈(Group B *streptococcus*의 colony와 유사)을 일으킨다. MR-VP 양성, 운동성(25℃) 양성, CAMP test에서 양성 반응을 보인다. *Listeria*와 *Corynebacterium*은 그람염색에서 비슷한 형태, catalase, glucose 발효, H_2S 음성 등 여러 가지 점에서 비슷하다. 그러나 또 다른 점은 *Listeria*는 실온에서 운동성이 양성인데 *Corynebacterium*은 운동성이 음성이다.
답 3)

07.
*Listeria monocytogenes*는 실온에서 우산모양으로 발육하는 운동성이 특징이며, 혈액우무배지에서 완전용혈과 Bile esculin 양성이다. 그러나 Erysipelothrix rhusiopathiae는 황화수소(H_2S)가 양성으로 감별될 수 있다.
답 4)

08.
실온, 반유동배지에서 우산모양 운동성을 나타내는 특징이 있다.
답 5)

09.
*Erysipelothrix rhusiopathiae*는 돼지에게 돈단독을 일으키며 사람에게는 유단독을 일으킨다. 운동성이 없고, Catalase, oxidase가 음성, H_2S 양성인 점이 다른 그람양성 막대균과 감별점이 된다.
답 1)

Listeria 와 *Erysipelothrix* 실기문제

01. 반고체 고층 배지이다. 이러한 결과로 예상되는 세균은?

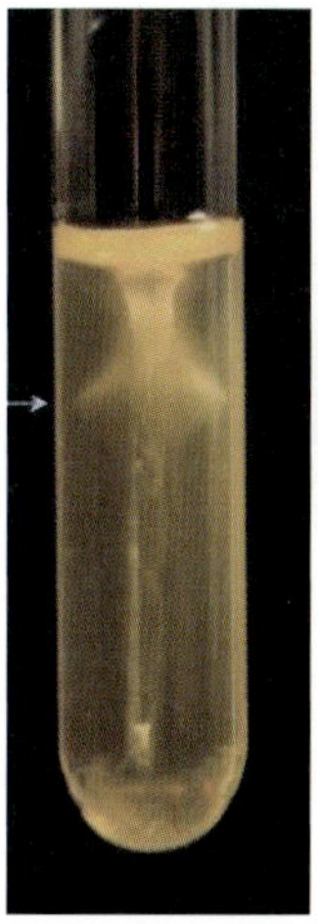

1) *Bacillus anthracis*
2) *Staphylococcus aureus*
3) *Clostridium perfringens*
4) *Listeria monocytogenes*
5) *Erysipelothrix rhusiopathiae*

02. 그람양성 막대균으로 운동성이 없고, 천자한 부분만 H_2S 양성을 나타내는 세균은?

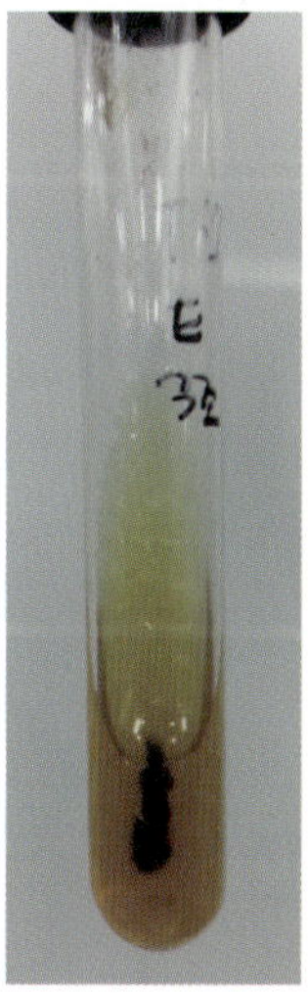

1) *Actinomyces israelii*
2) *Listeria monocytogenes*
3) *Erysipelothrix rhusiopathiae*
4) *Mycobacterium tuberculosis*
5) *Corynebacterium diphtheriae*

01.
*L. monocytogenes*는 반고체배지인 SIM, MIO 배지에서 실온 배양 시에 우산모양과 같은 운동성을 나타내어 감별점이 된다.

답 4)

02.
*Erysipelothrix rhusiopathiae*는 운동성이 없고, catalase, oxidase가 음성, H_2S 양성인 점이 다른 그람양성 막대균과 감별점이며, 특히 TSI 배지에서 천자한 부위에만 H_2S를 생성하여 검게 나타나는 특징이 있다.

답 3)

03.
*L. monocytogenes*는 *bile esculin*양성, 실온에서 운동성, CAMP 양성을 나타낸다.

답 3)

03. 그람양성 짧은 막대균으로 실온에서 운동성과 bile esculin 양성이며 아래와 같은 시험결과를 보이는 세균은?

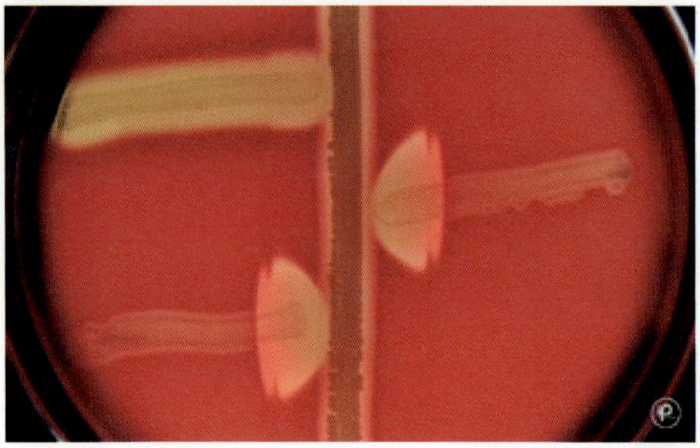

1) *Bacillus subtilis*
2) *Actinomyces israelii*
3) *Listeria monocytogenes*
4) *Mycobacterium tuberculosis*
5) *Corynebacterium diphtheriae*

08 Actinomycetes (Actinomyces, Nocardia, Streptomyces)

01. *Nocardia asteroides*의 특징으로 옳은 것은?

1) 무산소성
2) 부분적 항산성
3) 그람양성 알균
4) 최적발육온도는 37℃
5) 가지를 친 영양균사는 만들지 않는다.

01.
*Nocardia asteroides*는 산소성 그람양성 막대균으로 아포는 형성하지 않으며 부분적 항산성으로 항산성균과 흡사하다. 특징적인 분지상 발육을 하고 있으며 필라멘트상의 막대균이다.

답 2)

02. *Actinomyces*에 대한 설명으로 옳은 것은?

1) 아포 형성
2) 운동성 양성
3) 그람음성 막대균
4) 무산소적 조건에서 못자란다.
5) 가늘고 긴 분지형 필라멘트상 모양이다.

02.
*Actinomyces*는 분류학적으로 세균과 진균의 중간 위치에 있으며, 세균의 특성을 나타낼 때도 있고, 진균의 특성을 나타낼 때도 있는 경계미생물이다. 그람양성으로 가느다란 분지를 형성하며, 여러 형태에서 *Corynebacterium*과 유사한 경우가 많다. 긴 막대 모양 또는 가는 균사상을 하고 있으며, 크기는 직경 1 μm 이하이다.

답 5)

03. *Actinomyces* (방선균)의 설명으로 옳은 것은?

1) 나선형 세균
2) 그람음성 막대균
3) 분지형 균사를 가짐
4) 주로 대장에서 일어남
5) Cellulose가 있는 세포벽을 가짐

03.
*Actinomyces*가 세균일지라도 표면적으로는 진균과 비슷하다. 그람양성 세균의 일부는 산소성이고, 어떤 것은 무산소성이며 구강의 정상적인 균총이다.
방선균류에 *Actinomyces, Nocardia, Actinomadura, Dermatophilus, Streptomyces*속이 있다. *Actinomyces*는 분지형 균사가 특징이며 키틴과 셀룰로오스로 구성된 진균의 세포벽과는 달리 muramic acid가 함유된 세포벽을 갖는다.

답 3)

04. 그람양성 막대균으로 약항산성이며 direct smear에서 유황과립(sulfur granule)이 진단에 도움이 되는 세균은?

1) *Kurthia bessonii*
2) *Rothia dentocariosa*
3) *Nocardia asteroides*
4) *Actinomyces israelii*
5) *Listeria monocytogenes*

05. *Actinomyces israelii*의 특성으로 옳은 것은?

1) 항산성균
2) 그람음성 막대균
3) 절대 산소성에서 증식
4) CO_2에서는 발육을 못한다.
5) 농속(pus)에 있는 검체에서 유황과립 형성

04.
*Actinomyces israelii*는 약항산성이며, 균종이 의심되면 환자의 농이나 흡인액에 과립이 있는지 육안 관찰 하여 과립이 있을 시 눌러서 도말표본을 제작한다.
답 4)

05.
*Actinomyces israelli*은 약산소성에 속하나 배양할 때는 무산소성 배양으로 배양해야 한다. 배지에 혈액이나 포도당을 첨가하면 잘 자란다. 배양은 thioglycollate medium, 혈액한천이나 BHI한천배지에 3~10% CO_2의 조건에서 발육이 촉진되며, 2주 정도 무산소성 배양을 한다.
답 5)

Actinomycetes 실기문제

01. Thioglycollate broth에 접종하여 37℃에서 5일간 배양한 것이다. 배지의 밑부분에서 발육하며 과립상 증식을 보인다. 예상되는 세균은?

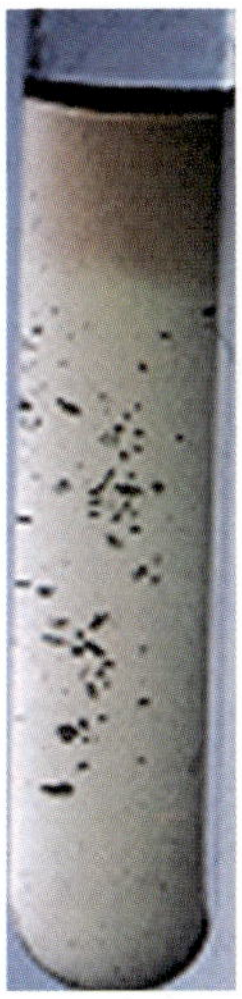

1) *Bacillus subtilis*
2) *Actinomyces israelii*
3) *Listeria monocytogenes*
4) *Mycobacterium tuberculosis*
5) *Corynebacterium diphtheriae*

01.
*Actinomyces israelii*은 Thioglycollate broth 무산소성환경에서 배양하면 과립상 증식을 보인다.

답 2)

02. 37℃에서 무산소성 배양한 균의 그람염색과 집락 형태이다. 예상되는 세균은?

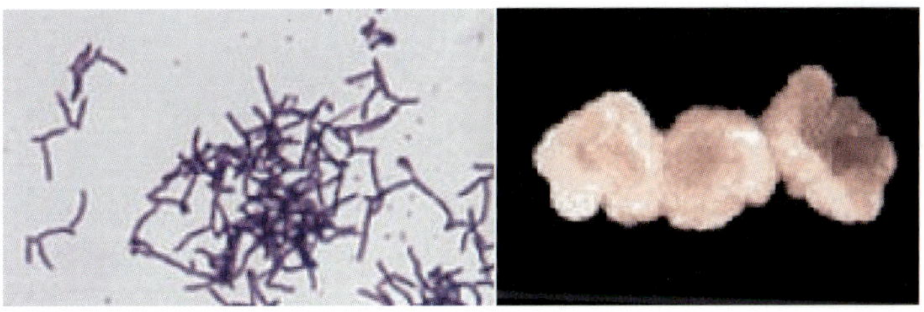

1) *Bacillus subtilis*
2) *Actinomyces israelii*
3) *Listeria monocytogenes*
4) *Mycobacterium tuberculosis*
5) *Corynebacterium diphtheria*

02.
*Actinomyces israelii*은 분지된 형태의 그람양성막대균이며, BHI agar에서 무산소 조건으로 7일간 배양하면 어금니 모양의 집락을 형성한다.

답 2)

01. *Mycobacterium*에 대한 설명으로 옳은 것은?

1) 항산성균이다.
2) 조건 무산소성이다.
3) 일반배지에서 증식한다.
4) 혈청검사로 진단할 수 있다.
5) 세포벽은 아주 복잡한 단백질로 구성된다.

01.
*Mycobacterium*속은 그람양성균으로, 항산성균이며 산소성 세균이다.
답 1)

02. 암실에서 증식했을 때 진한 노란색 내지 오렌지색 색소의 집락을 보이는 균은?

1) 느린발육균(slow growers)
2) 신속발육균(rapid growers)
3) 비발색균(Nonchromogenes)
4) 암발색균(Scotochromogens)
5) 광발색균(Photochromogens)

02.
그룹 II scotochromogens에 속하는 *Mycobacterium*은 암실에서 증식시켰을 때 진한 노란색에서 오렌지색의 색소를 생성한다. 그 그룹의 몇몇인 *M. scrofulaceum*, *M. szulgai*와 *M. xenopi*는 사람 병원성일 수 있다.
답 4)

03. *Mycobacterium tuberculosis*의 설명으로 옳은 것은?

1) 강한 열 저항성이다.
2) 그람음성 막대균이다.
3) 자외선 등을 비추면 형광을 낸다.
4) 비교적 알칼리 환경에 저항성이 있다.
5) 저농도의 malachite green에 억제된다.

03.
*M. tuberculosis*와 같은 *Mycobacterium* 동정을 위한 검체로부터 다른 세균들을 제거하는 데 사용되는 4% NaOH와 NALC 동량 혼합(NaOH 농도 : 2%) 용액에서 결핵균은 상대적으로 알칼리성 용액에 잠깐 노출되었을 때 저항성을 가진다.
답 4)

04. BCG와 관련이 있는 세균은?

1) 포도알균
2) 아포형성 세균
3) 장내의 정상균무리
4) 사람에게 비정형 폐질환의 원인
5) *Mycobacterium bovis*의 약독화시킨 백신용 균주

04.
BCG는 *M. tuberculosis*의 우형 균주인 *Mycobacterium bovis*를 생균으로 약독화시켜 결핵의 예방 목적으로 사용된다.
답 5)

05. *Mycobacterium tuberculosis*는 고형배지에 증식시켰을 때 어떤 집락을 만드는가?

1) 평활한 집락
2) 금속성 광택
3) 밝게 보이는 색소
4) 건조하고 덩어리진 집락
5) 부드럽고 습기 있는 집락

05.
Loewenstein-Jensen과 같은 고형배지에서 증식하는 *Mycobacterium tuberculosis*의 집락들은 전형적으로 건조하고 빵 부스러기 같은 모양을 한 무리를 이루고 있다.

답 4)

06. NALC (N-acetyl-L-cysteine)의 용도는 무엇인가?

1) 대변의 방부제
2) 점액 용해성 제제
3) 그람음성균 억제제
4) 곰팡이를 위한 mounting 배지
5) 무산소성균을 배양할 때 환원성 제제

06.
N-acetyl-L-cysteine은 일반배양을 위해 객담 검체를 풀어지게 하기 위해 사용하는 점액용해성 요소이고, 검체의 오염균 제거를 위해서 4% NaOH와 동량 혼합하여 NaOH 농도를 2%로 낮추어 사용한다.

답 2)

07. Loewenstein-Jensen 배지는 어떤 균의 배양을 위해 사용되는가?

1) *Bacillus subtilis*
2) *Brucella abortus*
3) *Bordetella pertussis*
4) *Mycobacterium tuberculosis*
5) *Corynebacterium diphtheriae*

07.
Lowenstein-Jensen 배지는 신선한 계란으로 만들어진다. 이 배지 또한 NTM과 *M. tuberculosis* 배양에 사용되지만, 국내에서는 *M. tuberculosis* 배양에서 압도적으로 높은 비율로 Ogawa slant agar를 사용한다

답 4)

08. *Mycobacterium tuberculosis*의 동정에 적합한 생화학적 시험은?

1) Urease 시험
2) 색소생성시험
3) Catalase 시험
4) Niacin 축적시험
5) 질산염 환원시험

08.
임상에서 *M. tuberculosis* 와 *M. bovis*의 증상적 특징은 유사하지만, 치료제를 달리 써야 하므로, 이 두 세균을 감별하는 것은 매우 중요하다. *M. tuberculosis*가 niacin test에서 양성을 보이는 반면, *M. bovis*는 음성이므로 이는 유용한 감별검사가 될 수 있다.

답 4)

09. *Mycobacterium*이 항산성이라는 의미는?

1) 3% HCl 처리하면 잘 발육한다.
2) 강한 산성조건하에서 배양이 가능하다.
3) 고농도 HCl로 처리하여도 사멸하지 않는다.
4) 10% 황산으로 10분 처리하여도 사멸하지 않는다.
5) 항산성 염색에서 염색된 균은 산성 알코올에 탈색되지 않는다.

09.
탈색제인 3% HCl-alcohol에 탈색되지 않아 항산성균이라 한다.
답 5)

10. Niacin 시험 양성, Thiophene-2-carboxylic hydrazide 내성, 68℃ catalase 시험에 음성인 균은?

1) *Mycobacterium bovis*
2) *Mycobacterium simiae*
3) *Mycobacterium kansasii*
4) *Mycobacterium ulcerans*
5) *Mycobacterium tuberculosis*

10.
*M. tuberculosis*는 niacin 양성, Thiophene-2-carboxylic hydrazide 내성, 68℃ catalase 시험에 음성이다.
답 5)

11. Thiophene-2-carboxylic hydrazide 시험에 감수성인 세균은?

1) *Mycobacterium bovis*
2) *Mycobacterium marinum*
3) *Mycobacterium kansasii*
4) *Mycobacterium ulcerans*
5) *Mycobacterium tuberculosis*

11.
Thiophene-2-carboxylic hydrazide 시험에서 *M. bovis*는 감수성을, *M. tuberculosis*는 내성을 보인다.
답 1)

12. 비정형 결핵균 중에서 신속발육균에 속하는 것은?

1) *Mycobacterium marinum*
2) *Mycobacterium ulcerans*
3) *Mycobacterium kansasii*
4) *Mycobacterium fortuitum*
5) *Mycobacterium tuberculosis*

12.
*M. fortuitum*는 사람의 감염에서 자주 분리되는 신속발육균이다. 이외 *M. chelonae*, *M. smegmatis*균 등이 있다.
답 4)

13. 어두운 곳에 배양하면 색소를 생성치 않으나 광선에 노출시키면 노란 색소를 내는 빛 발색균인 Runyon group Ⅰ에 속하는 것은?

1) *Mycobacterium bovis*
2) *Mycobacterium ulcerans*
3) *Mycobacterium kansasii*
4) *Mycobacterium gordonae*
5) *Mycobacterium tuberculosis*

14. 인형결핵균을 신속 검출하기 위해 좋은 방법은?

1) PCR
2) 세균배양법
3) 효소면역반응법
4) 혈청학적 시험법
5) 혈구응집 반응법

15. 결핵균검사 시 객담 검체의 전처리 용액으로 사용되는 것은?

1) 1 N HCl
2) 3% KOH
3) 4% NaCl
4) 100% Alcohol
5) NALC−2% NaOH

16. 결핵균 배양배지에 malachite green의 작용은?

1) 객담의 산도 중화
2) 점액성을 만들기 위해
3) 결핵균의 발육을 촉진
4) 객담에 있는 잡균을 제거
5) 내성 결핵균의 검출률을 높게 하기 위해

13.
Runyon group Ⅰ인 빛발색균에는 *M. kansasii, M. marinum, M. simiae*가 있다.

답 3)

14.
결핵균은 세대기간이 길어 세균배양으로는 8주 이상 배양을 실시하고 음성보고를 한다. 중합효소연쇄반응은 빠른 검출에 좋은 방법으로 사용된다.

답 1)

15.
NALC와 4% NaOH를 동량 혼합한 용액(NaOH 농도 : 2%)이 주로 이용된다.

답 5)

16.
malachite green은 객담 내 정상상재균을 억제시키는 작용을 한다.

답 4)

17.
나병의 원인균인 *M. leprae*는 인공배양이 안 된다.

답 2)

18.
가온법인 Ziehl-Neelsen의 염색은 Carbol fuchsin-HCl alcohol-Methylene blue 순이다.

답 3)

17. 인공배지에서 자라지 않는 세균은?

1) *Brucella abortus*
2) *Mycobacterium leprae*
3) *Neisseria meningitidis*
4) *Mycobacterium tuberculosis*
5) *Corynebacterium diphtheriae*

18. Ziehl-Neelsen 염색시약으로 옳은 것은?

1) Crystal violet-HCl alcohol-Safranine O
2) Crystal violet-HCl alcohol-Methylene blue
3) Carbol fuchsin-HCl alcohol-Methylene blue
4) Crystal violet-Acetone alcohol-Methylene blue
5) Carbol fuchsin-Acetone alcohol-Methylene blue

Mycobacterium 실기문제

01. Ziehl-Neelsen 항산성 염색법의 매염제는?

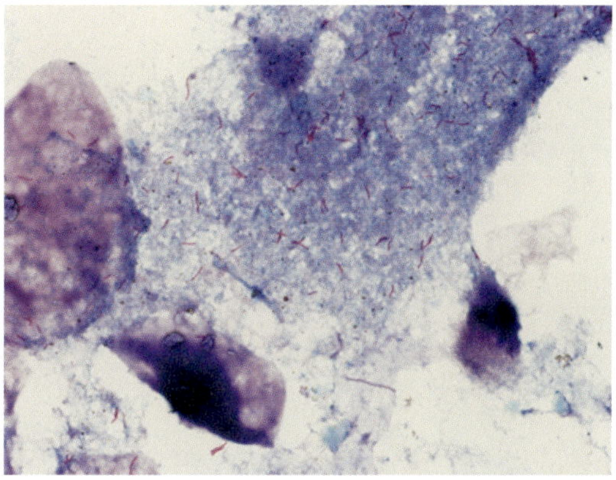

1) Iodine
2) Phenol
3) Acid alcohol
4) Basic fuchsin
5) Methylene blue

02. Loewensten-Jensen medium에서 37℃에서 6주간 배양한 것이다. 예상되는 세균은?

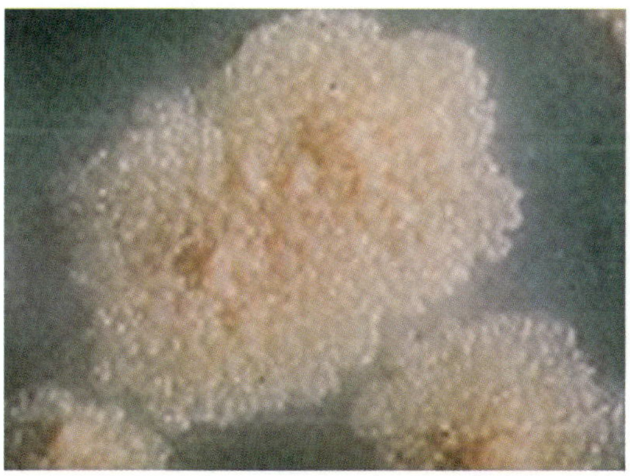

1) *Escherichia coli*
2) *Haemophilus influenzae*
3) *Streptococcus pneumoniae*
4) *Corynebacterium diphtheria*
5) *Mycobacterium tuberculosis*

01.
Ziehl-Neelsen법에서는 carbol fuchsin 용액 안에 매염제로 phenol이 들어 있다. 본 염색액도 carbol fuchsin이고 탈색제는 acid alcohol이다.

답 2)

02.

답 5)

03. 폐감염 환자의 객담에서 Ziehl-Neelsen 염색과, sabouraud dextrose agar (SDA) 배지에 배양된 흙 냄새나는 집락성상에서 추정되는 세균은?

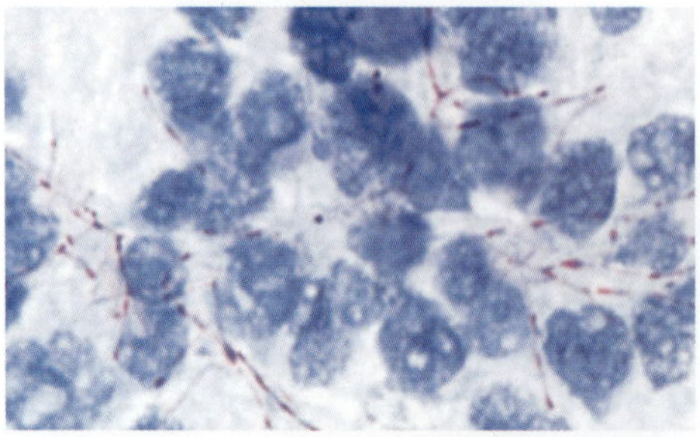

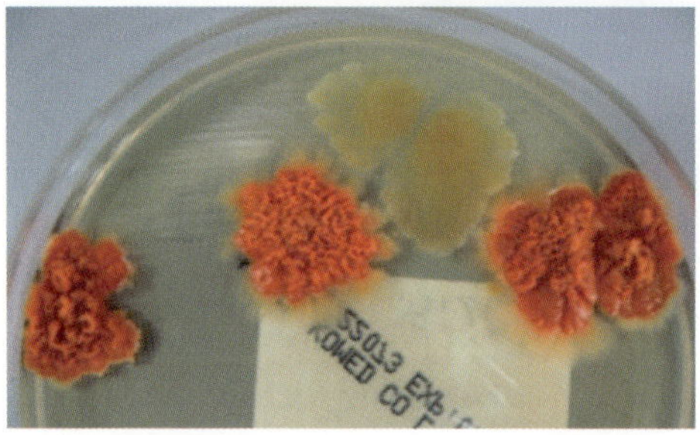

1) *Streptomyces* spp.
2) *Nocardia asteroides*
3) *Actinomyces israelii*
4) *Corynebacterium* spp.
5) *Mycobacterium tuberculosis*

03.
산소성인 *Norcardia* spp.를 BHI에 접종하여 배양하면 집락이 주름진 등황색 을 보인다.

답 2)

04. Loewensten-Jensen medium에서 담황색 집락이 관찰되었고, Niacin 양성, nitrate 환원, urease는 양성이지만 운동성은 음성인 세균은?

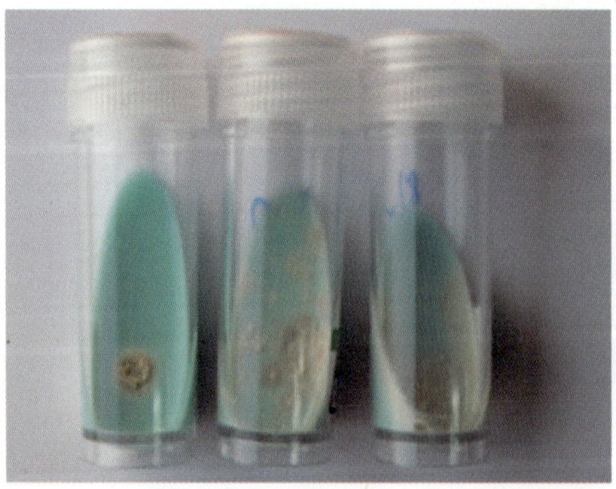

1) *Mycobacterium avium*
2) *Mycobacterium bovis*
3) *Mycobacterium leprae*
4) *Mycobacterium kansasii*
5) *Mycobacterium tuberculosis*

04.
*M. tuberculosis*는 Niacin 양성, T2H 내성, 질산염환원, Urease 양성이다.

답 5)

05. 아래 시험의 결과가 양성인 세균은?

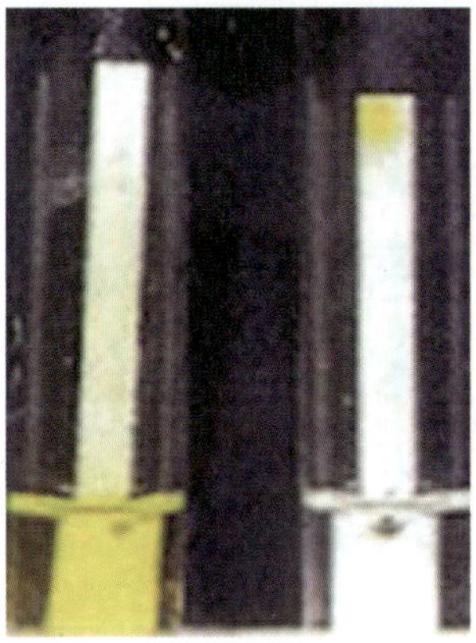

1) *Mycobacterium xenopi*
2) *Mycobacterium avium*
3) *Mycobacterium leprae*
4) *Mycobacterium kansasii*
5) *Mycobacterium tuberculosis*

06. 아래 Auramine-Rhodamine stain을 하였을 때 양성으로 보이는 세균은?

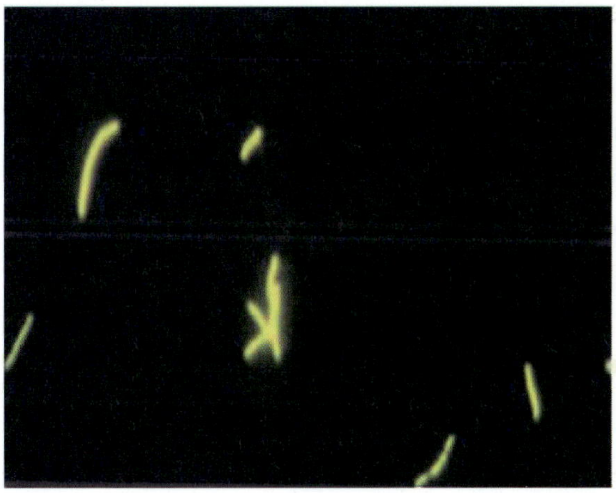

1) *Bacillus cereus*
2) *Streptomyces* spp.
3) *Actinomyces israelii*
4) *Corynebacterium* spp.
5) *Mycobacterium tuberculosis*

05.
Niacin 축적시험은 Niacin 페이퍼 스트립이 안전하여 주로 사용되고 있는데 양성 세균은 *M. tuberculosis*, *M. simiae*가 있다.

답 5)

06.
Auramine-Rhodamine은 항산성균의 형광염색법이다.

답 5)

07. 폐에 감염이 의심되는 환자로부터 객담 검체를 그람염색과 Ziehl-Neelsen 염색을 시행한 결과이다. 추정되는 세균은?

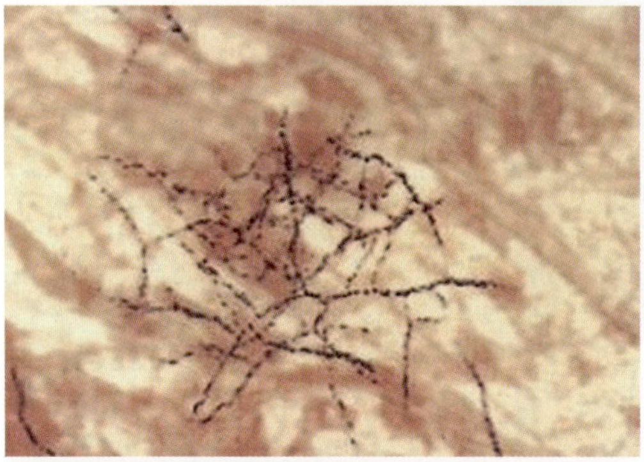

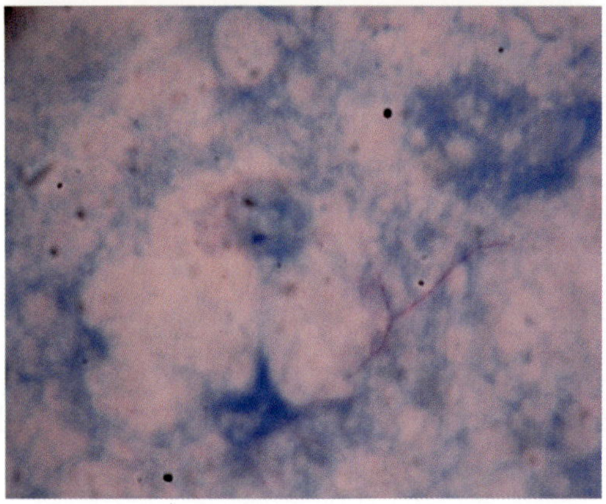

1) *Streptomyces* spp.
2) *Nocardia asteroides*
3) *Actinomyces israelii*
4) *Corynebacterium* spp.
5) *Mycobacterium tuberculosis*

07.
산소성인 *Norcardia asteroides*는 주로 폐감염을 일으키며 그람염색은 긴 사상형의 막대균을 보이며 부분적 항산성을 보이는 것이 특징이다.

답 2)

08. Ziehl-Neelsen 항산성 염색법의 대조염색제는?

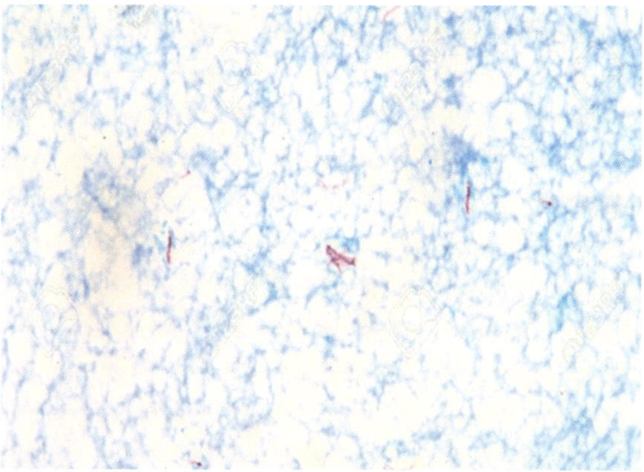

1) Iodine
2) Phenol
3) Acid alcohol
4) Basic fuchsin
5) Methylene blue

08.
Ziehl-Neelsen 염색은 객담을 도말 후 carbol fuchsin 용액을 분주 후 가온하여 염색 후 acid alcohol로 탈색 후 대조염색액인 methylene blue로 대조염색을 하면 항산성균은 파란배경에 빨간색으로 대조되어 검경이 용이하다.

답 5)

09. Ziehl-Neelsen 항산성 염색법의 시약과 순서는?

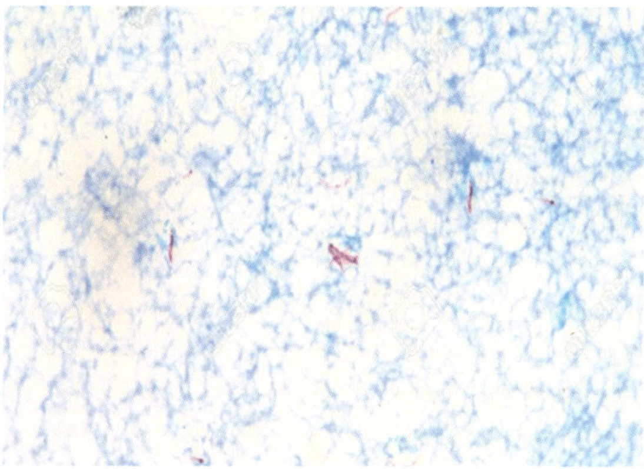

1) Crystal violet-HCl alcohol-Safranin O
2) Crystal violet-HCl alcohol-Methylene blue
3) Carbol fuchsin-HCl alcohol-Methylene blue
4) Crystal violet-Acetone alcohol-Methylene blue
5) Carbol fuchsin-Acetone alcohol-Methylene blue

09.
염색순서는 carbol fuchsin (5분)-가온-수세-3% HCl alcohol (1분)-수세-Methylene blue (1분)

답 3)

10 장내세균과(*Enterobacteriaceae*)의 일반적인 특성

01. 장내세균과의 일반적 성상으로 옳은 것은?

1) Catalase 음성
2) Oxidase 양성
3) 질산염(nitrate) 환원
4) 탄수화물을 산화형식으로 분해
5) 대부분은 편모가 없어 비운동성

01.
장내세균은 그람음성 막대균으로 일반적으로 주모성 편모가 있다. 조건무산소성으로 포도당을 발효적으로 분해하며, 질산염을 환원한다. 또한 cytochrome oxidase 효소를 가지고 있지 않다.
답 3)

02. 모든 장내세균들이 분해하는 탄수화물은?

1) Glucose
2) Lactose
3) Sucrose
4) Mannitol
5) Sorbitol

02.
장내세균과의 모든 세균들은 포도당을 발효적으로 분해하여 산을 생성하고 가스는 균종에 따라 생성하거나 또는 생성하지 않는 것이 있다.
답 1)

03. 장내세균의 생화학적 시험에서 사용 시약의 연결이 옳은 것은?

1) Catalase test : Plasma
2) MR test : Neutral red
3) Indole test : 10% $FeCl_3$
4) VP test : 5% α−naphtol, 40% KOH
5) Phenylalanine deaminase : Kovac's 시약

03.
답 4)

04. MacConkey 배지에 대한 설명으로 옳은 것은?

1) 지시약은 phenol red이다.
2) 그람음성 알균도 잘 자란다.
3) H_2S 생성 균은 흑색집락을 만든다.
4) 배지에 들어 있는 탄수화물은 포도당이다.
5) Bile salt는 비장내세균들을 억제하며, crystal violet은 그람 양성균을 억제한다.

04.
답 5)

05. *Salmonella, Shigella* 증균 배지인 GN broth에 첨가된 당(탄수화물)은?

1) Glucose
2) Lactose
3) Sucrose
4) Maltose
5) Mannitol

06. 장내세균 증균 배지인 Selenite F broth에 들어 있는 탄수화물은?

1) Lactose
2) Maltose
3) Sucrose
4) Dextrose
5) Mannitol

07. MR-VP시험에 사용되는 배지는?

1) KIA
2) TSI 배지
3) simmon's citrate 배지
4) Tryptophan broth
5) Glucose-phosphate broth

08. KIA 배지의 당 성분으로 옳은 것은?

1) Lactose, Maltose
2) Glucose, Lactose
3) Sucrose, Maltose
4) Lactose, Sucrose
5) Glucose, Sucrose

09. TSI 배지에 대한 설명으로 옳은 것은?

1) 지시약으로 neutral red가 들어있다.
2) 사면부만 적색이 되면 젖당(lactose)이 분해한 것이다.
3) 포도당(glucose)만 분해한 경우는 고층부만 적색이 된다.
4) 탄수화물이 포도당(glucose), 젖당(lactose), 맥아당(maltose)이 들어있다.
5) 포도당(glucose)과 젖당(lactose)이 분해되면 사면과 고층부가 황색이 된다.

05.
답 1), 5)

06.
답 1)

07.
답 5)

08.
답 2)

09.
TSI 배지에 함유된 지시약은 phenol red이며 탄수화물은 glucose, lactose, sucrose가 들어있다.
답 5)

10. 장내세균속 중에서 비운동성인 균은?

1) *Klebsiella*와 *Serratia*
2) *Klebsiella*와 *Shigella*
3) *Shigella*와 *Escherichia*
4) *Enterobacter*와 *Proteus*
5) *Klebsiella*와 *Escherichia*

10.
대부분의 *Klebsiella*균속과 *Shigella*균속들은 편모가 없다.
답 2)

11. Phenylalanine deaminase (PAD)를 생성하는 균은?

1) *Proteus*
2) *Shigella*
3) *Salmonella*
4) *Escherichia*
5) *Enterobacter*

11.
*Proteus, Providencia*와 *Morganella*는 *Proteus* 균족으로 모두 phenylalanine deaminase 생성 균들이다.
답 1)

12. *E. coli* 의 동정을 위한 Indole test에서 기질로 사용하는 물질은?

1) Peptone
2) Glucose
3) Lactose
4) Tryptophan
5) Phenylalanine

12.
*E. coli*에 대한 indole 시험 양성은 tryptophanase 효소에 의해 배지에 있는 tryptophan을 분해한 결과이다.
답 4)

11 비병원성(*E. coli, Klebsiella, Enterobacter, Citrobacter*) 장내세균

01. *E. coli*의 설명으로 옳은 것은?

1) H_2S 생성
2) Oxidase와 catalase 생성
3) Glucose를 발효해서 가스 생성
4) 극성 편모를 가지고 있어 운동성이다.
5) Lactose를 발효하지만 sucrose는 발효하지 못한다.

02. *E. coli* (대장균)의 일반적 성상으로 옳은 것은?

1) Indole을 생성한다.
2) MR 시험 음성이다.
3) 포도당을 산화한다.
4) Acetyl-methyl carbinol을 생성한다.
5) Simmon's citrate 배지에서 잘 발육한다.

03. *E. coli*의 일반성상은?

1) 가스 음성
2) 운동성 음성
3) 그람음성 알균
4) IMViC 반응 : + + − −
5) MacConkey 우무배지에서 무색 집락

04. *E. coli*에 대해 옳은 것은?

1) TSI : K/AG
2) IMViC : + + − −
3) EMB : Yellow
4) Lactose 비분해
5) 식중독의 원인균

05. 요로감염의 가장 흔한 감염원은?

1) *Escherichia coli*
2) *Proteus mirabilis*
3) *Serratia marcescens*
4) *Enterobacter cloacae*
5) *Klebsiella pneumoniae*

01.
TSI 배지에 함유된 지시약은 phenol red이며 탄수화물은 glucose, lactose, sucrose가 들어있다.
답 3)

02.
*E.coil*는 indole 양성, MR 양성, VP 음성, Citrate 음성이다.
답 1)

03.
*E. coil*는 indole 양성, MR 양성, VP 음성, Citrate 음성이며, MacConkey 우무배지에서 lactose를 분해하여 pink-red 집락이다.
답 4)

04.
답 2)

05.
답 1)

06. 소변검체를 EMB 배지에서 18시간 배양 후 금속성 광택을 지닌 녹색 집락이 생겼고, TSI 배지에서 A/A gas이면 의심되는 균은?

1) *Escherichia coli*
2) *Proteus vulgaris*
3) *Shigella dysenteriae*
4) *Enterobacter cloacae*
5) *Salmonella paratyphi*

06.
*E.coli*는 EMB 배지에서 금속성 광택의 녹색 집락을 나타낸다.
답 1)

07. 장내세균 중 패혈증의 빈도가 가장 높은 균은?

1) *Escherichia coli*
2) *Proteus mirabilis*
3) *Shigella dysenteriae*
4) *Enterobacter cloacae*
5) *Klebsiella pneumoniae*

07.
답 1)

08. EMB에서 금속성광택을 보이며, TSI A/AG , IMViC (+ + – –)이면 예상 균주는?

1) *Escherichia coli*
2) *Citrobacter freundii*
3) *Enterobacter cloacae*
4) *Klebsiella pneumoniae*
5) *Klebsiella(E.) aerogenes*

08.
답 1)

09. EMB에서 녹색의 금속성 광택 집락을 띄어, *E. coli*로 추정할 수 있을 때 기대되는 다른 검사 결과는?

1) MR 음성
2) H_2S 양성
3) Indole 양성
4) Citrate 분해
5) Sucrose 비발효

09.
답 3)

10. Sorbitol 함유 MacConkey 배지에서 *E. coli* O157:H7 집락 색깔은?

1) Red
2) Blue
4) Pink
3) Green
5) Colorless

10.
E. coli O157 세균은 sorbitol을 비분해해서 무색이다.
답 5)

11. Verotoxin을 생성하며, 혈액을 동반한 설사를 일으키는 *E. coli* O157:H7은?

1) Enteroinvasive *E. coli* (EIEC)
2) Enterotoxigenic *E. coli* (ETEC)
3) Enteropathogenic *E. coli* (EPEC)
4) Enteroaggregative *E. coli* (EAEC)
5) Enterohemorrhagic *E. coli* (EHEC)

11. 답 5)

12. 장내세균 중 큰 협막을 가지며 1차 폐렴을 일으키는 것이 특징인 균은?

1) *Escherichia coli*
2) *Proteus mirabilis*
3) *Serratia marcescens*
4) *Enterobacter caloacae*
5) *Klebsiella pneumoniae*

12. 답 5)

13. MacConkey에서 점액성 핑크색 집락이 보였고 TSI A/A gas, indole 음성, motility 음성, ornithine 음성, urease 양성이면 예상되는 균은?

1) *E. coli*
2) *Shigella sonnei*
3) *Citrobacter freundii*
4) *Enterobacter cloacae*
5) *Klebsiella pneumoniae*

13. 답 5)

14. *Klebsiella pneumoniae*의 특성으로 옳은 것은?

1) ODC 양성
2) KCN 음성
3) 운동성 있음
4) IMViC −−++
5) Urease 음성

14. 답 4)

15. H_2S 가스 음성인 세균은?

1) *Edwardsiella*
2) *Salmonella* Typhi
3) *Proteus mirabilis*
4) *Citrobacter freundii*
5) *Klebsiella pneumoniae*

15. 답 5)

임상미생물학

16. 협막을 생성하는 장내세균은?

1) *Bacillus anthracis*
2) *Klebsiella pneumoniae*
3) *Haemophilus influenzae*
4) *Cryptococcus neoformans*
5) *Streptococcus pneumonia*

16.
답 2)

17. Decarboxylase test 중 lysine만 양성인 세균은?

1) *Shigella sonnei*
2) *Proteus mirabilis*
3) *Providencia rettgeri*
4) *Morganella morganii*
5) *Klebsiella pneumoniae*

17.
답 5)

18. MacConkey agar에서 점액성 분홍색 집락으로 보이면 *Klebsiella pneumoniae*를 의심할 수 있는데 예상되는 생화학적 검사 결과는?

1) VP 양성, citrate 음성
2) Indole 양성, MR 양성
3) H_2S 생성, 운동성 양성
4) Lysine 양성, urease 양성
5) KCN 비증식, malonate 비분해

18.
*Klebsiella pneumoniae*는 lysine 양성, urease 양성이며, KCN에 증식하고, malonate를 분해한다.
답 4)

19. *Klebsiella pneumoniae*에 관한 사항으로 옳은 것은?

1) Indole 양성
2) Urease 양성
3) 주모성 편모에 의한 운동성
4) 당을 산화하여 산과 gas를 생성
5) MacConkey 배지에서 무색 집락

19.
*Klebsiella pneumoniae*는 lactose를 분해하여 적색 집락을 형성한다.
답 2)

20. *Klebsiella oxytoca*가 *Klebsiella pneumoniae*와 다른 점은?

1) VP 양성
2) H_2S 생성
3) Indole 양성
4) 질산염 환원
5) Oxidase 양성

20.
*Klebsiella oxytoca*는 indole 양성균이다. IMViC + − + +
답 3)

21. Indole 양성 세균은?

1) *Proteus mirabilis*
2) *Klebsiella oxytoca*
3) *Citrobacter freundii*
4) *Serratia marcescens*
5) *Enterobacter cloacae*

22. *Klebsiella (E.) aerogenes*와 *Enterobacter cloacae*의 감별특성은?

1) 운동성
2) 젖당(lactose) 분해시험
3) 구연산염(sod. citrate) 이용시험
4) 페닐알라닌 탈아미노(PAD) 반응시험
5) 아미노산 탈탄산효소(Decarboxylase) 시험

23. *Klebsiella pneumoniae*가 *Serratia marcescens*와 다른 특징은?

1) 색소 생성
2) K 항원 생성
3) DNase 생성
4) Motility 양성
5) Gelatinase 생성

24. Ornithine을 탈탄산화하는 세균이 <u>아닌</u> 것은?

1) *Escherichia coli*
2) *Proteus mirabilis*
3) *Serratia marcescens*
4) *Enterobacter cloacae*
5) *Klebsiella pneumoniae*

25. *Enterobacter cloacae*가 *Klebsiella pneumoniae*와 다른 생화학적 특징은?

1) Indole 음성
2) Motility 양성
3) Citrate 양성
4) Sucrose 분해
5) ONPG 양성

21.
장내세균에서 중요한 Indole 양성균은 *E. coli, Klebsiella oxytoca, Proteus vulgaris* 이다.

답 2)

22.
*Klebsiella(E.) aerogenes*는 LDC 양성이고, *Enterobacter cloacae*는 ADH 양성 이다.

답 5)

23.

답 2)

24.

답 5)

25.

답 2)

26. *E. coli*와 *Enterobacter cloacae*를 감별하는 시험으로 acetoin 생성능을 보는 시험은?

1) Citrate 시험
2) Malonate 시험
3) Methyl red 시험
4) Indole 생성 시험
5) Voges-Proskauer시험

26.

답 5)

27. *Citrobacter freundii*와 *Salmonella enteritidis*의 구별 시험은?

1) PAD 시험
2) H_2S 생성능
3) Indole 시험
4) Citrate 이용능
5) Lysine decarboxylase 시험

27.

일반적인 *Citrobacter*와 *Salmonella* 균속은 모두 H_2S를 생성하며 IMViC 성상은 - + - +로 같다. 또한 일반적인 *Salmonella*균속은 Lysine을 분해하지만, Citrobacter는 Lysine을 분해하지 않는다. *Citrobacter*와 *Salmonella*균속 구별에서 Lysine decarboxylase 시험(LDC)은 매우 중요하다.

답 5)

28. *Citrobacter freundii*와 *Salmonella enteritidis*의 감별 시험은?

1) ONPG 시험
2) Indole 시험
3) Citrate 이용
4) Methyl red 시험
5) Glucose 분해 시험

28.

*Citrobacter freundii*는 ONPG 양성이고, *Salmonella enteritidis*는 음성이다.

답 1)

29. *Klebsiella, Enterobacter, Serratia*의 공통적인 성상은?

1) 운동성이 없다.
2) 협막을 가진다.
3) 유당을 발효하지 않는다.
4) MacConkey 한천에서 색소를 생성한다.
5) Voges-Proskauer 반응 양성을 나타낸다.

29.

*Klebsiella, Enterobacter, Serratia*는 IMViC 반응에서 - - + +이다.

답 5)

12 기회감염 장내세균(*Serratia*)

01. 일부 균에서 붉은색의 색소를 생성하는 장내세균은?

1) *Escherichia coli*
2) *Proteus mirabilis*
3) *Serratia marcescens*
4) *Enterobacter cloacae*
5) *Klebsiella pneumoniae*

02. DNase, lipase, gelatinase를 생성하는 장내세균은?

1) *Escherichia coli*
2) *Proteus mirabilis*
3) *Serratia marcescens*
4) *Klebsiella pneumoniae*
5) *Enterobacter caloacae*

03. DNase 양성, Lipase 양성, Gelatinase 양성, 적색 색소를 생성하는 균은?

1) *Serratia marcescens*
2) *Klebsiella pneumoniae*
3) *Enterobacter caloacae*
4) *Staphylococcus aureus*
5) *Proteus mirabilis*

04. *Serratia marcescens*의 일부균에서 생성하는 적색 색소는?

1) Porphyrin
2) Pyocyanin
3) Pyoverdin
4) Prodigiosin
5) Fluorescei

01.
답 3)

02.
답 3)

03.
답 1)

04.
답 4)

13 병원성 장내세균(*Salmonella*와 *Shigella*)

01. *Salmonella*에 대한 설명으로 옳은 것은?

1) 젖당(lactose)을 발효한다.
2) 대부분의 균주는 비운동성이다.
3) 혈청형은 Vi와 H 항원을 이용한다.
4) 대부분의 균주는 균체 항원을 가지고 있지 않다.
5) 대부분의 균주는 thiosulfate에서 H_2S를 생성한다.

01.
*Salmonella*는 포도당을 분해하여 산과 가스는 생성하나 젖당은 분해하지 않는다. 장내세균 중에 황화수소(H_2S) 양성인 균은 *Salmonella, Proteus, Edwardsiella, Citrobacter* 등이다.
답 5)

02. 아침에 생달걀을 먹고 설사를 했다면 의심되는 균은?

1) *Vibrio*
2) *Shigella*
3) *Salmonella*
4) *Enterobacter*
5) *Staphylococcus*

02.
*Salmonella*증을 앓는 많은 닭들은 *Salmonella*를 옮기고 생달걀들은 오염될 수 있다.
답 3)

03. *Salmonella* 감염 경로는?

1) 경구
2) 흡입
3) 경피
4) 비말감염
5) 사람끼리의 접촉

03.
답 1)

04. *Salmonella*균의 혈청형 그룹을 나누는 근거는?

1) O항원
2) K항원
3) H항원
4) Vi항원
5) 세포막

04.
O항원은 균체 항원으로 열에 가장 내열성이다. H항원은 편모 항원으로 열에 가장 약한 이열성이다.
답 1)

05. *Salmonella*의 혈청형을 구분하는 항원은?

1) O와 B 항원
2) B와 H 항원
3) O와 H 항원
4) A, B와 C 항원
5) A, B, C, D 항원

05.
여러 *Salmonella*증의 혈청학적 동정은 O 균체 항원과 H(편모) 항원들에 기초를 두고 있다.
답 3)

06. *Salmonella* Typhi의 Vi 항원은?

1) 균체 항원 2) 편모 항원
3) 협막 항원 4) 섬모 항원
5) 세포막 항원

06.
답 3)

07. *Salmonella* Typhi의 특징은?

1) 비운동성 2) ONPG 양성
3) 젖당의 발효 4) 포도당으로부터 산과 가스 생성
5) TSI 우무배지에서 약하게 H_2S를 생성

07.
장티푸스균의 TSI 성상은 K/A H_2S(소량)이 특징이다.
답 5)

08. *Salmonella* Typhi에 대해 옳은 것은?

1) IMViC : − + − +
2) TSI : K/AH_2S
3) 최종 동정은 독소생성 시험이다.
4) 발병 일주에 대변에서 검출율이 높다.
5) Bismuth sufite 배지에서 무색집락이다.

08
일반적인 *Salmonella*속의 IMViC 성상은 −+−+이며 *Salmonella* Typhi는 −+−− 이다. *Salmonella* Typhi의 추정 분리동정은 TSI에서 미량의 H_2S를 보이고 밑둥에 소량의 산을 생성했을 때 쉽게 알 수 있다. TSI에서 K/AH_2S 이다.
답 2)

09. TSI 우무배지에서 K/A 소량의 H_2S 생성, lysine decarboxylase 양성, citrate 음성인 성상의 세균은?

1) *Proteus vulgaris* 2) *Proteus mirabilis*
3) *Salmonella* Typhi 4) *Edwardsiella tarda*
5) *Citobacter freundii*

09.
S. Typhi는 weak H_2S이다. 일반적인 *Salmonella*속은 lysine, arginine, ornithine decarboxylase 모두 양성이지만, *S.* Typhi는 lysine decarboxylase만 양성이다.
답 3)

10. Decarboxylase test 중 Lysine만 양성이며 K/A H_2S, IMViC 성상 − + − −이면 예상되는 세균은?

1) *Escherichia coli* 2) *Shigella sonnei*
3) *Proteus mirabilis* 4) *Salmonella* Typhi
5) *Citrobacter freundi*

10.
답 4)

11.
1주 혈액, 2주 대변, 소변, 4주 이상 혈청 검사이다.
답 3)

11. 장티푸스의 발병이 1주일 내외일 때 가장 진단적 가치가 있는 검사법은?

1) 대변배양
2) 객담배양
3) 혈액배양
4) Widal 반응
5) 혈액도말염색

12.
답 2)

12. 장티푸스의 원인균이 초기에 발견되는 검체는?

1) 대변
2) 혈액
3) 척수
4) 소변
5) 복막액

13.
답 2)

13. *Salmonella Shigella* agar에서 *Salmonella* Typhi의 집락 성상은?

1) Red
2) Black
3) Green
4) Pinkish
5) Yellow

14.
답 1)

14. Bismuth sulfite agar에서 장티푸스균의 집락 색은?

1) Black
2) Yellow
3) Pinkish
4) Colorless
5) Green metallic sheen

15.
답 5)

15. Bismuth sulfite (BS) agar에서 *S.* Typhi의 집락 성상은?

1) 무색
2) 황색
3) 녹색
4) 분홍색
5) 검정색

16. *Salmonella* Paratyphi A가 *Salmonella* Typhi와 다른 생화학적 특징은?

1) H_2S 소량생성
2) 운동성 음성
3) Glucose에서 가스생성 없음
4) Lysine decarboxylase 생성
5) Ornithine decarboxylase 생성

16.
일반적인 *Salmonella* 종들은 lysine, arginine, ornithine 모두 분해하지만, *Salmonella* Paratyphi A는 ornithine만 분해하고, *Salmonella* Typhi는 lysine만 분해한다.

답 5)

17. *Salmonella*균속 중 일반적인 식중독의 원인균은?

1) *S.* Typhi
2) *S.* Paratyphi A
3) *S.* Paratyphi B
4) *S.* Typhimurium
5) *S.* Cholerae suis

17.
*Salmonella*균속 중 일반적인 식중독의 원인균은 *S.* Typhimurium와 *S. enteritidis*가 있다. TSI 배지에서 K/A gas H_2S 이며, IMViC 성상은 − + − + 이다.

답 4)

18. TSI 배지에서 K/A gas H_2S이며, urease 음성인 세균은?

1) *E. coli*
2) *Proteus vulgaris*
3) *Salmonella* Typhi
4) *Salmonella enteritidis*
5) *Klebsiella pneumoniae*

18.
TSI 배지에서 K/A gas H_2S이면 *Salmonella*와 *Proteus*를 의심할 수 있다.
PAD 양성, urease 양성이면 *Proteus*, 모두 음성이면 *Salmonella*이다.

답 4)

19. *Salmonella* arizona와 다른 *Salmonella*균속의 감별 시험은?

1) H_2S 생성
2) KCN 양성
3) Lysine 음성
4) Malonate 양성
5) IMViC 성상 : −+−+

19.
Malonate 분해능과 ONPG 시험은 *Salmonella* arizona와 다른 *Salmonella* 균속의 감별에 중요한 시험이다.

답 4)

20. Urease 생성시험에서 음성결과를 보이는 세균은?

1) *Proteus vulgaris*
2) *Proteus mirabilis*
3) *Klebsiella pneumoniae*
4) *Yersinia enterocolitica*
5) *Salmonella enteritidis*

20.
Urease 양성균은 *Proteus, Morganella, Klebsiella, Yersinia* 등이다.
*Providencia*와 *Yersinia pestis*는 urease 음성이다.

답 5)

21. *Salmonella*와 *Proteus*의 감별시험법은?

1) H_2S 생성능
2) 운동성 시험
3) Glucose 분해능
4) Lactose 분해능
5) Urease 생성능

21.
*Proteus*균주는 요소분해 시 양성을 띈다.
답 5)

22. *Salmonella*와 *Shigella*의 감별점은?

1) 운동성
2) 그람염색
3) 아포형성능
4) 젖당분해능
5) 산소성 배양

22.
*Shigella*종은 비운동성이다.
답 1)

23. *Shigella*에 대한 설명으로 옳은 것은?

1) 운동성이 있다.
2) H_2S를 생산한다.
3) 일반적으로 젖당을 발효한다.
4) TSI 우무배지에서 K/A 이다.
5) 유일한 탄소원으로서 citrate를 사용할 수 있다.

23.
*Shigella*종들은 비운동성이고 젖당을 분해하지 않는다. 포도당을 분해하여 acid만 생성하고 gas는 생성하지 않는다.
답 4)

24. *Shigella*속이 TSI에서 알칼리성 사면, 산성 고층부를 보이는 원인은?

1) Salicin 발효
2) Lactose 발효
3) Sorbitol 발효
4) Glucose 발효
5) Sucrose 발효

24.
*Shigella*는 TSI 배지 성상이 K/A이며 gas 생성은 없다.
glucose만 발효하고, lactose는 발효하지 않는다.
답 4)

25. *S. dysenteriae*가 다른 *Shigella*속과 구별되는 생화학적 특징은?

1) ONPG 음성
2) Citrate 비분해
3) Lactose 비발효
4) Glucose 비발효
5) Mannitol 비발효

25.
답 5)

26. 비운동성 그람음성 막대균으로 TSI 배지에서 K/A, 만니톨(Mannitol)을 분해하지 않는 균은?

1) *Shigella flexneri*
2) *Proteus vulgaris*
3) *Salmonella* Typhi
4) *Shigella dysenteriae*
5) *Klebsiella pneumoniae*

> **26.**
> *Shigella dysenteriae*는 다른 종들과 달리 mannitol을 비분해한다.
> 답 4)

27. 혈변에서 분리된 세균이 그람음성 비운동성 막대균이라면 진단은?

1) 이질
2) 콜레라
3) 위장염
4) 장티푸스
5) 살모넬라증

> **27.**
> 장내세균은 대부분 주모성 편모를 가지나 *Shigella, Klebsiella, Yersinia* 종들은 운동성이 없다.
> 답 1)

28. *Shigella sonnei*가 다른 *Shigella* 균종과 구별되는 특성은?

1) 운동성 양성
2) ONPG 양성
3) 포도당 산화
4) 조건무산소성 발육
5) 극미량의 H_2S 생성

> **28.**
> *Shigella sonnei*는 ONPG 양성, Ornithine decarboxylase 양성이다.
> 답 2)

29. *Shigella*에 대한 옳은 설명은?

1) 절대산소성 그람음성 막대균이다.
2) 주모성 편모를 가지며 운동성이다.
3) 포도당을 분해하고 가스를 생산한다.
4) Simmon's citrate agar에 잘 발육한다.
5) β−galactosidase를 생성하는 균종도 있다.

> **29.**
> *Shigella sonnei*는 β−galactosidase를 생성하며, 젖당을 서서히 분해한다. ONPG 시험은 lactose를 서서히 분해하는지를 보는 시험이다.
> 답 5)

30. ONPG 시험에서 결과가 황색이면 예상되는 균은?

1) *Shigella sonnei*
2) *Shigella boydii*
3) *Shigella flexneri*
4) *Edwardsiella tarda*
5) *Shigella dysenteriae*

> **30.**
> *Shigella sonnei*는 혈청형 D군으로 ONPG와 ODC 양성이므로 다른 *Shigella*속과 구별된다.
> 답 1)

31.

답 1)

32.
장내세균은 공통점은 oxidase 음성이며 glucose를 발효형식으로 분해하고, 질산염 환원한다.

답 2)

33.

답 4)

31. Decarboxylase 시험 중 Ornithine만 양성이면서 β-galactosidase를 생성하는 세균은?

1) *Shigella sonnei*
2) *Yersinia pestis*
3) *Proteus mirabilis*
4) *Morganella morganii*
5) *Salmonella* Paratyphi A

32. *Shigella sonnei*의 특징으로 옳은 것은?

1) Oxidase 양성이다.
2) 포도당을 발효한다.
3) 인돌시험에 양성이다.
4) Citrate 배지에서 잘 발육한다.
5) 일반우무배지에서 잘 발육하지 못한다.

33. MacConkey 배지에서 무색 투명한 집락으로 자라는 균은?

1) *Enterobacter cloacae, E. coli*
2) *E. coli, Klebsiella pneumoniae*
3) *Citrobacter freundii, Proteus vulgaris*
4) *Salmonella enteritidis*, *Shigella dysenteriae*
5) *Serratia marcescens, Klebsiella pneumoniae*

14 *Proteus*균족 (*Proteus, Morganella, Providencia*)

01. 주로 요에서 분리되는 세균으로 Blood agar에서 유주현상을 보이는 세균은?

1) *Escherichia coli*
2) *Proteus mirabilis*
3) *Citrobacter freundii*
4) *Enterobacter cloacae*
5) *Klebsiella pneumoniae*

01.
*Proteus*는 보통배지에서 잘 증식하고, 혈액우무배지와 같은 배지에서 유주현상(swarming growth)을 특징적으로 보인다. 이러한 현상은 우무배지의 습윤한 상태가 높을 때 많이 나타난다.

답 2)

02. *Proteus*균속의 swarming현상을 억제하는 방법이 아닌 것은?

1) Bile salt
2) Sodium azide
3) Chloral hydrate
4) Phenylethylalcohol
5) 0.5% NaCl 첨가

02.

답 5)

03. *Proteus*균속의 옳은 설명은?

1) 젖당을 발효한다.
2) 절대무산소성이다.
3) KCN broth에서 증식하지 않는다.
4) Cytochrome oxidase를 생성한다.
5) Phenylalanine에서 phenyl pyruvic acid를 생성한다.

03.
*Proteus*균속은 phenylalanine에서 phenylpyruvic acid (PPA)를 생성하는 phenylalanine deaminase (PAD) 효소를 가진다.

답 5)

04. Phenylalanine deaminase를 생성하는 장내세균은?

1) *Proteus*
2) *Shigella*
3) *Salmonella*
4) *Escherichia*
5) *Enterobacter*

04.
*Proteus, Providencia*와 *Morganella*는 모두 phenylalanine deaminase 생성균들이기 때문에 phenylalanine 시험에서 양성이다.

답 1)

05. 장내세균과에 속하는 균속 중 urease를 생성하는 균은?

1) *E. coli*
2) *Proteus*
3) *Salmonella*
4) *Ureaplasma*
5) *Shigella*

05.
장내세균 중 urease 생성균은 *Proteus, Klebsiella, Citrobacter* 등이 있다.

답 2)

06.

답 2), 5)

07.

답 3)

08.
H_2S 생성하고, PAD (PPA) 양성, urease 양성이면 *Proteus*속이고, 그 중 *Proteus vulgaris*는 Indole 양성이다.

답 1)

09.
*P. vulgaris*는 Lysine, Arginine, Ornithine의 세 가지 아미노산 분해능이 음성이지만, Indole이 양성이어서 Indole 음성인 *P. mirabilis*와 감별할 수 있다.

답 1)

10.

답 2)

06. *Proteus vulgaris*의 특징으로 옳은 것은?

1) PAD 음성
2) Indole 양성
3) Urease 음성
4) Lactose 분해
5) Ornithine 비분해

07. *Proteus vulgaris*와 *Proteus mirabilis*는 모두 PAD (+), Urea (+) 이다. 감별하는 검사는?

1) M−R 시험
2) V−P 시험
3) Indole 시험
4) Urease 시험
5) Citrate 이용능

08. KIA에서 K/AG H_2S, TSI 배지에서 A/AG H_2S, IMViC은 + + − − 이며 PAD (PPA) 양성, Urease 양성이면 예상되는 균은?

1) *Proteus vulgaris*
2) *Proteus mirabilis*
3) *Providencia rettgeri*
4) *Salmonella enteritidis*
5) *Salmonella* Typhimurium

09. XLD배지에서 흑색 집락을 형성하며 PAD, Indole 양성인 균은?

1) *Proteus vulgaris*
2) *Proteus mirabilis*
3) *Providentia rettgeri*
4) *Morganella morganii*
5) *Pseudomonas aeruginosa*

10. *Proteus vulgaris*가 *Proteus mirabilis*와 다른 생화학적 특징은?

1) H_2S 생성
2) Indole 생성
3) Lactose 분해
4) Swarmming 현상
5) Ornithine decarboxylase 생성

11. 비뇨기계 가검물 중에서 검출률이 높으며, 혈액우무배지에서 유주현상을 보이며, indole은 음성, ornithine이 양성인 세균은?

1) *Proteus vulgaris*
2) *Proteus mirabilis*
3) *Providentia rettgeri*
4) *Morganella morganii*
5) *Pseudomonas aeruginosa*

12. *Proteus mirabilis*와 *Proteus vulgaris*의 감별에 좋은 시험은?

1) H_2S 생성능
2) Urease 시험
3) Ornithine decarboxylase
4) Phenylalanine deaminase
5) Glucose 발효 및 gas 생성

13. *Proteus*속과 *Providencia*속, *Morganella*속의 감별 시험은?

1) KCN 시험
2) H_2S 생성능
3) Lysine 분해능
4) Lactose 분해능
5) PDA (PPA) 시험

14. *Proteus vulgaris*와 *Morganella morganii*의 감별법은?

1) H_2S production
2) urease production
3) lysine decarboxylase
4) lactose fermentation
5) phenylalanine deaminase

15. *Proteus*속과 *Providencia*속의 감별법은?

1) H_2S production
2) malonate utilization
3) lysine decarboxylase
4) lactose fermentation
5) phenylalanine deaminase

16. *Morganella*속과 *Providencia*속의 감별 시험은?

1) H_2S 생성능
2) lysine 분해능
3) lactose 발효능
4) citrate 이용능
5) phenylalanine deaminase 시험

11.
*P. mirabilis*는 Ornithine 아미노산을 분해하고 H_2S와 Urea가 양성이다 *P. alcalifaciens*는 H_2S와 Urease 음성이다.

답 2)

12.

답 3)

13.
*Proteus*균족에 속하는 *Proteus, Morganella, Providencia* 중 H_2S를 생성 하는 균은 *Proteus*이며, *Morganella, Providencia*는 H_2S를 생성 하지 않는다.

답 2)

14.
*Morganella morganii*는 H_2S 음성이다.

답 1)

15.
*Providencia*는 H_2S 음성이다.

답 1)

16.

답 4)

17\. *Proteus*균족(*Proteus, Morganella, Providencia*)은 모두 PPA (PAD) 시험 양성이다.

답 4)

17. PPA (PAD) 시험 양성인 균속은?

1) *Klebsiella*
2) *Salmonella*
3) *Escherichia*
4) *Providencia*
5) *Enterobacter*

18\. *Proteus*균족에 속하는 *Proteus, Morganella, Providencia* 중 urease 음성은 *Providencia*이며, *Proteus, Morganella*는 urease 양성이다.

답 2)

18. *Proteus vulgaris*와 *Providencia alcalifaciens*이 서로 다른 성상은?

1) KCN 양성
2) Urease 양성
3) Glucose 분해능
4) lactose 분해능
5) Phenylalanine deaminase 생성

19\. *Morganella morganii*는 Ornithine decarboxylase를 생성하여 *Proteus, Providencia*와 구별한다.

답 5)

19. *Morganella morganii*가 *Proteus vulgaris*와 구별되는 생화학적 특징은?

1) H_2S 생성
2) Urease 생성
3) Lactose 분해
4) KCN 시험
5) Ornithine decarboxylase 생성

20\.

답 5)

20. *Morganella* 속과 *Providencia* 속의 차이를 보이는 시험은?

1) TSI
2) PAD
3) Indole
4) Oxidase
5) Ornithine decarboxylase

21\.

답 4)

21. 그람음성 막대균으로 H_2S 음성, PAD 양성, Ornithine decarboxylase 생성, 운동성 양성을 보이는 균은?

1) *Proteus vulgaris*
2) *Proteus mirabilis*
3) *Providentia rettgeri*
4) *Morganella morganii*
5) *Pseudomonas aeruginosa*

15 Yersinia

01. *Yersinia pestis*와 관련이 있는 것은?

1) MR 음성
2) H_2S 생성
3) Glucose 비발효
4) 조건무산소성 그람음성막대균
5) 오염된 음식물 섭취에 의해 감염

02. *Yersinia*에 대한 다음 설명으로 옳은 것은?

1) 편모가 없어 비운동성이다.
2) 미산소성 그람음성 막대균이다.
3) Glucose를 산화형식으로 분해한다.
4) *Y. pestis*만 mannitol을 분해한다.
5) Oxidase 음성, catalase 양성이다.

03. *Y. pestis*에 대한 설명으로 옳은 것은?

1) Blood agar에서 용혈을 일으킨다.
2) 25℃에서 발육하며 운동성을 보인다.
3) 그람음성 짧은 막대균으로 oxidase 양성이다.
4) 사람에게 위장관염, 패혈증, 복막염 등을 일으킨다.
5) 발육최적 온도는 25~28℃이며 4℃에서도 발육한다.

04. *Yersinia pestis*에 대해 옳은 것은?

1) 그람음성 알균
2) Oxidase 음성
3) Mannitol 비분해
4) 25~30℃에서 운동성
5) 양극성(Wayson) 염색

05. *Y. pestis*의 특징은?

1) Urease 음성
2) lactose 발효
3) Oxidase 양성
4) 20~25℃에서 운동성
5) 창상을 통해 사람에 감염

01.

답 4)

02.
*Yersinia*는 glucose를 발효하는 조건무산소성 그람음성 짧은막대균이다. 모든 *Yesinia*는 mannitol을 분해한다. catalase 양성, oxidase 음성, 질산염 환원한다.

답 5)

03.
*Y. pestis*는 인수공통감염을 일으키는 균으로 발육최적 온도는 25~28℃이다. 협막이 있으며 운동성이 없다. 흑사병을 일으킨다.

답 5)

04.
*Yersinia*는 인수공통감염증을 유발하는 그람음성 짧은막대균이며, 양극성 염색을 한다. 양극성 염색을 하는 균으로 *Bordetella pertussis, Pasteurella multocida* 등이 있다.

답 2), 3), 5)

05.
Yersinia 균속 중 *Y. pestis*는 urease 음성이고, 다른 균종은 양성이다.

답 1)

06. CIN 배지에 첨가되는 탄수화물은?

1) Glucose 2) Lactose
3) Mannitol 4) Sucrose
5) Galactose

07. *Y. enterocolitica*의 CIN에서 집락의 색은?

1) Pink 2) Black
3) Green 4) Yellow
5) Greyish white

08. 37℃에서는 비운동성이나 실온에서는 운동성인 세균은?

1) *Citrobacter freundii* 2) *Providencia stuartii*
3) *Morganella morganii* 4) *Yersinia enterocolitica*
5) *Xenorhabdus nematophilus*

09. 반고체배지에서 배양 시 25℃에서 운동성이 활발한 균은?

1) *Yersinia pestis* 2) *Shigella flexneri*
3) *Klebsiella oxytoca* 4) *Klebsiella pneumoniae*
5) *Yersinia enterocolitica*

10. *Yersinia enterocolitica*와 *Yersinia pestis*의 감별시험으로 좋은 것은?

1) KIA 성상 2) Urease 시험
3) Lactose 발효성 4) 37℃에서 운동성
5) Phenylalanine deaminase 시험

06.
답 3)

07.
CIN 배지는 *Yersinia*균속의 감별배지로 모든 *Yersinia*균종은 mannitol을 분해하여 배지가 pink-red로 변한다.
답 1)

08.
답 4)

09.
답 5)

10.
*Y. enterocolitica*는 urease 시험에서 양성을 보이나 *Y. pestis*는 음성이다.
답 2)

11. *Yersinia enterocolitica*가 *Yersinia pestis*와 다른 생화학적 특징은?

1) Urea 분해
2) Gelatin 분해
3) Lactose 발효
4) Lysine decarboxylase 생성
5) PPA 시험

11.

답 1)

12. *Yersinia enterocolitica*와 *Yersinia pseudotuberculosis*를 감별할 수 있는 것은?

1) PPA 시험
2) Lysin 분해능
3) Glucose 분해능
4) Arginine 분해능
5) Ornithine 분해능

12.

답 5)

13. CIN (cefsulodin Irgasan novobiocin) 배지는 어떤 세균의 선택배지인가?

1) *C. freundii*
2) *M. morganii*
3) *P. aeruginosa*
4) *S. marcescens*
5) *Y. enterocolitica*

13.
CIN 배지는 모든 *Yersinia*균속의 선택배지이므로, *Y. enterocolitica*의 선택배지이다.

답 5)

14. 4℃에서 증균 배양을 실시하는 균주는?

1) *E. coli*
2) *S. aureus*
3) *M. tuberculosis*
4) *N. gonorrhoeae*
5) *Y. enterocolitica*

14.
*Y. enterocolitica*는 4℃에서 증식이 가능하다.

답 5)

장내세균 실기문제

01. MR-VP 배지에 균을 배양한 후 methyl red 시약을 넣었더니 배지가 붉게 변했다. 예상되는 균은?

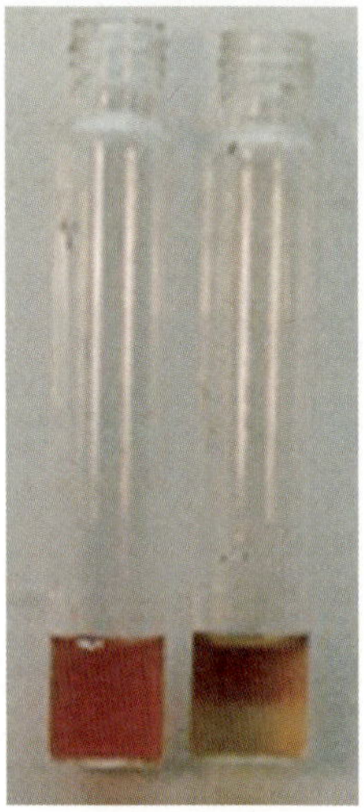

1) *Escherichia coli*
2) *Serratia marcescens*
3) *Enterobacter cloacae*
4) *Klebsiella pneumoniae*
5) *Pseudomonas aeruginosa*

02. MR-VP 배지에 균을 배양한 후 α-naphthol과 KOH를 넣었더니 배지가 붉게 변했다. 예상되는 균은?

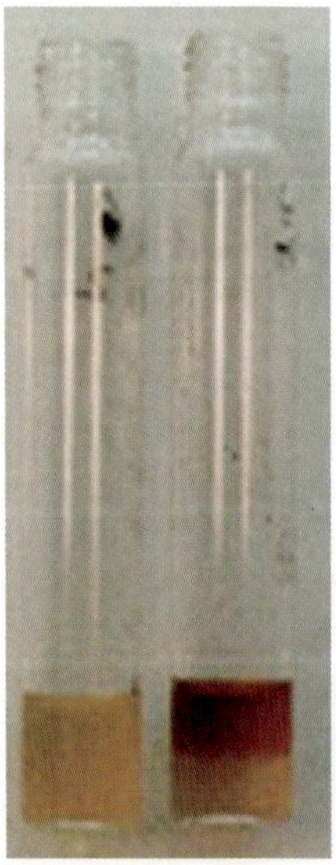

1) *Yersinia pestis*
2) *Shigella sonnei*
3) *Proteus vulgaris*
4) *Salmonella* Typhi
5) *Enterobacter aerogenes*

01.
Indole 양성, M-R 양성이면 *Escherichia coli* 이다.
*E. coli*의 IMViC 성상은 ++−−, *Enterobacter, Klebsiella*는 −−++ 이다.
답 1)

02.
α-naphthol과 KOH는 V-P 성상의 시약이다. *Enterobacter, Klebsiella*는 VP 시험 양성, citrate 분해능 양성이다.
답 5)

03. Tryptophanase 생성시험이다. 주 반응시약은?

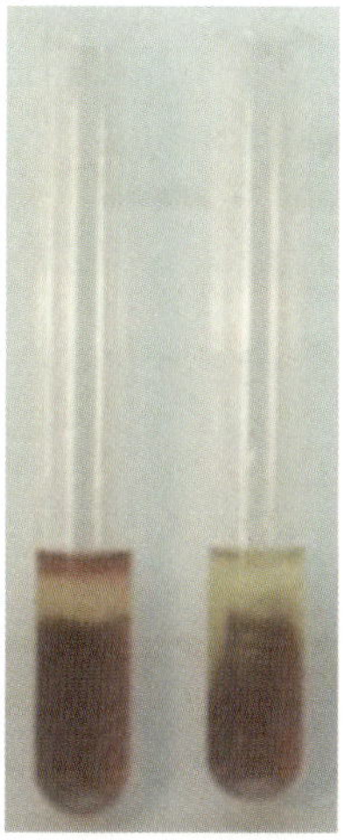

1) KOH
2) α−naphthol
3) Sulfanilic acid
4) Ferric ammonium sulfate
5) ρ−dimethylaminobenzaldehyde

04. IMViC 시험의 한 가지이다. 사용된 지시약은?

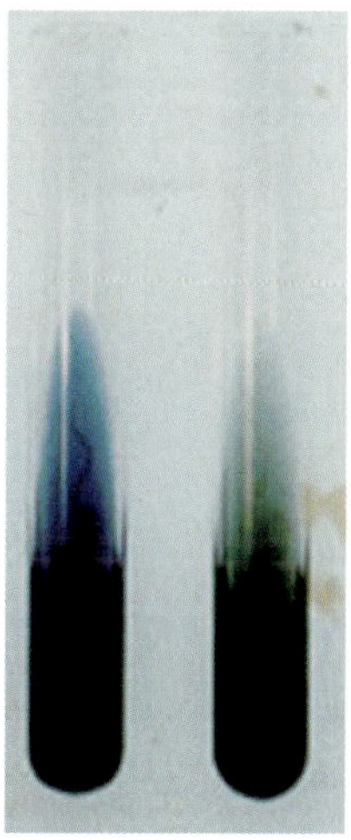

1) Methyl green
2) Methylene blue
3) Malachite green
4) Bromthymol blue
5) Bromcresol purple

03.
Tryptophan 분해시험인 indole 시험은 Kovac's 시약이 이용된다.

답 5)

04.
구연산 분해시험은 Simmon's Citrate agar가 이용되며 지시약은 BTB가 들어 있다.

답 4)

05. Urea 분해능을 보는 배지이다. 사용된 지시약과 양성 결과는?

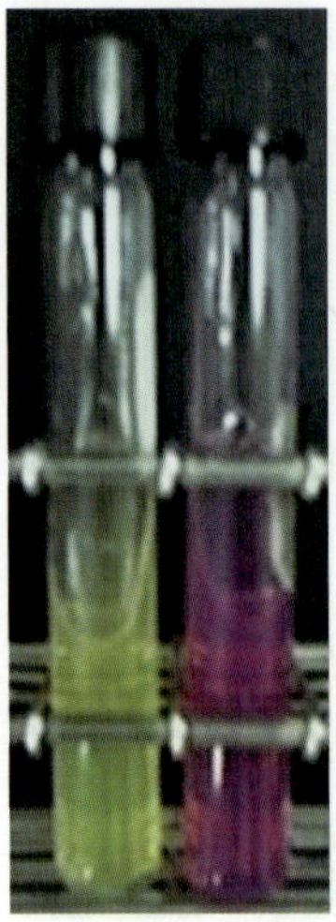

1) Phenol red – Red
2) Basic fuchsin–Red
3) Neutral red – Colorless
4) Bromthymol blue (BTB) – Yellow
5) Bromcresol purple (BCP) – Purple

05.
Urease 양성은 그림 오른쪽 pink 색이며, 지시제인 phenol red에 의해서 알칼리성에 red 색을 나타낸다.

답 1)

06. 아미노산 탈탄산 반응 배지이다. 함유된 지시약과 양성 결과는?

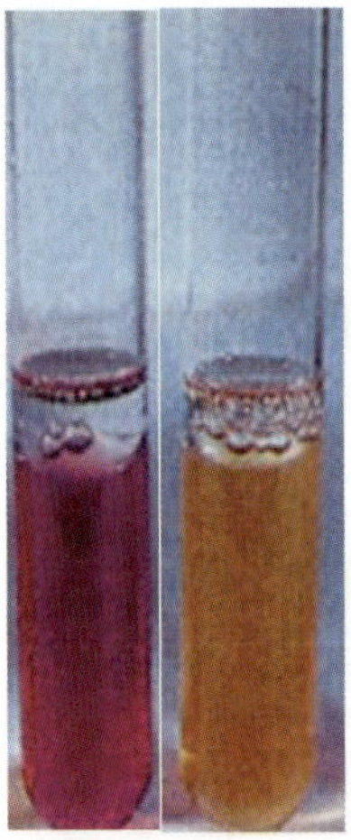

1) Phenol red – Red
2) Basic fuchsin – Red
3) Neutral red – Colorless
4) Bromthymol blue (BTB) – Yellow
5) Bromcresol purple (BCP) – Purple

06.
아미노산 탈탄산반응(decarboxylase test)은 시험관 위에 오일을 덮어 무산소 상태에서 반응을 본다. 지시약은 BCP이고 양성은 혼탁한 자색이다. 음성은 glucose만 분해하여 노란색이다.

답 5)

07. 아미노산의 탈아민반응 배지이다. 반응시약은?

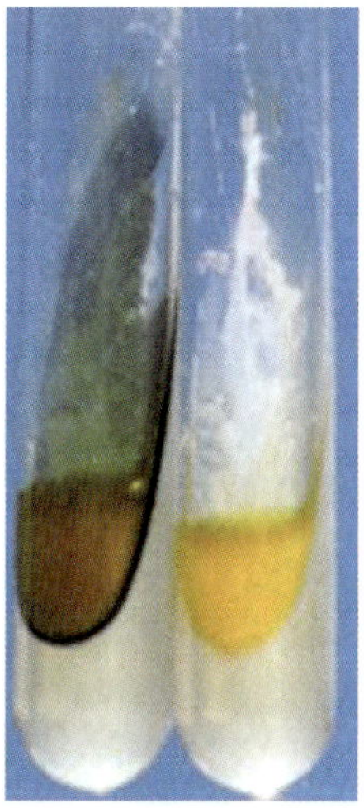

1) Ferric citrate
2) Ferric sulfate
3) Ferric chloride
4) Ferric ammonium citrate
5) Ferric ammonium sulfate

07.
탈아미노 반응(PAD test)을 위한 시약은 10% $FeCl_3$이다.

답 3)

08. TSI 배지 성상이다. 예상되는 균은?

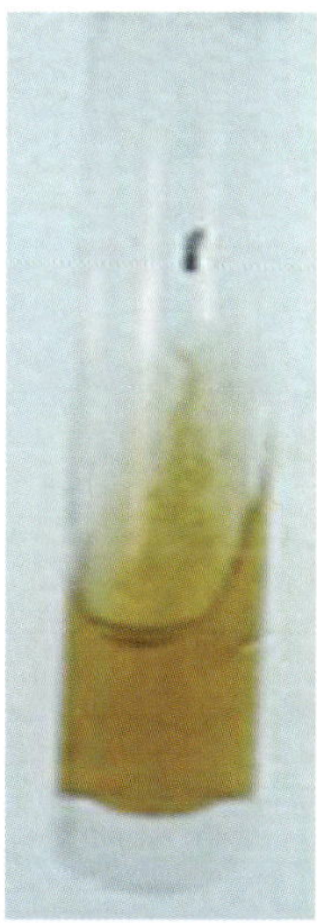

1) *E. coli*
2) *Proteus vulgaris*
3) *Shigella flexneri*
4) *Salmonella* Typhi
5) *Citrobacter freundii*

08.
A/AG 성상이며 *E. coli*, *Enterobacter*, *Klebsiella* 균이 해당되며 *Citrobacter*는 lactose를 분해하고, H_2S를 생성한다.

답 1)

09.
K/A 성상으로 *Shigella* 균종이 해당된다.
답 3)

10.
A/A gas H_2S 성상으로 *Citrobacter, freundii*나 *Proteus, vulgaris*이다.
TSI 배지에서는 *Citrobacter freundii*와 *Proteus vulgaris*가 A/A gas H_2S로 결과가 같지만 KIA에서는 *Citrobacter freundii*는 A/A gas H_2S, *Proteus vulgaris*는 K/AGH_2S로 결과가 다르다.
답 5)

09. TSI 배지성상이다. 예상되는 균은?

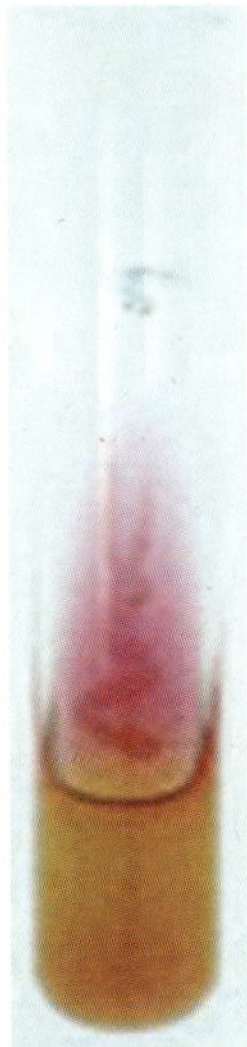

1) *E. coli*
2) *Proteus vulgaris*
3) *Shigella flexneri*
4) *Salmonella* Typhi
5) *Citrobacter freundii*

10. TSI 배지성상이다. 예상되는 균은?

1) *E. coli*
2) *Shigella flexneri*
3) *Proteus mirabilis*
4) *Salmonella* Typhi
5) *Citrobacter freundii*

11. TSI 배지성상이다. 예상되는 균은?

1) *E. coli*
2) *S.* Typhi
3) *Proteus vulgaris*
4) *Providencia rettgeri*
5) *Salmonella* Paratyphi A

12. KCN 시험 양성 결과는?

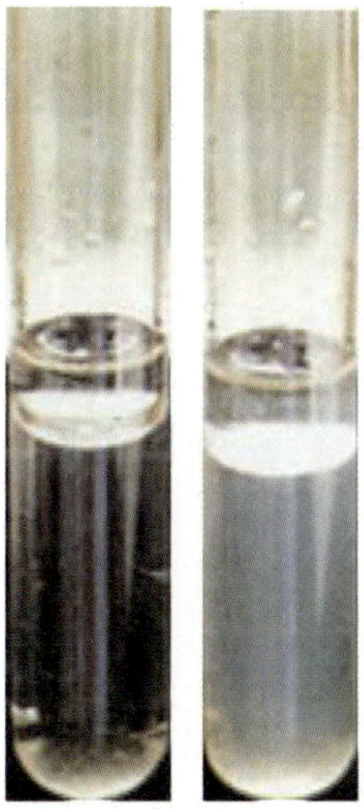

1) Gas
2) Clear
3) Turbid
4) Pinkish
5) Colorless

11.
K/AH_2S (소량) 성상으로 *S.* Typhi이다.
S. Typhi는 gas를 생산하지 않는다.

답 2)

12.
세균이 성장하면 혼탁된다.

답 3)

13.

답 1)

14.
*Proteus vulgaris*는 TSI 배지에서 K/AGH_2S, PAD 양성, Indole 양성이다.

답 1)

13. TSI 우무배지 결과이다. Indole 양성이면 의심되는 균은?

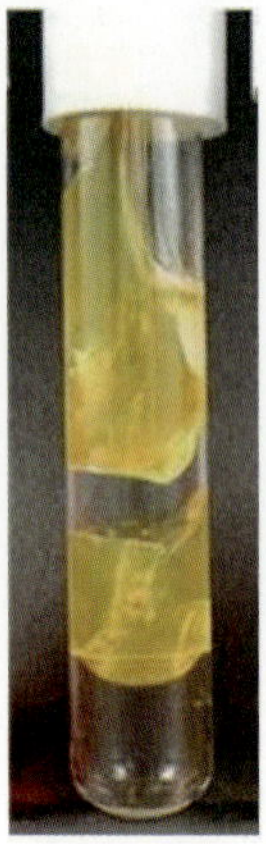

1) *E. coli*
2) *Shigella flexneri*
3) *Enterobacte cloacae*
4) *Citrobacter freundii*
5) *Klebsiella pneumoniae*

14. KIA 우무배지 결과이다. PAD 양성, Indole 양성이면 의심되는 균은?

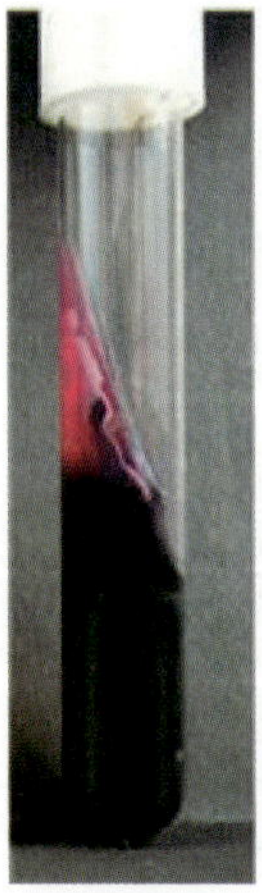

1) *Proteus vulgaris*
2) *Proteus mirabilis*
3) *Salmonella* Typhi
4) *Salmonella* Arizonae
5) *Salmonella enteritidis*

15. *Salmonella Shigella* 배지에서 무색 집락으로 증식되었다. 예상되는 균은?

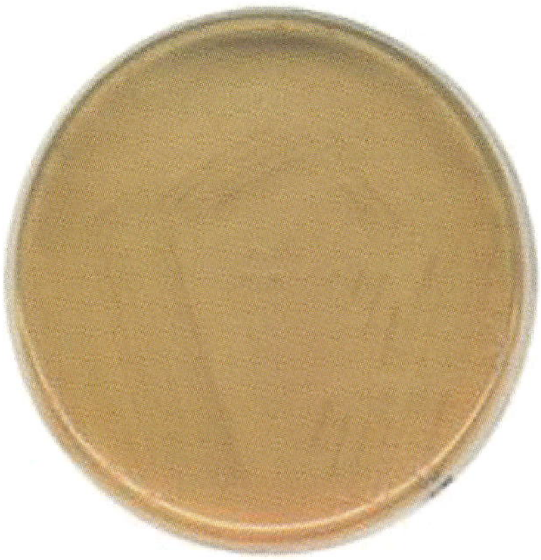

1) *E. coli*
2) *Shigella flexneri*
3) *Klebsiella aerogenes*
4) *Enterobacte cloacae*
5) *Citrobacter freundii*

16. 장내세균의 TSI 배지 배양 결과이다. 사진의 '다' 예상 균주는?

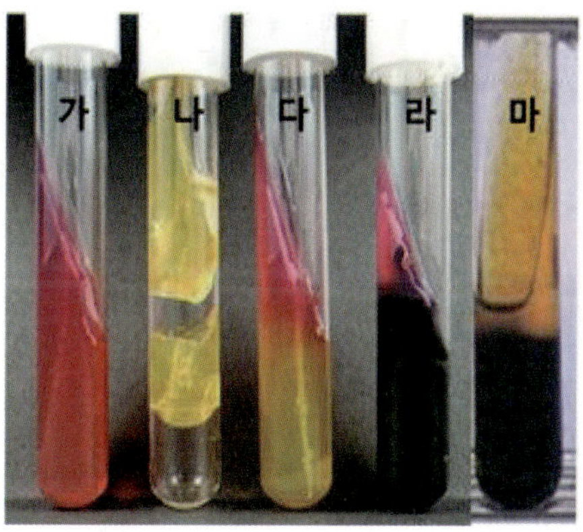

1) *Shigella flexneri*
2) *Serratia marcescens*
3) *Citrobacter freundii*
4) *Klebsiella pneumoniae*
5) *Pseudomonas aeruginosa*

15.

답 2)

16.

*Shigella*는 TSI를 K/A, IMVIC는 − + − −, 운동성은 없다.

답 1)

17. 그람염색 사진이다. 대조염색액은?

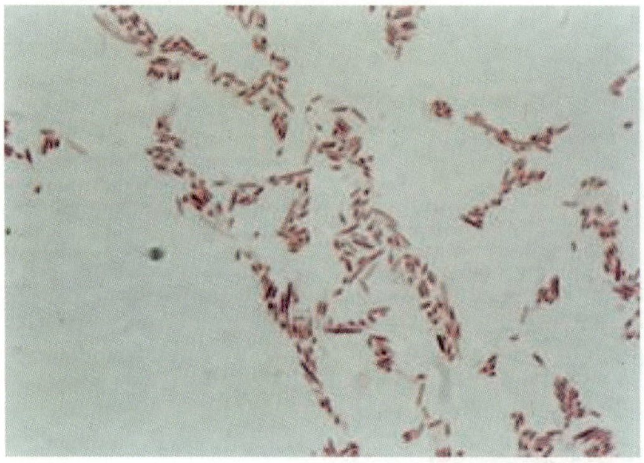

1) Iodine
2) Phenol red
3) Safranin O
4) Crystal violet
5) Carbol fuchsin

18. MacConkey agar이다. 예상되는 세균은?

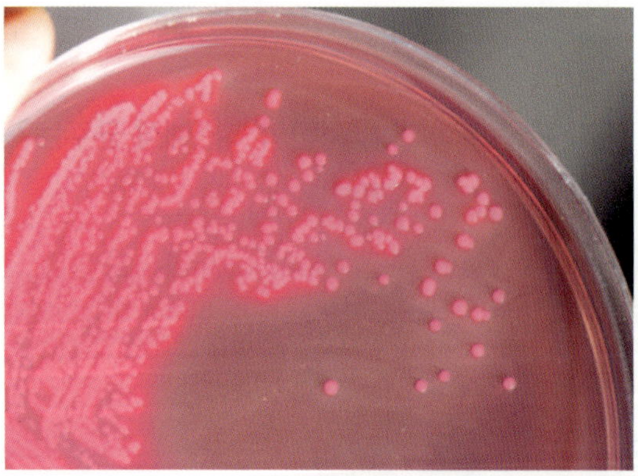

1) *E. coli*
2) *Proteus vulgaris*
3) *Morganella morganii*
4) *Shigella dysenteriae*
5) *Salmolnella enteritidis*

17.
그람염색 시약은 crystal violet (본염색액), Iodine (매염제), acethyl alcohol (탈색제), safranin O (대조염색액)이다.
답 3)

18.
MacConkey agar에서 *E. coli, Enterobacer, Klebsiella*는 lactose를 분해하여 산이 생성, neutral red가 pink로 변한다.
답 1)

19. EMB agar이다. 예상 세균은?

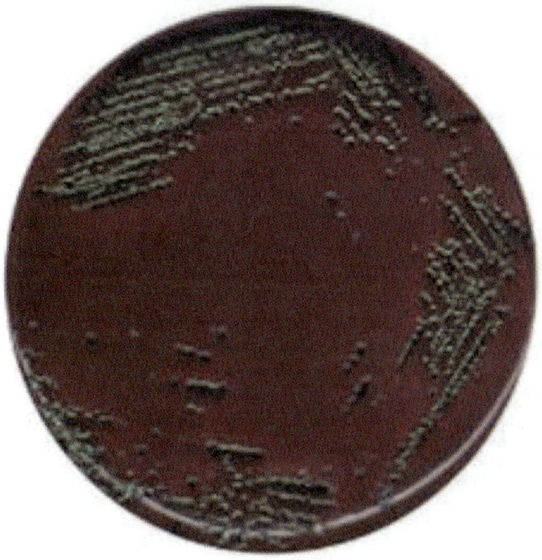

1) *E. coli*
2) *Proteus vulgaris*
3) *Salmonella* Typhi
4) *Serratia marcescens*
5) *Shigella dysenteriae*

19.
*E. coli*는 EMB agar에서 금속성 광택을 지닌 녹색집락을 보인다.

답 1)

20. Sorbitol이 첨가된 MacConkey agar이다. 화살표 집락이 의심되는 균의 설명으로 옳은 것은?

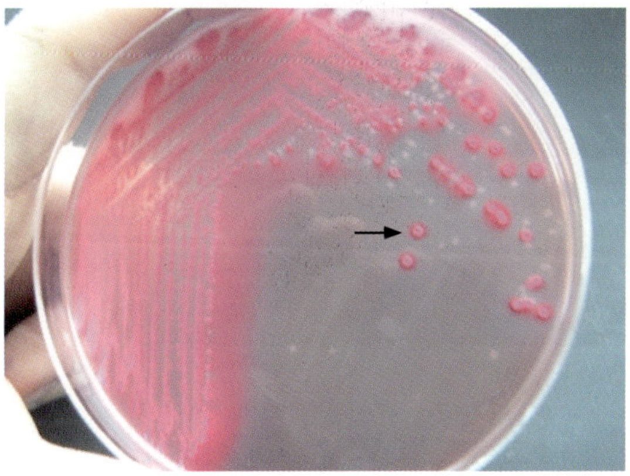

1) β−glucuronidase 양성
2) Verotoxin을 생성
3) TSI에서 H_2S 생성
4) Ssorbitol에서 산을 생성하지 않음
5) *E. coli* O157:H7 진단혈청에서 응집

20.
E. coli O157 (EHEC) 균은 sorbitol을 비분해해서 무색이다.

답 1)

21. TSI, MIO, MR, VP, Cit, Lys, Urea이다. 예상되는 세균은?

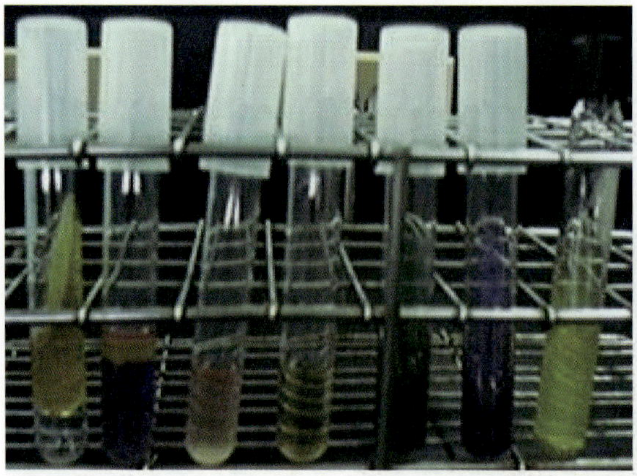

1) *E. coli*
2) *Proteus vulgaris*
3) *Citrobacter freundii*
4) *Enterobacter cloacae*
5) *Klebsiella pneumoniae*

21.
TSI는 A/AG, IMViC은 + + − − 이다.

답 1)

22. TSI, MIO, MR, VP, Cit, Lys, Urea의 결과이다. 예상 세균은?

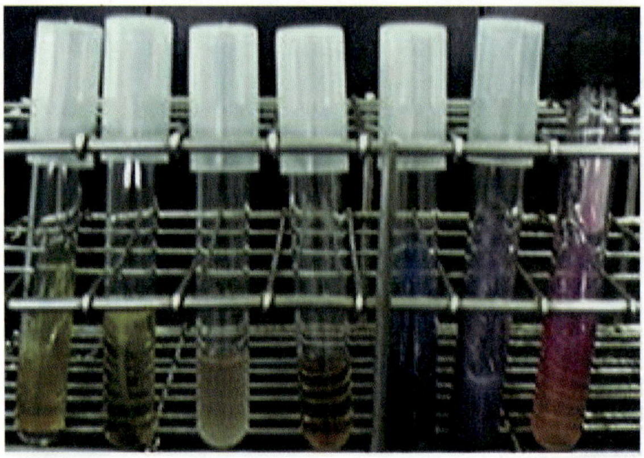

1) *E. coli*
2) *Proteus mirabilis*
3) *Enterobacter cloacae*
4) *Klebsiella pneumoniae*
5) *Yersinia enterocolitica*

22.
TSI (A/AG) MIO (−,−,−) MR (−) VP (+) Cit (+) Lys (+) Urea (+)이면 *Klebsiella pneumoniae*이다.

답 4)

23. DNase test이다. Toluidine Blue를 떨어뜨렸을 때 분홍으로 변했다면 예상되는 세균은?

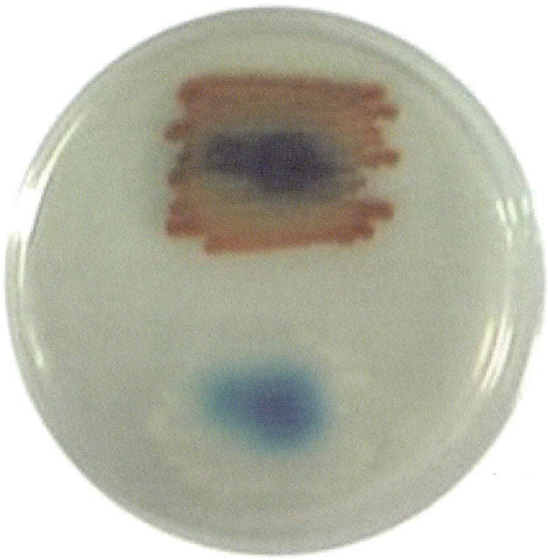

1) *E. coli*
2) *Shigella sonnei*
3) *Salmonella* Typhi
4) *Serratia marcescens*
5) *Morganella morganii*

24. Nutrient agar이다. 예상되는 균은?

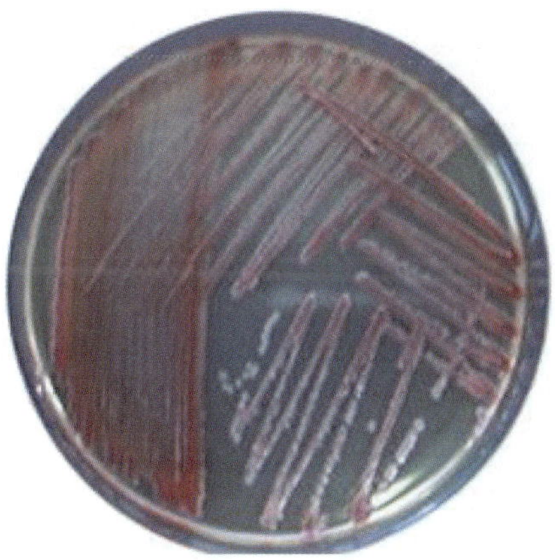

1) *Serratia marcescens*
2) *Citrobacter freundii*
3) *Morganella morganii*
4) *Klebsiella pneumoniae*
5) *Pseudomonas aeruginosa*

23.
DNase test에서 1 N HCl 반응 양성은 Clear, Toluidine Blue 반응 양성은 Pink이다.
답 4)

24.
*S. marcescens*는 prodigiosin이라는 적색색소를 생성한다.
답 1)

25.
일반적인 *Salmonella, Proteus* 균종은 XLD 배지에서 H_2S를 생성하여 검은색 집락을 형성한다.

답 3)

26.
유주현상억제제는 5~10% agar, Bile salt, Sod azide, Sod. desoxycholate, Chloral hydrate, Phenyl ethyl alcohol 등이다.

답 5)

25. Xylose lysine desoxycholate (XLD) 배지이다. 예상되는 균은?

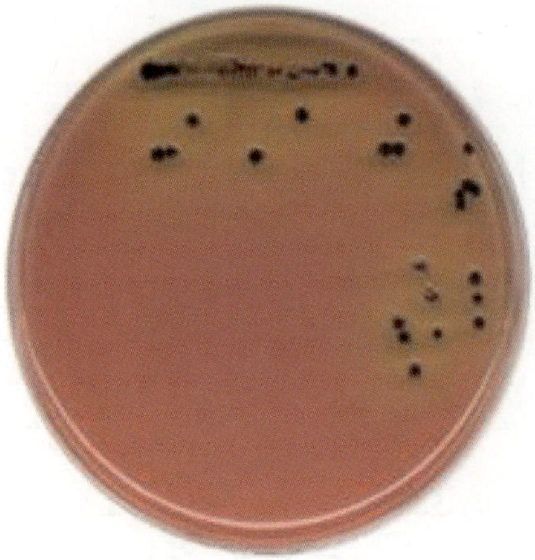

1) *E. coli*
2) *Shigella dysenteriae*
3) *Salmonella enteritidis*
4) *Klebsiella pneumoniae*
5) *Enterobacter cloacae*

26. BAP상에서 swarming 현상 억제제는?

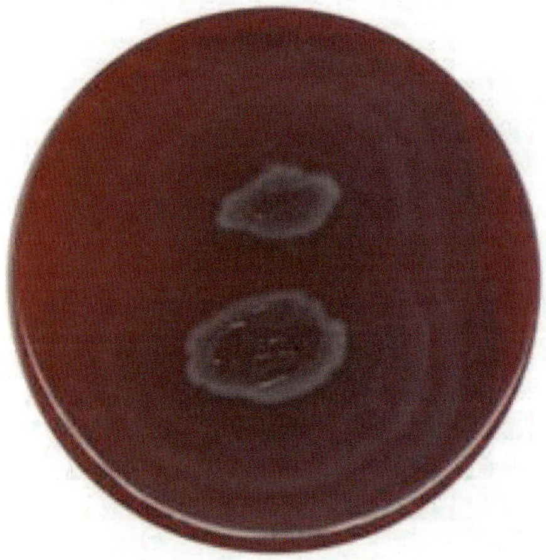

1) 1.5% Agar
2) Neutral red
3) Crystal violet
4) Sod. thiosulfate
5) Phenyl ethyl alcohol

27. 장내세균의 TSI 배지 배양 결과이다. 사진의 '라' 균을 생화학검사 결과 PAD 양성, Urease 양성이면 의심 균은?

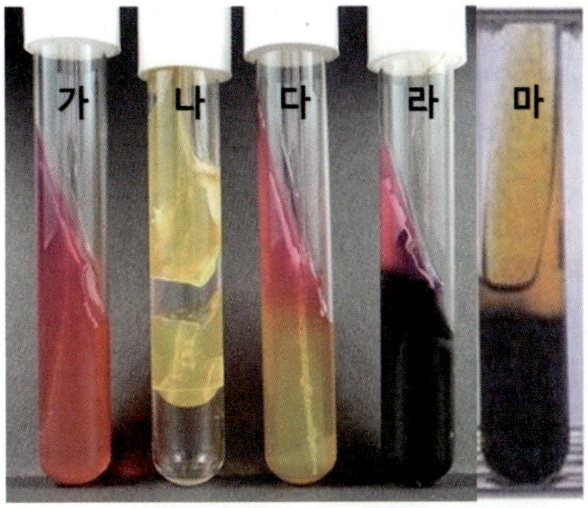

1) *Proteus mirabilis*
2) *Salmonella* Typhi
3) *Edwardsiella tarda*
4) *Morganella morganii*
5) *Salmonella enteritidis*

27.
*Proteus vulgaris*는 TSI 배지에서 A/AG H_2S PAD 양성, Urease 양성이다. 유주현상을 보이고 indole 양성이면 *Proteus vulgaris*로, indole 음성이면 *P. mirabilis*로 동정한다. *Proteus vulgaris*는 Ornithine 음성, *Proteus mirabilis*는 Ornithine 양성이다

답 1)

28. 혈액우무배지 상에서 다음과 같은 집락을 관찰 후 Indole, Sucrose는 양성, Ornithine이 음성으로 확인되었다면?

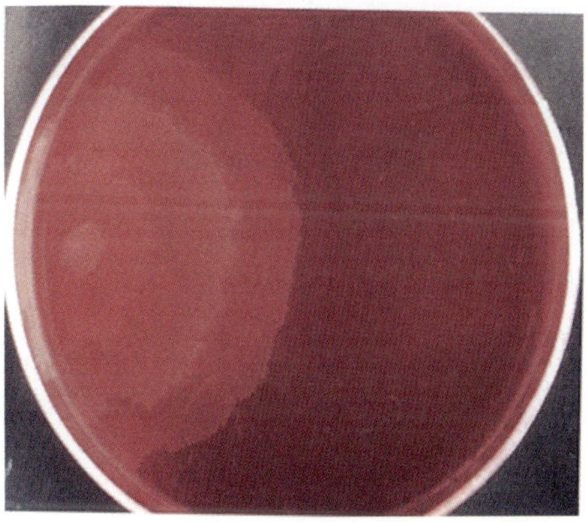

1) *Proteus vulgaris*
2) *Proteus mirabilis*
3) *Morganella morganii*
4) *Providencia rettgeri*
5) *Pseudomonas aeruginosa*

28.
*P. vulgaris*는 유주현상 뿐만이 아니라, Indole, MR, Sucrose, Maltose, DNase는 양성이다.

답 1)

29. KIA에서 사면 적색, 밑둥 검은색 혼탁과 균열을 보이고 다음의 결과를 보였다면?

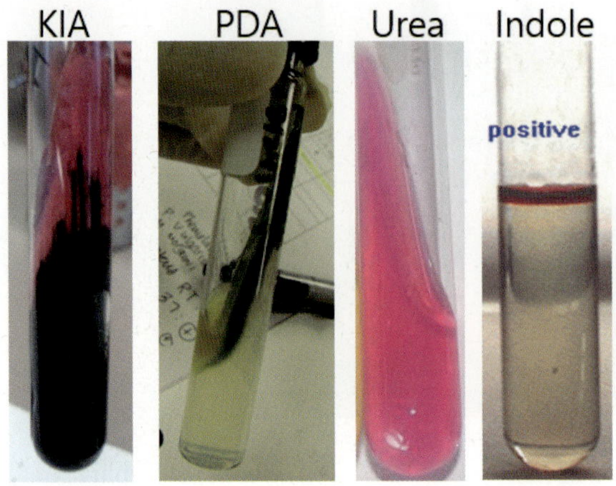

1) *E. tarda*
2) *P. vulgaris*
3) *P. mirabilis*
4) *M. morganii*
5) *S.* Paratyphi A

29.
*P. vulgaris*는 K/AGH$_2$S, Indole, Urea, KCN, PDA, MR, Sucrose, Maltose, DNase는 양성이지만 Lysine, Arginine, Ornithine 모두 음성이다. Indole 음성, ODC 양성은 *P. mirabilis*이다.

답 2)

30. 양극염색(bipolar staining)성을 나타내는 것은?

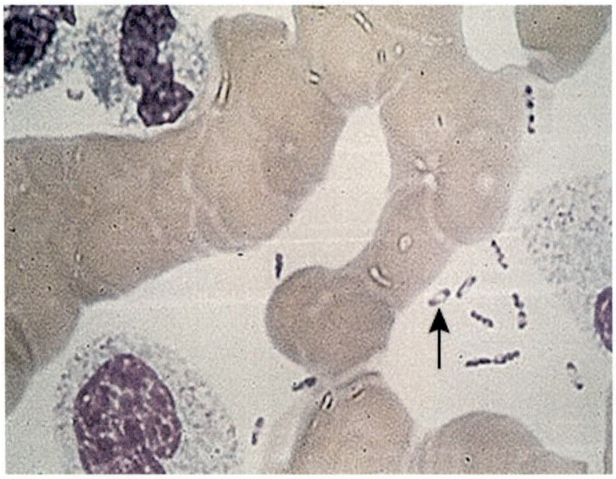

1) *E. coli*
2) *Yersinia pestis*
3) *Salmonella* Typhi
4) *Serratia marcescens*
5) *Corynebacterium diphtheriae*

30.
*Yersinia*는 양극성 염색(wayson 법)을 한다.

답 2)

16 Vibrio 균과

01. 비브리오과(*Vibrionaceae*)에 대한 다음 설명 중 옳은 것은?

1) 단편모–Oxidase 음성
2) 단편모–Oxidase 양성
3) 주모성편모–Oxidase 음성
4) 주모성편모–Oxidase 양성
5) 탄수화물의 산화적 이용–Oxidase 양성

02. *Vibrio*속, *Aeromonas*속을 장내세균과의 균속과 감별하는 중요한 생화학적 성상은?

1) 그람염색성
2) Oxidase test
3) TSI 배지 성상
4) O–F 시험에서 포도당 분해능
5) MacConkey 배지에서 발육능

03. 비브리오과(*Vibrionaceae*)에 대한 설명 중 옳은 것은?

1) 주모성 편모
2) 그람양성 막대균
3) 탄수화물을 산화
4) Oxidase test 양성
5) 토양에서 주로 서식

04. *V. cholerae*의 특성으로 옳은 것은?

1) String test 음성
2) TCBS에서 녹색 집락
3) Serotype은 Classical과 El–Tor이다.
4) 0%, NaCl peptone broth에서 증식 못함
5) 콜레라 원인균은 *V.cholerae* O1 또는 *V. cholerae* O139이다.

01.
비브리오균은 Oxidase test 양성이며, 조건무산소성균으로 포도당을 발효한다.
답 2)

02.
답 2)

03.
답 4)

04.
답 5)

05.

답 2)

05. *Vibrio cholerae*에 대한 설명으로 옳은 것은?

1) 10~18℃에서 잘 자라는 저온균이다.
2) 호염성으로 알칼리성 pH에서도 자란다.
3) 모든 균주는 콜레라 독소를 가지고 있다.
4) 그람음성막대균으로 주모성 편모를 가진다.
5) 콜레라 장독소에 대한 유전자는 플라스미드에 있다.

06.

답 5)

06. 콜레라균에 대하여 옳은 것은?

1) 협막을 가진다.
2) 주모성 편모를 가진다.
3) 질산염을 환원하지 않는다.
4) Sucrose를 분해하지 않는다.
5) 포도당을 발효하여 산을 생성하고 가스는 생성하지 않는다.

07.
장점막에서 adenylate cyclase의 활성화시킨다. verotoxin은 EHEC (*E. coli* O157:H7)이 생성한다.

답 1)

07. 콜레라 독소(cholera toxin)에 대한 설명으로 옳지 않은 것은?

1) 장점막에서 verotoxin을 생성한다.
2) *E. coli*의 LT (labile toxin)과 같은 기전이다.
3) 대변-구강 경로를 통해 전파되며 분변에 오염된 물이 원인이다.
4) *V.cholerae* O1 또는 *V. cholerae* O139가 제1군 전염병인 콜레라를 일으킨다.
5) 시간당 1리터 이상의 체액손실을 가져와 적절한 수액공급을 하지 않으면 탈수로 인해 사망을 일으킨다.

08.

답 3)

08. 여름철 해산물을 섭취한 후에 갑작스런 구토와 쌀뜨물 같은 심한 설사를 했다. 대변검체를 alkaline peptone broth에 6~8시간 배양하였더니 자랐다. 예상되는 진단은?

1) 이질
2) 장염
3) 콜레라
4) 아메바증
5) 장티푸스

09. 단편모로 활발한 운동을 하는 세균은?

1) *Vibrio cholerae*
2) *Salmonella typhi*
3) *Enterobacter cloacae*
4) *Yersinia enterocolitica*
5) *Plesiomonas shigelloides*

09.
답 1)

10. *Vibrio* 설명으로 옳은 것은?

1) Oxidase 시험 음성
2) Lysine decarboxylase 시험 음성
3) 미호기성으로 곧거나 굽은 콤마형 세균
4) TSI 배지에서 glucose 분해로 gas 생성
5) 선택적 증균배지로 alkaline peptone water 사용

10.
답 5)

11. 콜레라균의 선택적 증균배지?

1) BHI broth
2) Selenite broth
3) Nutrient broth
4) Tetrathionate broth
5) Alkaline peptone water

11.
답 5)

12. 콜레라균(*Vibrio cholerae*)의 분리를 위한 선택배지는?

1) Bordet−Gengou agar
2) Bacteroides bile esculin agar
3) Cycloserine−cefoxitin fructose agar
4) Buffered charcoal yeast extract agar
5) Thiosulfate citrate bile salts sucrose agar

12.
답 5)

13. *Vibrio cholerae*가 TCBS에서 황색 집락으로 나타나는 이유는?

1) Urease 분해
2) Glucose 분해
3) Lactose 분해
4) Sucrose 분해
5) Glucose 비분해

13.
답 4)

14.
답 5)

15.
답 4)

16.
답 2)

17.
답 3)

18.
답 5)

14. *Vibrio* 분리 동정에 이용되는 TCBS 배지의 옳은 설명은?

1) 배지의 최종 pH는 5.6이다.
2) 배지의 지시약은 methyl green이다.
3) 탄수화물은 glucose, lactose가 들어있다.
4) 배지의 멸균은 121℃, 15 Lb, 15분간 실시한다.
5) 배지 내의 sucrose가 분해하면 황색 집락이 된다.

15. *Vibrio cholerae*에 대해 옳은 것은?

1) 운동성 : −
2) Indole : −
3) Oxidase : −
4) TCBS : Yellow
5) NaCl 0%에서는 발육이 안됨

16. 다음 중 알칼리성이 가장 강한 배지는?

1) SS agar
2) TCBS agar
3) Nutrient agar
4) MacConkey agar
5) Mannitol salt agar

17. *Vibrio cholerae* O1의 classical biotype과 관련 있는 것은?

1) VP 양성
2) RBC의 용혈성
3) Phage Ⅳ에 감수성
4) Polymixin B에 내성
5) Hemagglutinin 양성

18. *Vibrio cholerae* O1의 El Tor biotype에 양성 반응을 나타내는 string 시험에 사용하는 시약은?

1) 10% KOH
2) 6% α−naphthol
3) 10% ferric chloride
4) 5% sodium hypochlorite
5) 0.5% sodium desoxycholate

19. NaCl을 첨가하지 않는 배지에서도 증식하는 균은?

1) *V. fluvialis*
2) *V. cholerae*
3) *V. vulnificus*
4) *V. alginolyticus*
5) *V. parahaemolyticus*

20. 콜레라와 유사한 질병과 관계된 담수성 비브리오균은?

1) *V. damsela*
2) *V. mimicus*
3) *V. vulnificus*
4) *Aeromonas spp.*
5) *V. parahaemolyticus*

21. *Vibrio parahaemolyticus*에 대한 설명이다. 맞는 것은?

1) 주모성 편모를 가진다.
2) 최적 조건이어도 성장은 느리다.
3) 영양요구성이 까다로운 세균이다.
4) 호염성 균으로 위장염을 유발한다.
5) Vi 항원으로 혈청학적 동정에 이용한다.

22. 생조개를 먹은 후에 경미한 복통과 함께 약간의 설사를 일으키는 세균은?

1) *Shigella sonnei*
2) *Helicobacter pylori*
3) *Shigella dysenteriae*
4) *Campylobacter jejuni*
5) *V. parahaemolyticus*

23. *V. parahaemolyticus*는 증식을 위해 다음 물질들 중에 무엇을 필요로 하는가?

1) 혈액
2) NAD
3) NaCl
4) Hemin
5) Colistin

19.
답 2)

20.
답 2)

21.
답 4)

22.
*V. parahaemolyticus*는 *V. cholerae*와 달리 자가 치유가 가능할 정도로 경미한 증상을 보이다가 소멸한다. 드물게 환자의 기저 면역상태가 좋지 않을 경우에는 항생체 처방이 필요할 수도 있다.
답 5)

23.
*Vibrio parahemolyticus*는 TSI 성상은 K/A이고 3% 6% 8% NaCl에 발육한다. 0%에서는 발육하지 않는다.
답 3)

24.

답 1)

25.

*Vibrio parahaemolyticus*는 해산물 섭취로 인한 위장염을 일으키는 원인균으로 임상에서 분리되는 균은 대부분 Kanagawa 현상 양성이다. 장염 vibrio의 일부 균에서 내열성의 용혈소를 생산하는데 이를 카나가와 용혈독이라 한다. 이 용혈소는 인간의 적혈구를 녹이지만, 말의 혈구에는 작용하지 않는다. 3~8% NaCl에서는 자라지만 10% NaCl에서는 자라지 못한다. lactose 및 sucrose를 비분해한다. 포도당은 분해하지만 가스는 생산하지 못한다. TSI와 KIA에서는 K/A 성상을 보인다.

답 5)

26.

답 3)

27.

답 5)

24. 설사변 중 장염 비브리오(*V. parahaemolyticus*)가 의심될 때 선택배지는?

1) TCBS agar
2) MacConkey agar
3) Hekton–Enteric agar
4) Bismuth sulfite agar
5) Salmonella Shigella agar

25. 장염을 일으키는 *Vibrio parahaemolyticus*의 옳은 설명은?

1) Kanagawa 현상 음성, 8% NaCl에서 성장
2) Kanagawa 현상 양성, 10% NaCl에서 증식
3) Kanagawa 현상 음성, TCBS에서 녹색 집락
4) Kanagawa 현상 음성, TCBS 배지에서 황색 집락
5) Kanagawa 현상 양성, TCBS 배지에서 녹색 집락

26. 임상에서 TCBS agar의 녹색 집락으로 순수 분리하여 동정을 할 때 *Vibrio parahaemolyticus*로 결정할 수 있는 주요 생화학적 반응은?

1) Oxidase 음성–Kanagawa 음성–8% NaCl 성장
2) Oxidase 음성–Kanagawa 양성–8% NaCl 성장
3) Oxidase 양성–Kanagawa 양성– 8% NaCl 성장
4) Oxidase 양성–Kanagawa 음성– 8% NaCl 성장억제
5) Oxidase 양성–Kanagawa 양성 – 8% NaCl 성장억제

27. Kanagawa 현상과 관련 있는 균은?

1) *V. cholerae*
2) *V. vulnificus*
3) *P. shigelloides*
4) *V. alginolyticus*
5) *V. parahaemolyticus*

28. *V. parahaemolyticus*의 Kanagawa 현상을 검사하는데 사용하는 배지는?

1) TCBS agar
2) Chocolate agar
3) Loeffler serum 배지
4) Wagatsuma 변법배지
5) 5% 면양의 혈액우무배지

28.
답 4)

29. 산화효소(oxidase) 양성, 8% NaCl에서 성장, TCBS 배지에서 녹색 집락을 형성, Kanagawa 현상을 보이는 호염성 세균은?

1) *Vibrio cholerae*
2) *Vibrio vulnificus*
3) *Aeromonas hydrophila*
4) *Vibrio parahaemolyticus*
5) *Plesiomonas shigelloides*

29.
답 4)

30. 간질환 및 면역력 저하자 등 기저질환이 있는 사람에서 패혈증 및 피부수포를 일으키는 감염과 관련된 호염 세균은?

1) *V. damsela*
2) *V. mimicus*
3) *Plesiomonas*
4) *V. vulnificus*
5) *A. hydrophila*

30.
간경변증이 있을 때 기회감염으로 올 수 있다.
답 4)

31. 해초나 어패류에 의해 창상감염을 일으키며 lactose를 느리게 분해하고, ONPG 양성인 균은?

1) *V. cholerae*
2) *V. mimicus*
3) *V. vulnificus*
4) *V. alginolyticus*
5) *V. parahaemolyticus*

31.
어패류를 먹어 비브리오 패혈증을 일으키며 천천히 Lactose 양성은 *V. vulnificus*. *V. parahemolyticus*와는 다르게 ONPG 양성이고, lactose 반응은 거의 48시간 후 양성이 된다.
답 3)

32. *Vibrio vulnificus*에 대한 설명으로 옳은 것은?

1) ONPG 음성이다.
2) Oxidase 음성이다.
3) sucrose를 분해한다.
4) 비브리오 패혈증의 원인이다.
5) Wagatsuma blood agar를 이용하여 용혈현상(Kanagawa 현상)을 관찰한다.

32.
답 4)

33.
TCBS agar에서 대부분은 녹색 집락, Nutrient broth(1% NaCl)에서 증식. *V. parahaemolyticus*는 cellobiose : − (*V. vulnificus*와 감별점)
답 1)

33. *Vibrio vulnificus*에 대하여 바르게 설명하고 있는 것은?

1) ONPG 양성
2) LDC 음성, ADH 양성
3) 8% NaCl 배지에서 증식
4) String 현상 1분 이상 양성 반응
5) 자당(sucrose)은 발효형식으로 분해한다.

34.
*V. vulnificus*는 Lactose를 서서히 분해하지만 *V. parahaemolyticus*는 비분해를 하기 때문에 균종을 감별하는데 도움이 된다.
답 3)

34. 해산어류 및 어패류에 의해서 창상감염 및 패혈증 등을 유발시키고 TCBS에서 녹색 집락을 형성, ONPG 양성인 균은?

1) *V. mimicus*
2) *V. cholerae*
3) *V. vulnificus*
4) *V. alginolyticus*
5) *V. parahaemolyticus*

35.
답 2)

35. 해류나 어패류에 의해 창상감염을 일으키며 ONPG 양성인 균은?

1) *V. cholerae*
2) *V. vulnificus*
3) *P. shigelloides*
4) *V. alginolyticus*
5) *V. parahaemolyticus*

36.
답 1)

36. 어패류를 섭취하여 복통을 호소하는 환자의 대변 검체를 접종한 TCBS 배지에서 녹색 집락을 형성하고 젖당(lactose)을 분해한 결과를 보이면 예상되는 균은?

1) *Vibrio vulnificus*
2) *Vibrio alginolyticus*
3) *Aeromonas hydrophila*
4) *Vibrio parahaemolyticus*
5) *Plesiomonas shigelloides*

37.
답 3)

37. TCBS에서 황색 집락을 형성하는 세균으로 옳은 것은?

1) *V. cholerae-V. vulnificus*
2) *V. vulnificus-V. mimicus*
3) *V. cholerae-V. alginolyticus*
4) *V. parahaemolyticus-V. fluvialis*
5) *V. alginolyticus-V. parahaemolyticus*

38. *V. parahaemolyticus*와 *V. alginolyticus*의 감별시험으로 좋은 것은?

1) 젖당의 발효
2) Oxidase 시험
3) 포도당의 발효
4) 일반우무배지에서의 발육 정도
5) TCBS의 집락 특성과 TSI의 성상

39. *Aeromonas*와 *Plesiomonas*의 공통적인 성상으로 옳은 것은?

1) O129 내성－포도당 발효
2) 포도당 발효－Oxidase 양성
3) Oxidase 양성－DNase 양성
4) Mannitol 분해－DNase 양성
5) O129 감수성－Mannitol을 분해

40. 균의 동정에서 *Aeromonas*와 *Plesiomonas*가 장내세균과 구별하기 위한 검사는?

1) 그람염색
2) 운동성 검사
3) Oxidasc 생성시험
4) 포도당을 발효시험
5) Mannitol을 분해시험

41. 균의 동정에서 *Aeromonas*와 *Plesiomonas*가 *Pseudomonas*와 구별하기 위한 검사법은?

1) 그람염색
2) 운동성 검사
3) 산소성 배양
4) Oxidase 검사
5) 포도당의 발효유무

38.

답 5)

39.

답 2)

40.

답 3)

41.
*Aeromonas*와 *Plesiomonas*는 조건무산소성 그람음성막대균이며 oxidase 양성이다. glucose를 발효하여 NFB와 구분된다.

답 5)

42. 냉혈동물에 병원균으로서 혈액우무배지에서 β–용혈을 일으키고 사람의 상처에 감염을 일으키는 균은?

1) *Aeromonas*
2) *V. damsela*
3) *V. mimicus*
4) *Plesiomonas*
5) *V. vulnificus*

43. 담수어 생식 시 위장염 및 식중독을 유발을 하고, 혈액우무배지에서 β–용혈, oxidase 양성, esculin을 가수분해하는 균은?

1) *Vibrio cholerae*
2) *Vibrio mimicus*
3) *Vibrio vulnificus*
4) *Aeromonas hydrophila*
5) *Plesiomonas shigelloides*

44. *Aeromonas* 균속과 *Plesiomonas* 균속의 감별시험은?

1) β–hemolysis
2) Glucose 발효
3) Oxidase 시험
4) Catalase 시험
5) Sucrose 분해능

42.
*Aeromonas*는 배양 시 30℃가 최적 발육온도이고, 보통배지에서도 잘 발육한다. 혈액우무배지에서 완전용혈(β–hemolysis)을 보이며, MacConkey agar 또는 SS agar에서는 주로 무색 집락(lactose를 서서히 분해)을 보인다.

답 1)

43.
*A. hydrophila*는 TCBS에서 발육을 못하기 때문에 BAP와 MacConkey로 분리 배양을 하며, 특히 혈액우무배지에서 β–용혈을 일으키고, esculin을 가수분해하는 특성이 있다.

답 4)

44.
*Aeromonas*와 *Plesiomonas*는 조건무산소성 그람음성막대균이며 oxidase 양성이다. glucose를 발효하여 NFB와 구분된다.

답 1)

비브리오속 실기문제

01. TCBS agar이다. 예상되는 세균은?

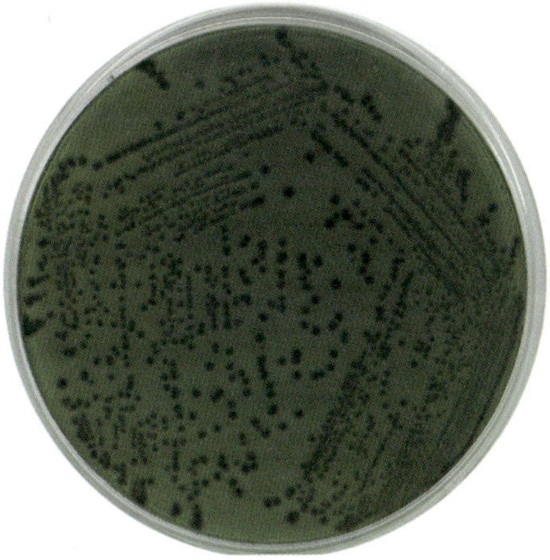

1) *V. fluvialis*
2) *V. cholerae*
3) *V. alginolyticus*
4) *V. metschinikovii*
5) *V. parahemolyticus*

01.
TCBS에서 황색 집락을 형성하는 세균 *V. cholerae, V. alginolyticus*이다.
답 5)

02. *Vibrio cholerae*와 *Vibrio parahemolyticus* 감별에 좋은 당은?

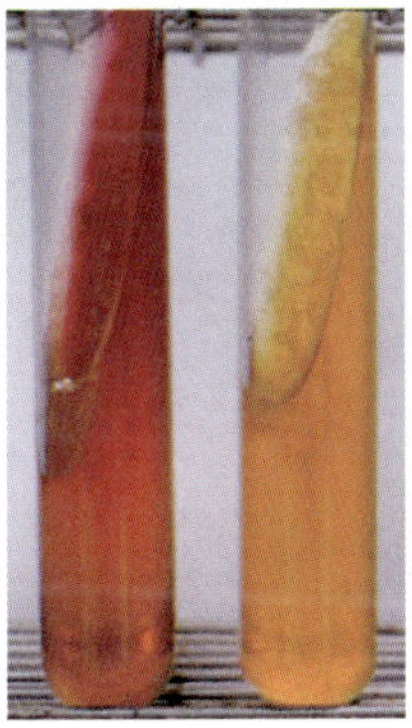

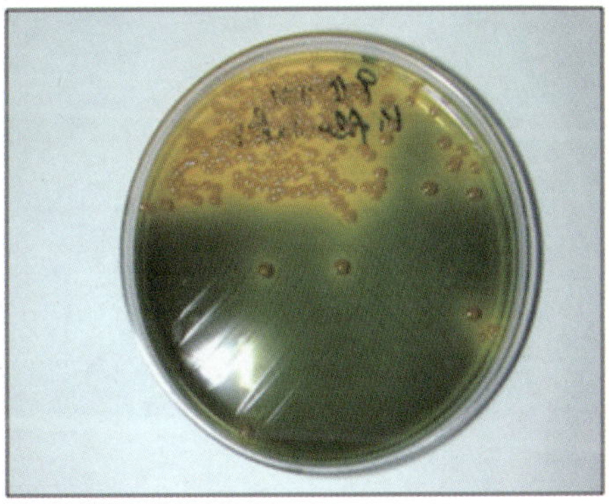

1) Glucose
2) Inositol
3) Lactose
4) Sucrose
5) Mannitol

02.
TCBS (thiosulfate citrate bile sucrose)는 sucrose 분해능을 볼 수 있다.
답 4)

03.
*Vibrio cholerae*는 string test 양성이다.
답 4)

04.
*V. vulnificus*와 *V. parahaemolyticus*는 TCBS에서 녹색집락을 보인다. *V. parahaemolyticus*는 Lactose를 분해하지 않지만 *V. vulnificus*는 Lactose를 서서히 분해한다.
답 3)

03. 이 시험의 시약과 양성인 세균은?

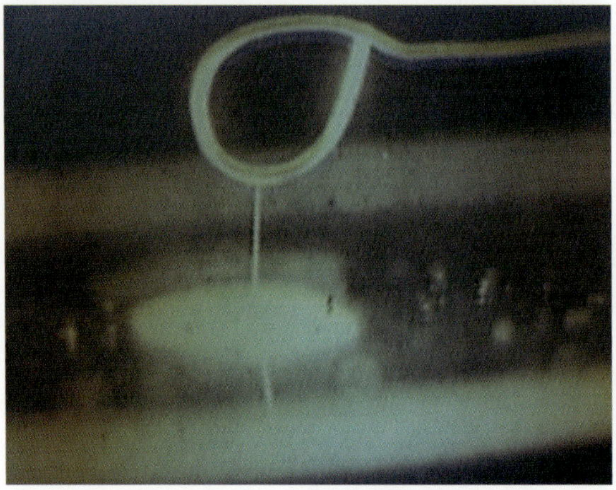

1) Bile salt−*S. aureus*
2) Coagulase−*S. aureus*
3) Coagulase−*V. cholerae*
4) 0.5% Sodium desoxycholate−*V. cholerae*
5) 0.1% Toluidine Blue−*V. parahaemolyticus*

04. TCBS의 집락이다. ONPG 양성인 균은?

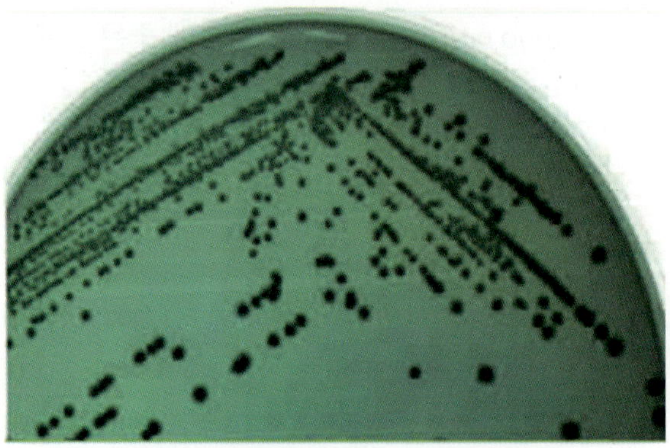

1) *A. faecalis*
2) *V. cholerae*
3) *V. vulnificus*
4) *V. alginolyticus*
5) *V. parahaemolyticus*

05. NaCl의 배양결과이다 예상되는 세균은?

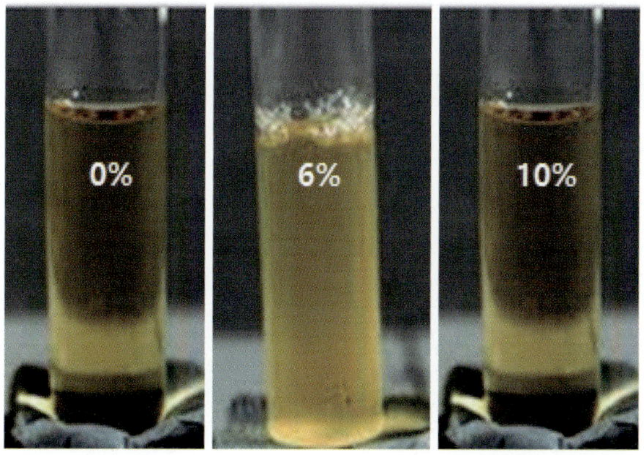

1) *V. fluvialis*　　2) *V. mimicus*
3) *V. cholerae*　　4) *V. vulnificus*
5) *V. alginolyticus*

06. 혈액한천배지에 배양한 집락과 oxidase, esculin 결과로 대하여 예상되는 균은?

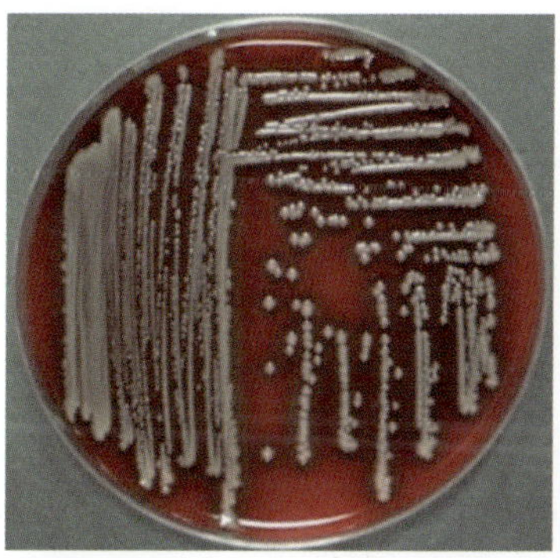

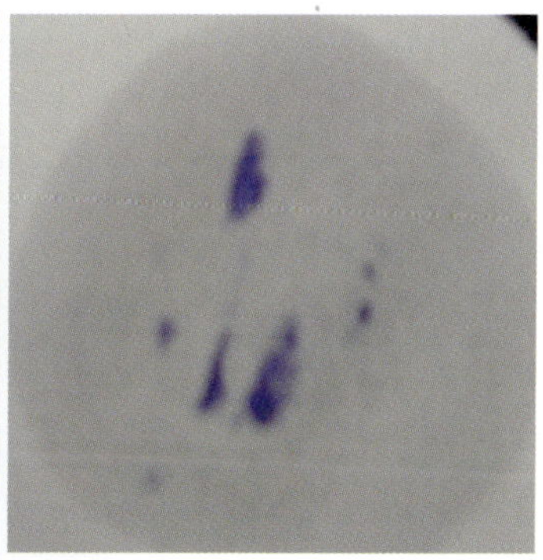

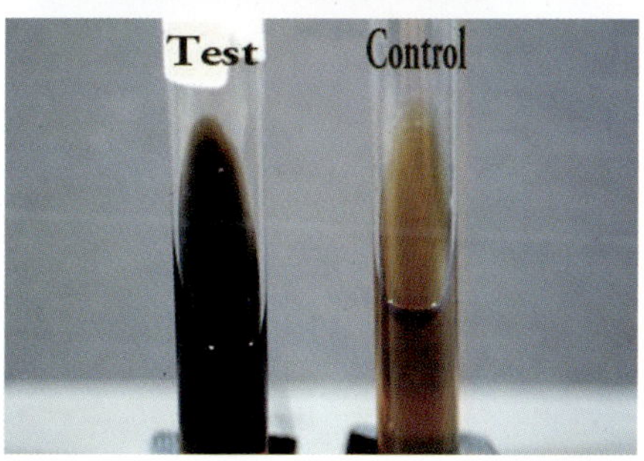

1) *Vibrio cholerae*　　2) *Aeromonas hydrophila*
3) *Plesiomonas shigelloides*　　4) *Pseudomonas aeruginosa*
5) *Acinetobacter baumannii*

05.
NaCl 0%~6%에서 증식하면 *V. cholerae*, 1%~6%에서 증식하면 *V. vulnificus*, 1%~8%에서 증식하면 *V. parahaemolyticus* 이다.

답 4)

06.
*Aeromonas*는 혈액우무배지에서 완전용혈(β-hemolysis)을 보이며, oxidase, mannitol, esculin, DNase가 양성을 보인다.

답 2)

17 포도당 비발효 그람음성막대균(NFB)

01. 화상, 요로 및 창상 감염증을 유발시키며, pyocyanin 색소를 생성하며, 42℃에서는 발육을 하지만, 4℃에서는 발육을 하지 않는 세균은?

1) *Campylobacter jejuni*
2) *Pseudomonas aeruginosa*
3) *Pseudomonas fluorescens*
4) *Acinetobacter baumannii*
5) *Stenotrophomonas maltophilia*

02. 호흡기검체를 MacConkey 배지에서 42℃로 배양하였더니 방향성 냄새의 청녹색 집락이 관찰되고, 산화효소(oxidase)가 양성인 그람음성 막대균의 동정결과로 옳은 것은?

1) H_2S 양성
2) 포도당 산화
3) Motility 음성
4) Catalase 음성
5) 질산염환원능 음성

03. 42℃ 온도 내성 시험에 양성인 균은?

1) *V. parahaemolyticus*
2) *Pseudomonas aeruginosa*
3) *Pseudomonas fluorescens*
4) *Acinetobacter baumannii*
5) *Stenotrophomonas maltophilia*

04. *Pseudomonas aeruginosa*의 편모염색 결과는?

1) 무편모
2) 양극성 편모
3) 주모성 편모
4) 총모성 편모
5) 하나의 극성 편모

01.
*P. aeruginosa*는 *P. fluorscens*와 생화학적 성상이 유사하지만, 42℃에서는 발육을 하고 4℃에서는 발육을 못하는 점이 *P. aeruginosa*의 특징이다. *P. fluorscens*는 주로, fluorescein을 생성하지만 42℃에서는 발육을 하지 못하고 4℃에서는 발육을 한다.

답 2)

02.

답 2)

03.
42℃에 증식하는 세균은 *Pseudomonas aeruginosa, Camphylobacter jejuni, Enterococcus* 등이 있다.

답 2)

04.
*Pseudomonas aeruginosa*는 그람음성 막대균으로 단모성 편모를 가지고 활발한 운동을 하며, 0.5~0.8×1.5~3.0 µm의 무아포 그람음성 막대균이며 단염색법으로도 염색이 잘된다.

답 5)

05. 산소성 그람음성막대균으로 glucose를 산화적으로 분해하며, oxidase 양성이고 pyocyanin 색소를 생성하면서 단모성 극편모를 가진 세균은?

1) *Campylobacter jejuni*
2) *Listeria monocytogenes*
3) *Vibrio parahaemolyticus*
4) *Pseudomonas aeruginosa*
5) *Haemophilus parainfluenzae*

06. 원내감염의 원인균으로 항생제에 내성이 많으며, oxidase 양성이고 Mueller-Hinton 우무배지에서 과일 향과 청록색 색소를 생성하는 그람음성 막대균은?

1) *Serratia marcescens*
2) *Neisseria meningitidis*
3) *Listeria monocytogenes*
4) *Acinetobacter baumannii*
5) *Pseudomonas aeruginosa*

07. *Pseudomonas*의 성상으로 옳은 것은?

1) Catalase 양성-양모균-무아포
2) 극모균-TSI 성상이 K/A-무아포
3) 산소성-TSI 성상이 K/K-양모균
4) 무아포-산소성-TSI 성상이 K/A
5) TSI 성상이 K/K-극모균-catalase 양성

08. 녹농균의 성상으로 옳은 것은?

1) 중앙아포다.
2) TSI 성상은 K/A이다.
3) 포도당은 발효형식으로 분해한다.
4) Oxidase와 catalase 시험은 음성이다.
5) 혈액우무배지나 MacConkey agar에 발육하며 달콤한 과일 향을 낸다.

05.
답 4)

06.
답 5)

07.
포도당을 발효하지 않고, 산화에 의해 분해하여 K/K이다.
답 5)

08.
혈액우무배지에서 β-용혈 보이며, 방향성 냄새를 갖는 균은 *Psudomonas aeruginosa*이다.
답 5)

09.
답 5)

10.
답 3)

11.
답 5)

12.
답 4)

13.
답 4)

09. 녹농균의 성상으로 옳은 것은?

1) 주모성 편모
2) Oxidase 시험 음성
3) TSI 배지 성상은 K/A
4) OF 시험에서 포도당 발효
5) 배양 배지에서 포도향기나 방향성 냄새

10. 녹색의 화농성 검체, 그람음성 막대균, oxidase 양성, 방향성 냄새, TSI agar에서 K/K 균은?

1) *P. vulgaris*
2) *P. mirabilis*
3) *P. aeruginosa*
4) *P. fluorescens*
5) *A. baumannii*

11. Pyocyanin 색소를 생성하는 균속은?

1) *Vibrio*
2) *Serratia*
3) *Yersinia*
4) *Escherichia*
5) *Pseudomonas*

12. *Pseudomonas aeruginosa*에 대한 특성 중 옳은 것은?

1) Oxidase 음성
2) 운동성이 음성
3) Arginine 음성
4) Pyoverdin 생산
5) 42℃에서 성장하지 않는다.

13. 포도당 비발효 그람음성막대균으로 pyocyanin과 fluorescein 두 가지 색소를 모두 생성하고 42℃에서 발육하는 균은?

1) *Campylobacter jejuni*
2) *Listeria monocytogenes*
3) *Acinetobacter baumannii*
4) *Pseudomonas aeruginosa*
5) *Stenotrophomonas maltophilia*

14. TSIA에서 K/K 성상을 보이며 MacConkey agar에서 청녹색 집락이 관찰되면 *Pseudomonas aeruginosa*를 의심할 수 있다. 적절한 검사법은?

1) Indole
2) DNase
3) Esculin
4) Lactose
5) 42℃ 발육능

15. *Pseudomonas* 중에서 42℃ 온도 내성시험에 양성인 세균은?

1) *P. putida*
2) *P. mallei*
3) *P. cepacia*
4) *P. aeruginosa*
5) *P. fluorescens*

16. 포도당비발효 그람음성 막대균 중 oxidase 음성, 운동성 양성인 세균은?

1) *Campylobacter jejuni*
2) *Pseudomonas aeruginosa*
3) *Pseudomonas fluorscens*
4) *Acinetobacter baumannii*
5) *Stenotrophomonas maltophilia*

17. Oxidase 음성인 그람음성 막대균은?

1) *Alcaligenes faecalis*
2) *Burkholderia cepacia*
3) *Pseudomonas fluorescens*
4) *Pseudomonas aeruginosa*
5) *Stenotrophomonas maltophilia*

14.
답 5)

15.
답 4)

16.
*S. maltophilia*는 oxidase는 음성이지만 motility와 maltose, DNase가 양성이다.
답 5)

17.
*Stenotrophomonas maltophilia*의 옛 학명은 *Xanthomonas* (*Pseudomonas*) *maltophilia*이다.
답 5)

18. *Acinetobacter* 균속의 성상으로 옳은 것은?

1) Oxidase 양성
2) 무산소성 그람음성 막대균
3) 운동성을 갖는 짧은 막대균
4) 미량의 가스와 탄수화물 분해
5) MacConkey agar에서 발육한다.

18.
*Acinetobacter*는 oxidase 음성인 산소성 그람음성 짧은막대균이고, 산화적으로 탄수화물을 이용한다.
답 5)

19. 포도당 비발효 그람음성 짧은막대균으로 oxidase 음성, 운동성 음성, 비용혈성인 균은?

1) *Moraxella catarrhalis*
2) *Burkholderia cepacia*
3) *Acinetobacter baumanii*
4) *Vibrio parahaemolyticus*
5) *Pseudomonas fluorescens*

19.
답 3)

20. 그람음성 짧은막대균(coccobacilli)으로 그람음성 쌍알균인 *Neisseria* spp.와 혼동되며, 탄수화물 비발효성, 운동성 음성, oxidase 음성인 세균은?

1) *Burkholderia mallei*
2) *Moraxella catarrhalis*
3) *Yersinia enterocolitica*
4) *Acinetobacter baumanii*
5) *Pseudomonas aeruginosa*

20.
*Acinetobacter baumanii*는 oxidase 음성이며 Gram negative bacilli이다.
답 4)

21. *Acinetobacter baumannii*의 성상으로 옳은 것은?

1) Oxidase 양성–운동성 양성–포도당 산화
2) Oxidase 음성–운동성 음성–포도당 발효
3) Oxidase 음성–운동성 음성–포도당 산화
4) Oxidase 음성–운동성 양성–포도당 산화
5) Oxidase 양성–운동성 양성–포도당 발효

21.
*Acinetobacter baunannii*는 MacConkey agar에서 발육하며 운동성 음성, oxidase 음성인 포도당 비발효(산소성) 그람음성 짧은막대균이다.
답 3)

22. 요로감염을 유발시키며, oxidase와 운동성 음성인 그람음성 짧은막대균은?

1) *Campylobacter jejuni*
2) *Pseudomonas aeruginosa*
3) *Pseudomonas fluorescens*
4) *Acinetobacter baumannii*
5) *Stenotrophomonas matophilia*

22.
*A. baumannii*는 NFB 중 oxidase와 Motility 음성인 그람음성 짧은막대균이다.

답 4)

23. *Acinetobacter baumannii*의 특성은?

1) 운동성 양성
2) Oxidase 양성
3) Penicillin에 감수성
4) 영양우무배지에서 비발육
5) MacConkey agar에서 발육

23.

답 5)

24. *Acinetobacter baumannii*와 *N. gonorrhoeae*를 감별할 수 있는 성상은?

1) 운동성 없음
2) 포도당 산화
3) oxidase 음성
4) 그람양성 막대균
5) β 용혈성

24.
*Acinetobacter baumannii*는 oxidase 음성이며 MacConkey agar에서 발육한다. *Neisseria gonorrhoeae*는 oxidase 양성이며 MacConkey agar에서 발육하지 못한다.

답 3)

포도당 비발효 그람음성막대균(NFB) 실기문제

01. BAP와 Mueller Hinton 배지에서 성상으로 예상되는 세균으로 옳은 것은?

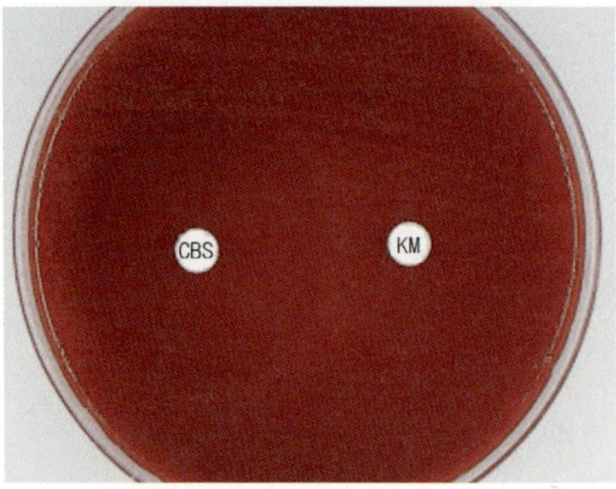

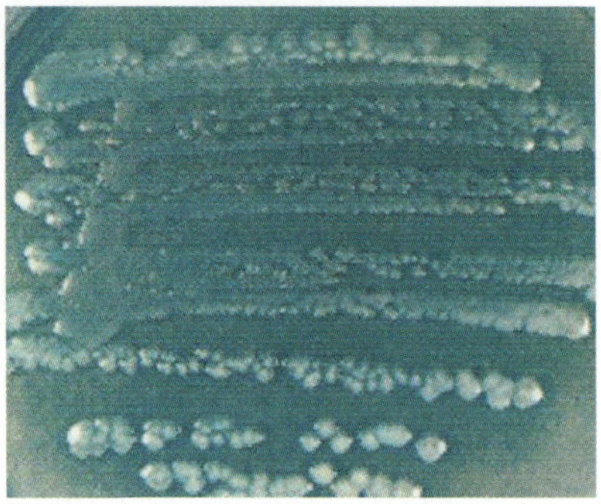

1) *Escherichia coli*
2) *Vibrio cholerae*
3) *Shigella sonnei*
4) *Serratia marcescens*
5) *Pseudomonas aeruginosa*

01.
*P. aeruginosa*는 주로 항균제 내성균이며, kanamycin에는 내성이나, cabenicillin에는 감수성이다. 녹색색소(pyocyanin) 를 생성하며, 42℃에서는 발육을 하지만, 4℃에서는 발육을 하지 못한다.

답 5)

02. 포도당비발효 그람음성막대균을 BAP에 배양한 집락과 그람염색 & oxidase 검사 결과이다. 운동성이 음성이면 예상되는 세균은?

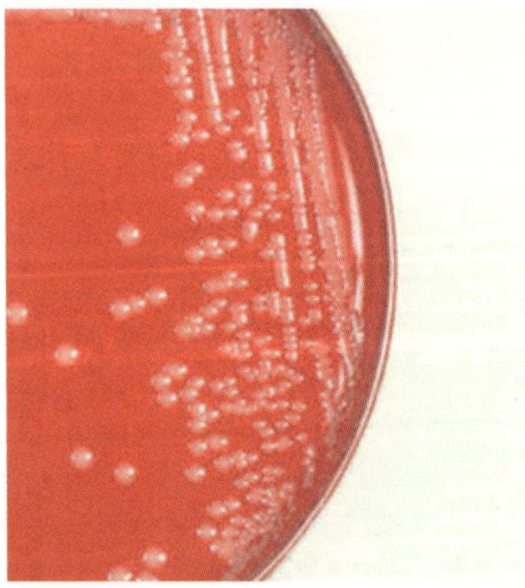

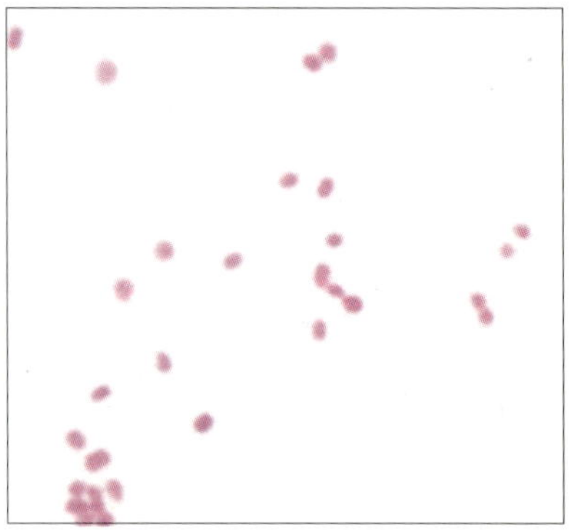

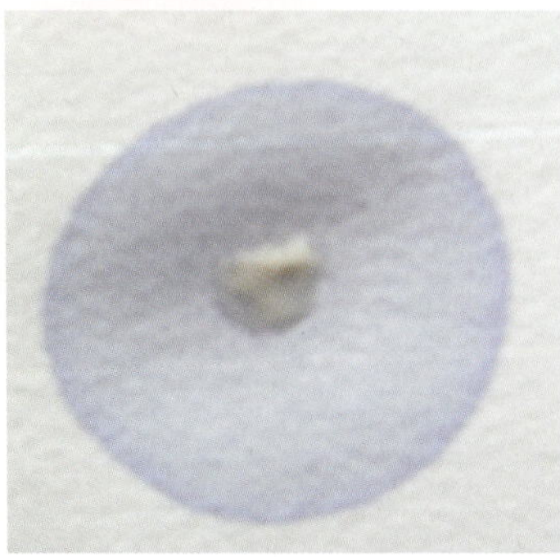

1) *Vibrio cholerae*
2) *Acinetobacter baumannii*
3) *Pseudomonas fluorescens*
4) *Pseudomonas aeruginosa*
5) *Stenotrophomonas maltophilia*

02.
포도당 비발효 그람음성 짧은막대균으로 oxidase 음성, 운동성 음성, 비용혈성인 세균은 *Acinetobacter baumannii*이다.

답 2)

03. 객담, 농 등에서 분리되고, 균 교대현상도 일으키며 42℃에서는 배양이 되지만 4℃에서는 배양되지 않는 균은?

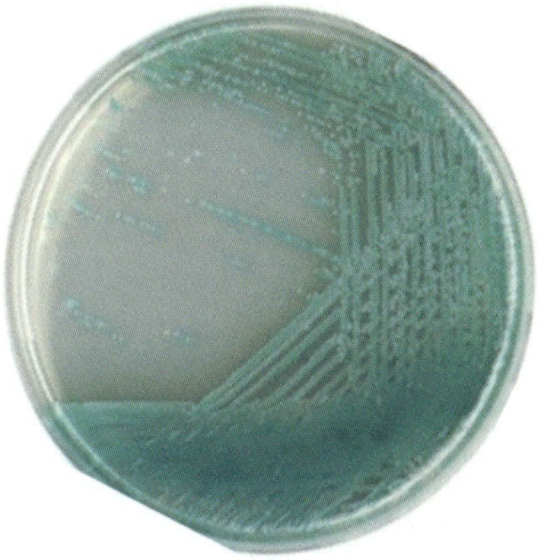

1) *Shigella sonnei*
2) *Klebsiella pneumoniae*
3) *Enterobacter aerogenes*
4) *Haemophilius influenzae*
5) *Pseudomonas aeruginosa*

04. 사진의 결과(Mueller-Hinton agar, TSI)로 예상되는 세균은?

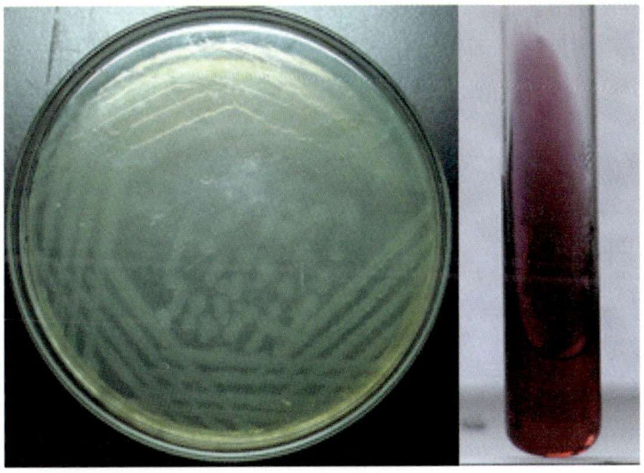

1) *Vibrio cholerae*
2) *Aeromonas hydrophillia*
3) *Acinetobacter baumannii*
4) *Pseudomonas aeruginosa*
5) *Stenotrophomonas maltophilia*

03.
*Pseudomonas aeruginosa*는 녹색의 농을 형성하며, gelatin과 arginine이 양성인 극단모성 포도당비발효 그람음성막대균이다.

답 5)

04.
*Pseudomonas aeruginosa*는 Mueller-Hinton agar에서 녹색색소와 포도향기를 내는 극성 편모 균으로, TSI-K/K, oxidase 양성이다.

답 4)

05. Mueller-Hinton 배지와 TSI 성상에 해당되는 균은?

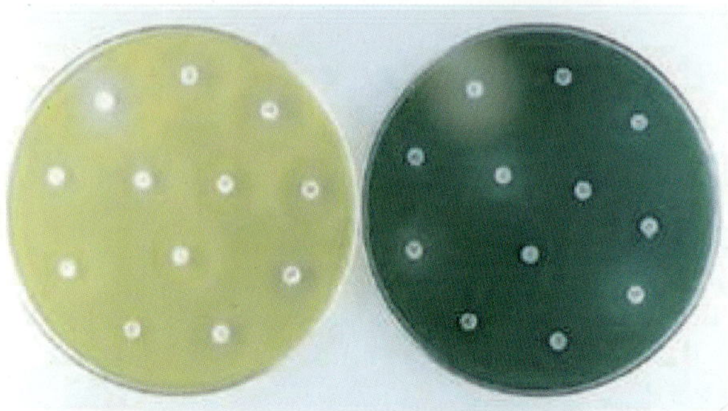

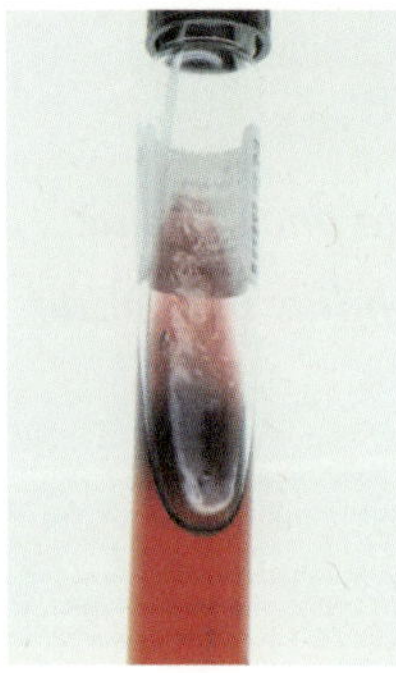

1) *Vibrio cholerae*
2) *Campylobacter jejuni*
3) *Pseudomonas aeruginosa*
4) *Acinetobacter baumannii*
5) *Stenotrophomonas maltophilia*

05.
원내감염의 대표세균으로 많은 항균제에 내성을 가진다.

답 3)

06. 그람음성 짧은막대균으로 oxidase와 운동성이 음성인 세균은?

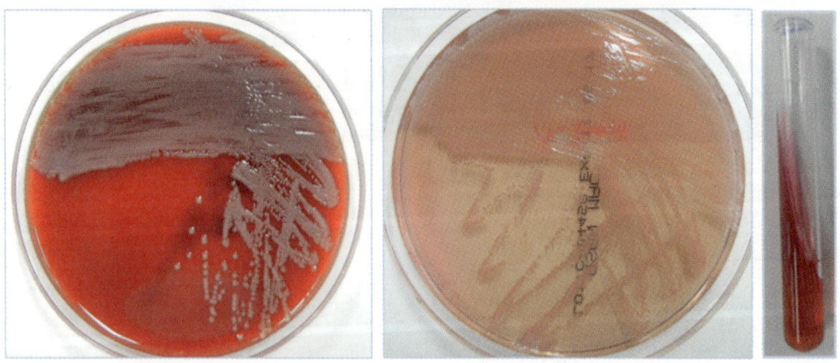

1) *Vibrio cholerae*
2) *Campylobacter jejuni*
3) *Pseudomonas aeruginosa*
4) *Acinetobacter baumannii*
5) *Stenotrophomonas maltophilia*

06.
포도당비발효 세균으로 비용혈성세균이다.

답 4)

18 *Haemophilus*

01. *Haemophilus influenzae*의 옳은 설명은?

1) 운동성이다.
2) 협막을 가지지 않는다.
3) 인플루엔자의 원인균이다.
4) 보통우무배지에서 발육한다.
5) 혈액우무배지보다 초콜릿우무배지에 더 잘 증식한다.

02. *Haemophilus*의 일반적인 배양 배지는?

1) EMB 배지
2) 초콜릿배지
3) 혈액우무배지
4) BHI 우무배지
5) Trypticase soy agar

03. 6개월~2세 어린이의 세균성 수막염은 주로 어느 세균에 의하는가?

1) *Neisseria meningitidis*
2) *Klebsiella pneumoniae*
3) *Haemophilus influenzae*
4) *Streptococcus pyogenes*
5) *Streptococcus pneumoniae*

04. *Haemophilus influenzae*에 관하여 옳은 것은?

1) 운동성이며 협막을 가지고 있다.
2) 유행성 인플루엔자의 원인균이다.
3) 그람음성 알균으로 V 인자를 요구한다.
4) 다형태성으로 혈액우무배지에서 잘 증식한다.
5) 소아의 수막염, 후두염, 관절염, 중이염 등을 일으킨다.

05. *Haemophilus influenzae*에 관하여 옳은 것은?

1) 그람염색이 불분명하다.
2) 혈액우무배지에서 잘 증식한다.
3) Oxidase 양성이고, 운동성 양성이다.
4) 수막염을 일으키는 균은 협막이 있다.
5) 산소성 균으로 glucose를 oxidation 한다.

01.
*H. influenzae*는 X와 V 인자가 필요한 배양이 까다로운 세균이다. 초콜릿우무배지에서는 잘 증식한다.

답 5)

02.
조건무산소성이며 보통우무배지에는 발육하지 않고 발육에는 X 인자와 V 인자를 필요로 한다. Chocolate 우무배지에서 37℃, 24~48시간 배양하면 0.5~1.0 mm의 이슬 모양의 작은 집락을 형성한다.

답 2)

03.
*Haemophilus influenzae*는 어린이의 세균성 수막염 유발의 가장 일반적인 원인 균이다. 이 세균은 호흡 감염이나 중이염에 관련되어 때때로 발견된다. *H. influenzae, Neisseria meningitidis, Streptococcus pneumoniae*는 세균성 수막염 병원균의 80~90%를 차지한다.

답 3)

04.
*H. influenzae*는 그람음성 짧은막대균으로 크기가 1~1.5 μm×0.3 μm 정도의 짧은막대균(coccoid bacilli)으로 다형태성(pleomorphic form)이다. 협막은 있으나 아포와 편모는 없다.

답 5)

05.
*H. influenzae*는 그람음성 짧은막대균으로 크기가 1~1.5 μm×0.3 μm 정도의 짧은막대균(coccoid bacilli)으로 다형태성(pleomorphic form)이다. 협막은 있으나 아포와 편모는 없다.

답 4)

06. *H. influenzae*를 6개의 type으로 구분하는 것은 어떤 구성 성분의 차이로 하는가?

1) 섬모
2) 편모
3) 협막
4) 세포벽
5) 세포막

07. *H. influenzae*를 6개의 Type 중 가장 심각한 독성을 일으키며 흔히 발견되는 것은?

1) A
2) B
3) C
4) D
5) E

08. *Haemophilus*균속의 X (Hemin) 인자 요구도를 확인하기위한 검사방법은?

1) NAD 생성 시험
2) Indole 생성 시험
3) Urease 생성 시험
4) Porphyrin 생성 시험
5) Ornithine decarboxylase 생성 시험

09. *Haemophilus influenzae*를 예상하고 혈액우무배지에 검체를 접종할 경우 배지에 더 필요한 발육소는?

1) X factor
2) V factor
3) Hemoglobin
4) Hemin과 NAD
5) X 및 V factor

10. *H. influenzae*의 위성현상에서 *Staphylococcus aureus*가 생성하는 물질은?

1) 용혈소
2) X 인자
3) V 인자
4) X, V 인자
5) Hyaluronidase

06.
*Haemophilus influenzae*는 수막염, 후두개염, 패혈증을 동반하는 연조직염, 폐렴 유발하며, 협막 구성 성분의 차이로 6개의 type (A, B, C, D, E, F)으로 구분한다.
답 3)

07.
*Haemophilus influenzae*는 type b가 가장 심각한 독성을 일으키며 흔히 발견되며, 소아에서 치명적이다.
답 2)

08.
답 4)

09.
*H. influenzae*는 X와 V 인자들을 포함하는 배지를 필요로 하는 까다로운 세균이다. 초콜릿우무배지에서는 잘 증식하는데, 혈액우무배지에서는 포도알균의 접종을 필요로 한다.
답 2)

10.
*H. influenzae*는 V 인자 NAD (nicotinamide adenine dinucleotides)를 증식에 필요로 한다. *Staphylococus aureus*는 V-factor를 생산한다.
답 3)

11. *Haemophilus influenzae*에 의해 나타나는 위성현상에서 포도알균이 생성하는 것은?

1) X인자 2) V인자
3) X, V인자 4) Hemolysin
5) Hyaluronidase

12. *Haemophilus*의 발육에 필요한 V 인자는 어떤 물질인가?

1) Hemin 2) Ribonuclease
3) Pyridium nuclease 4) α-ketoglutaric acid
5) Nicotinamide adenine dinucleotide

13. 발육 시에 대사산물로 V factor를 생성하는 균은?

1) *Yeast-Staphylococci* 2) *Neisseria-Enterobacter*
3) *Micrococci-Streptococci* 4) *Staphylococci-Micrococci*
5) *Pneumococci-Enterobacter*

14. *Haemophilus influenzae*의 성장을 위한 V factor는?

1) Hemin 2) Porphyrin
3) Erythrocytes 4) N-acetylcystein
5) Nicotinamide adenine dicleotide (NAD)

15. *Haemophilus* 중에 X 및 V factor를 요구하는 균은?

1) *H. ducreyi* 2) *H. influenzae*
3) *H. aphrophilus* 4) *H. parainfluenzae*
5) *H. parahaemolyticus*

11.
답 2)

12.
V 인자는 *Haemophilus*의 몇 종들에 의해 요구되는 열 불안정성 물질 nicotinamide adenine dinucleotide인 coenzyme이다. *S. aureus*. *Neisseria* 등 에서 보인다. X 인자는 hemin 또는 hematin에서 얻어지고 열에 안정된다.
답 5)

13.
V 요구 → *H. parainfluenzae*
H. parahaemolyticus. *H. aegyptius*,
V 인자는 이열성이므로 NAD나 NADP로 대치될 수 있으며, *Staphylococcus*, *Neisseria*, Yeast 등이 만든다.
답 1)

14.
*Haemophilus influenzae*의 성장을 위한 V factor는 *S. aureus*의 도움을 받지만, nicotinamide adenine dicleotide (NAD)에서도 얻는다.
답 5)

15.
X, V 요구 → *H. influenzae*
H. haemolyticus. *H. aegyptius*
답 2)

16. 다음 중 X, V factor가 있어야 자라는 균은?

1) *H. ducreyi*
2) *G. vaginalis*
3) *H. influenzae*
4) *H. parainfluenzae*
5) *H. parahemolyticus*

16.
답 3)

17. 서로 연결이 옳은 것은?

1) *H. ducreyi* – V인자 필요
2) *H. parainfluenzae* – X인자 필요
3) *H. parahemolyticus* –X, V인자 필요
4) *H. influenzae* – Porphyrin시험 양성
5) *H. parainfluenzae* – Porphyrin 시험 양성

17.
*H. parahemolyticus*는 V-인자만 필요하고, porphyrin 시험 양성이다.
답 5)

18. *H. ducreyi*의 성상에 맞는 것은?

1) X factor를 요구
2) V factor를 요구
3) X 및 V factor를 요구
4) 혈액우무배지에서 용혈성
5) MacConkey agar에서 증식

18.
*Haemophilus ducreyi*는 성병의 일종인 연성하감(soft chancre) 환자에서 처음 원인균으로 분리되었다. 그람음성 막대균으로 아포와 협막, 편모는 없다. 30% 가토혈액이 첨가된 배지에서 3~5% CO_2, 33~35℃에서 7~10일 동안 배양한다. X 인자는 필요로 하지만 V 인자는 요구하지 않는다.
답 1)

19. *Haemophilus* 균속 중 증식에 X 인자만 필요로 하는 균은?

1) *H. ducreyi*
2) *H. influenzae*
3) *H. hemolyticus*
4) *H. parainfluenzae*
5) *H. parahemolyticus*

19.
답 1)

20. 성적으로 감염되는 연성하감은 *Haemophilus*의 어느 종에 의해 유발되는가?

1) *H. segnis*
2) *H. ducreyi*
3) *H. aegyptius*
4) *H. influenzae*
5) *H. parainfluenzae*

20.
답 2)

21. *Haemophilus ducreyi*가 일으키는 질병은?

1) 수막염
2) 경성하감
3) 연성하감
4) Ludwig's angina (협심증)
5) Ophthalmia neonatorum (신생아 안염)

22. 생식기계 궤양과 무른 서혜부 림프절 장애를 일으키는 그람음성 짧은 막대균으로 발육에 X 인자를 요구하는 세균에 의한 질환은?

1) 매독
2) 탄저병
3) 트라코마
4) 연성하감
5) 세균성질염

23. 세균성 질염과 연관있으며 질 분비 검체의 상피세포에 clue cell이 관찰되는 균은?

1) *Gardnerella vaginalis*
2) *Haemophilus ducreyi*
3) *Haemophilus influenzae*
4) *Neisseria gonorrhoreae*
5) *Haemophilus parainfluenza*

21.

답 3)

22.

답 4)

23.

*Gardnerella vaginalis*는 그람염색성이 불분명한 막대균 또는 짧은막대균이며, 세포벽 성분이 그람양성균과 비슷하지만 다른 그람양성 세균보다 peptidoglycan 층이 훨씬 얇다. 또한, *Mobiluncus* spp.는 그람 음성 짧은 막대균으로, *G. gaginalis*와 *Mobiluncus* spp.가 혼합 감염할 때 질염이 성립하며, 이들 감염 세균의 군집이 질 점막 상피 세포 내부에서 세뇨내 감염한 형상으로 관찰되는 경우, 질상피 세포를 clue cell (단서세포)라 부른다.

답 1)

Haemophilus 실기문제

01. 혈액우무배지에서 *S. aureus*를 획선 배양한 주변에 자라는 균은?

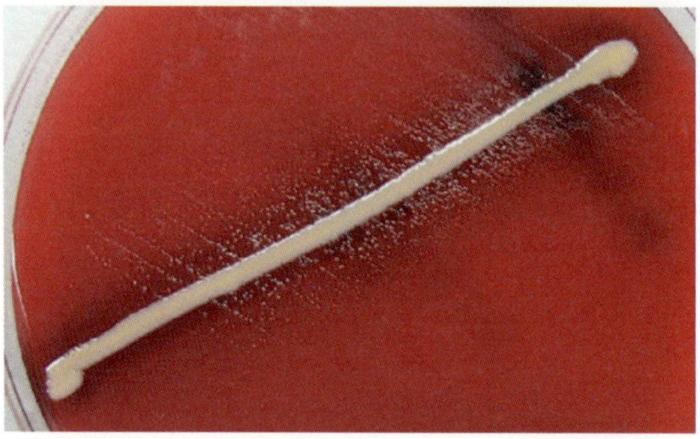

1) *Bordetella pertussis*
2) *Gardnerella vaginalis*
3) *Legionella pneumophila*
4) *Neisseria gonorrhoreae*
5) *Haemophilus influenzae*

01.
*H. influenzae*는 X와 V 인자들을 포함하는 배지를 필요로 하는 까다로운 세균이다. *Haemophilus*를 분리하려는 검체를 혈액우무배지에 접종하고 그 위에 다시 황색포도알균을 획선한다. 35℃ CO_2 항온기에 24시간 배양한 후 황색포도알균 주위에 작은 이슬방울 모양의 집락이 형성하는지를 관찰한다. 이를 위성현상(satellitism)이라고 한다.

답 5)

02. *S. aureus* 주변에 작은 이슬 모양의 집락을 형성하는 현상은?

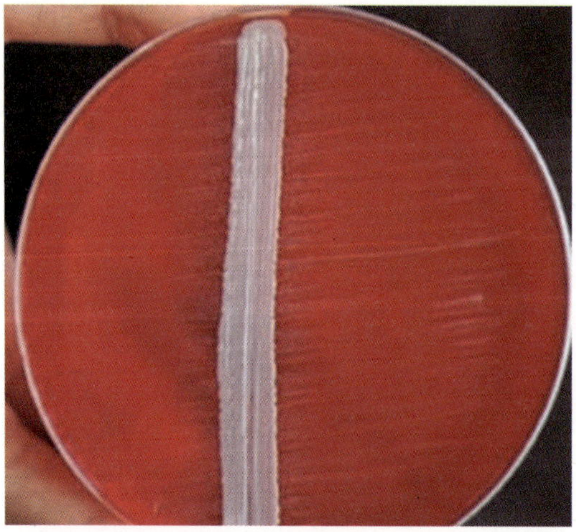

1) 용혈현상
2) 위성현상
3) Pfeiffer 현상
4) Kanagaw 현상
5) Neufeld Quelling 반응

02.

답 2)

03. X와 V 인자 요구도 검사에서 그림과 같은 세균은?

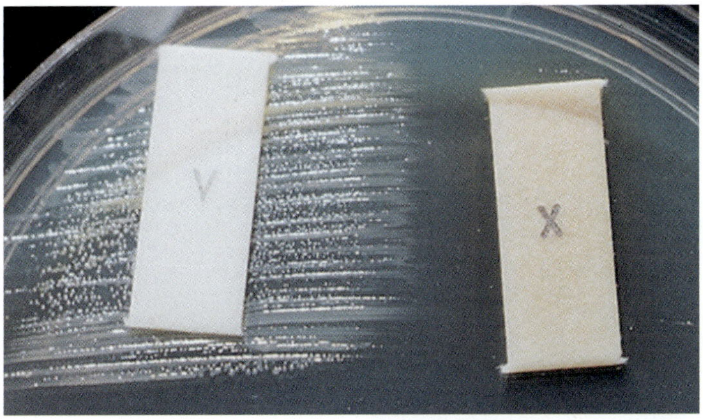

1) *H. ducreyi*
2) *H. influenzae*
3) *H. aphrophilus*
4) *H. haemolyticus*
5) *H. parainfluenzae*

03.
V 인자 요구 → *H. parainfluenzae H. parahaemolyticus*. V 인자는 이열성으로 NAD나 NADP로 대치될 수 있으며, *Staphylococcus, Neisseria, Yeast* 등이 만든다.

답 5)

04. 그람염색 결과와 X와 V 인자 요구도 조사에서 V 인자 주변에 균이 자란다면 균은?

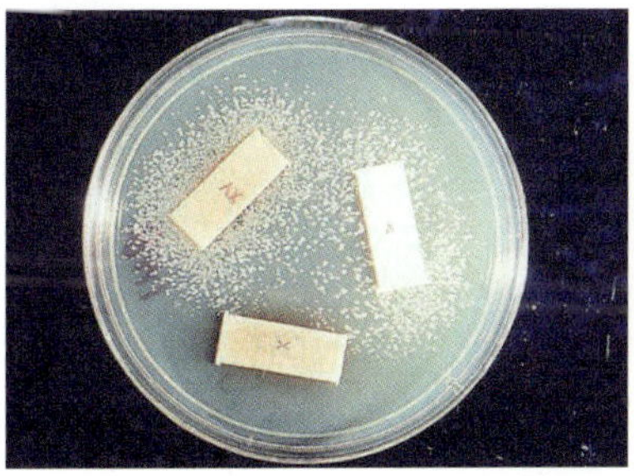

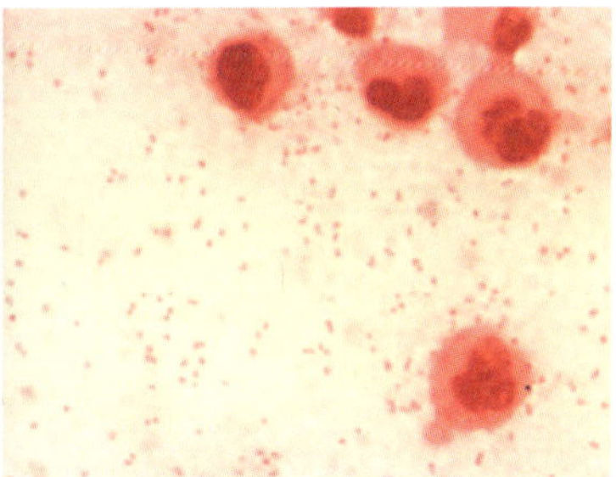

1) *H. ducreyi*
2) *H. influenzae*
3) *H. aphrophilus*
4) *H. haemolyticus*
5) *H. parainfluenzae*

04.

답 5)

05.

답 4)

06.
*Haemophilus ducreyi*는 성병의 일종인 연성하감(soft chancre)의 원인균이다. X 인자는 필요로 하지만 V 인자는 요구하지 않는다.

답 1)

05. X-인자의 요구성을 확인하는 시험이다. 무엇을 관찰하기 위한 검사인가?

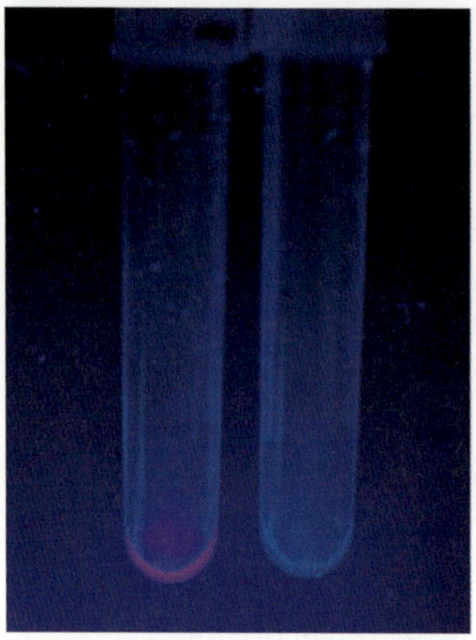

1) Wood lamp에서 무색형광이면 양성
2) Wood lamp에서 적색형광이면 음성
3) Wood lamp에서 hemin 합성 유무검사
4) Wood lamp에서 porphyrin 합성 유무검사
5) Wood lamp에서 δ-aminolevulininic 합성 유무검사

06. X와 V 인자 요구도 검사에서 그림과 같은 세균은?

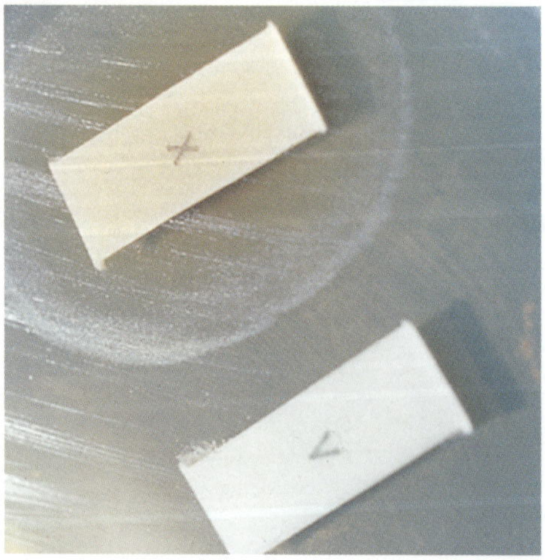

1) *H. ducreyi*
2) *H. influenzae*
3) *H. aphrophilus*
4) *H. haemolyticus*
5) *H. parainfluenzae*

19 Bordetella

01. *Bordetella pertussis*의 성상이 옳은 것은?

1) 운동성
2) 무산소성
3) 양극염색성
4) 아포를 가짐
5) Bordet–Gengou 배지에서 비용혈성

01.
*Bordetella pertussis*는 작은 그람음성 짧은막대균(알막대균)이며 운동성이 없고 형태학적으로는 *Haemophilus*와는 구별이 어렵다. 양극성 염색을 하며, 검체채취 법으로 Cough plate법, 면봉을 이용한 비인강 점액 배양법, 객담배양법 등이 있다. 배양은 Bordet–Gengou (BG) 배지에서 1 mm 이하의 작은 집락, 평활 볼록 진주색 수은 방울 같은 광택, 약한 용혈성을 나타낸다.

답 3)

02. *Bordetella pertussis*의 특성으로 옳은 것은?

1) 운동성이 있다.
2) 그람양성 막대균
3) 이염소체 염색한다.
4) Bordet–Gengou 배지에서 증식
5) X, V factor 중 하나를 요구한다.

02.

답 4)

03. Bordet–Gengou agar 배지에서 수은방울 같은 집락을 형성하고 비운동성인 균은?

1) *Brucella abortus*
2) *Bordetella pertussis*
3) *Francisella tularensis*
4) *Legionella pneumophila*
5) *Streptobacillus moniliformis*

03.

답 2)

04. *Bordetella pertussis*의 특징으로 옳은 것은?

1) 운동성 있다.
2) 조건무산소성
3) 인수공통감염
4) X, V 인자 요구성
5) 양극성 염색(bipolar staining)

04.

답 5)

05. *Bordetella pertussis*의 성상이 옳은 것은?

1) 질산염 환원
2) Oxidase 음성
3) 초콜릿배지 발육가능
4) 혈액우무배지 발육가능
5) 직접면역형광염색(DFA)으로 검출

05.
그람음성 알막대균으로 양극염색성이며 비운동성이다. 혈액우무배지, 초콜릿배지에서 자라지 않는다. 산소성이며 탄수화물을 발효하지 않으며, Bordet-Gengou 배지에서 증식한다. oxidase 양성이며 질산염 환원은 환원하지 않는다. *Bordetella pertussis*나 *Legionella pneumophila* 등 배양이 까다로운 균은 직접면역형광염색(DFA)으로 검출하기도 한다.

답 5)

06. Bordet-Gengou agar 배지에서 수은방울 같은 집락을 형성하고 비운동성인 균은?

1) *Brucella abortus*
2) *Bordetella pertussis*
3) *Francisella tularensis*
4) *Legionella pneumophila*
5) *Streptobacillus moniliformis*

06.

답 2)

07. *Bordetella pertussis*의 특징으로 옳은 것은?

1) 운동성 양성
2) catalase 음성
3) MacConkey agar에서 증식
4) Sheep blood agar에서 증식
5) 직접 형광 항체 염색으로 감별

07.

답 5)

08. *Bordetella pertussis*의 설명으로 옳은 것은?

1) Regan-Lowe agar에서 증식
2) Urease 양성
3) Oxidase 음성
4) Catalase 음성
5) MacConkey 증식

08.
*B. pertussis*의 생화학적 성상은 비용혈성, MacConkey 증식하지 않으며, catalase 양성, urease 음성, oxidase 양성이다.

답 1)

09. *Bordetella pertussis*의 설명으로 옳은 것은?

1) 절대 산소성
2) Oxidase 음성
3) 갈색색소 생성
4) MacConkey 증식
5) 혈액우무배지 증식

09.
*B. pertussis*의 생화학적 성상은 혈액우무배지, MacConkey에서 증식하지 않으며, 갈색색소를 생성하지 않고 절대 산소성이며, oxidase 양성이다.

답 1)

10. *Bordetella pertussis*의 보균자는?

1) 사람
2) 가축
3) 설치류
4) 야생동물
5) 애완용 동물

10.
*Bordetella pertussis*는 인수공통감염증을 일으키지 않는다.

답 1)

11. 신선한 혈액을 가한 Bordet–Gengou agar는 어떤 세균의 분리에 좋은가?

1) *Brucella melitensis*
2) *Bordetella pertussis*
3) *Francisella tularensis*
4) *Streptobacillus moniliformis*
5) *Corynebacterium diphtheriae*

11.

답 2)

12. Potato–blood glycerin agar에서 백일해균의 집락은?

1) 이슬방울 모양
2) 수은방울 모양
3) 크고, 갈색 집락
4) 크고, 점조성 집락
5) 크고, 노란색 집락

12.
Bordetella pertussis 집락은 약한 용혈성이 있으며, 작고, 평활, 볼록형이고, 수은방울 같은 모양의 집락을 보인다.

답 2)

20 *Legionella*

01. *Legionella pneumophila*의 성상에 대하여 옳은 것은?

1) 미산소성
2) 비운동성
3) 그람음성 알균
4) 탄수화물을 발효한다.
5) 재향군인회병의 원인균

02. *Legionella* 균종에 대한 설명이 옳은 것은?

1) 해수에 분포한다.
2) 폰티악 열을 유발한다.
3) 운동성은 섬모에 의한다.
4) 건조한 곳에서 잘 증식한다.
5) 주로 인수공통감염증을 일으킨다.

03. *Legionella pneumophila*의 특성으로 옳은 것은?

1) CCFA에서 증식
2) 아포와 협막이 존재
3) 호염성 조건에서 증식
4) Bordet-Gengou 배지에서 증식
5) 냉각탑, 원내 수돗물, 소변으로부터 검출

04. *Legionella pneumophila*의 분리에 적합한 검체는?

1) Stool
2) Blood
3) Wounds
4) Bronchial washings
5) Nasopharyngeal swab

01.
*Legionella pneumophila*는 산소성 그람음성 짧은막대균으로 재향군인병과 폰티악열의 원인균이다. 극성 편모를 가지고 운동성이 있다.

답 5)

02.
*Legionella pneumophila*는 폐렴과 유사한 질병을 일으키는 세균이다. *Legionella pneumophila*는 호흡기 질환인 재향군인병과 폰티악열의 원인균이다.

답 2)

03.
*Legionella pneumophila*는 습윤한 환경을 좋아하며, 호흡기 질환을 주로 일으키고 소변으로도 검출된다. Direct fluorescent antibody (DFA)에 의한 작은 그람음성 막대균의 발견은 질병의 원인을 아는 데 크게 도움이 된다.

답 5)

04.
재향군인병은, aerozol 상태로 공기중에 비산된 *L. pneuphila*의 하기도 유입으로 인해 발병하므로, 하기도 검체를 채취해야 한다. 하기도 검체 중 객담은 채취 경로상, 하기도-상기도-구강을 거쳐 배출되므로 상재균 오염이 극도로 심한 검체에 해당한다. 단, Bronchial washing, bronchial leavage와 같은 검체는 하기도 검체를 무균적으로(오염 없이) 채취한 경우에 해당하므로, 본 검체에서 배양된 미생물은 모두 병원균으로 간주해도 좋다.

답 4)

05. *Legionella pneumophila*의 선택배지로 옳은 것은?

1) Regan-Lowe 배지
2) Thioglycollate 액체배지
3) PCA (peptone cysteine agar)
4) GCBA (glucose cystine blood agar)
5) BCYE (buffered charcoal yeast extract)

05.
*Legionella pneumophila*는 발육조건이 매우 까다로워 일반배지에서는 자라지 않고 주로 buffered charcoal yeast extract (BCYE) 배지를 사용 한다. *Legionella pneumophila*가 성장하는 데는 cysteine과 철이 필수적이다.
답 5)

06. BCYE 배지는 어떤 세균의 분리에 좋은가?

1) *Brucella melitensis*
2) *Bordetella pertussis*
3) *Gardnerella vaginalis*
4) *Pasteurella multocida*
5) *Legionella pneumophila*

06.
답 5)

07. 한여름 냉방이 잘된 경로당에서 함께 생활해 오던 중 집단으로 두통과 오한 증세를 호소하여 병원응급실에 내원하여 체온을 확인해 보니 대부분 38~39℃ 사이였으며 흉통을 호소하여 객담 및 혈액배양과 혈액검사결과 백혈구는 11,000 WBC/mm^3 내외 범위, 혈액배양 음성, 객담검사 정상균무리로 약간의 염증소견 외에는 모두 특별한 것을 발견할 수 없었다. 위 증상으로 보아 수행해야 할 검사는?

1) 결핵균 배양 및 AFB 검사
2) *Legionella*에 대한 배양 및 형광항체염색
3) *Mycoplasma*에 대한 배양 및 보체결합시험
4) Influenza virus에 대한 배양 및 혈구응집반응
5) *Streptococcus Pneumonia*에 대한 배양 및 BAP를 24시간 재배양

07.
기침, 쇠약, 열, 폐렴의 방사선의 검사, 백혈구 수의 증가로 응급실을 찾은 환자는 세균이나 바이러스성 폐렴, 드물게는 진균성 폐렴으로 추정된다. 폐렴은 *Mycoplasma, Legionella*에 의해 유발되거나 influenza virus에 의하기도 한다. 역학적인 것을 검토해 보면, 에어컨의 에어로졸의 비산에 의해 *Legionella pneumophila* 등이 노인층에서 집단 또는 원내감염으로 추정된다. 기관지 세척액은 *Legionella*를 위한 배양(F-G broth, BCYE 배지)이나 균을 도말하여 형광항체염색으로 진단한다.
답 2)

08. 다음 중 42℃에서 발육이 되지 않는 것은?

1) *Campylobacter jejuni*
2) *Legionella pneumophila*
3) *Listeria monocytogenes*
4) *Neisseria gonorrhoeae*
5) *Pseudomonas aeruginosa*

08.
답 4)

Bordetella, Legionella 실기문제

01. 사진과 같이 배양하는 세균은?

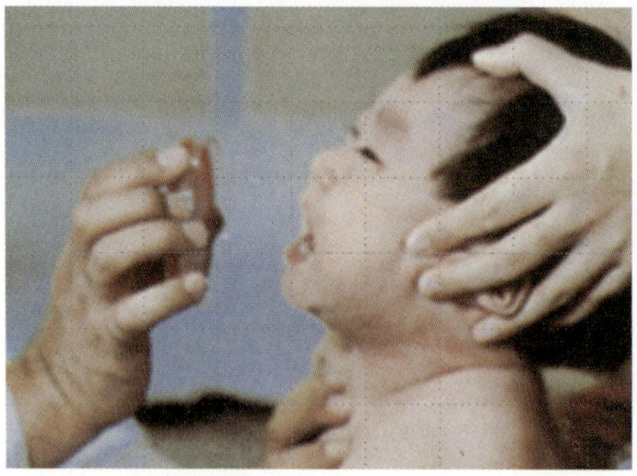

1) *Brucella melitensis*
2) *Bordetella pertussis*
3) *Gardnerella vaginalis*
4) *Legionella pneumophila*
5) *Haemophilus influenzae*

02. BCYE 배지에 자라며 환자의 소변을 크로마토그래피법으로 확인하는 것이다. 다음은 어떤 균을 알기 위한 방법인가?

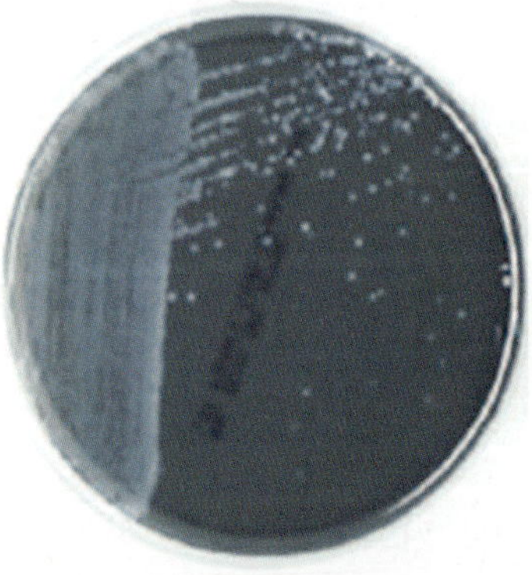

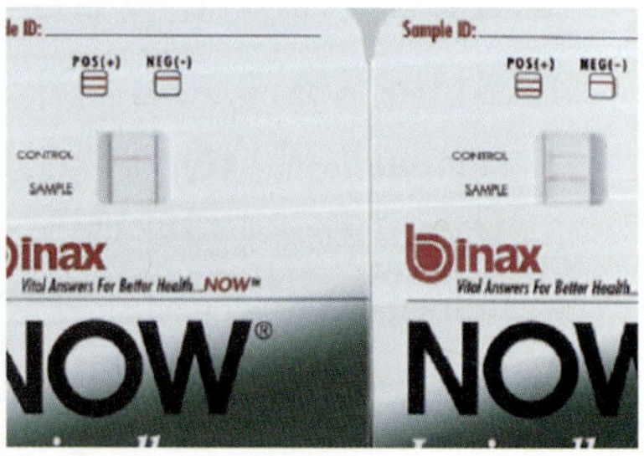

1) *Gardnerella vaginalis*
2) *Chlamydia trachomatis*
3) *Legionella pneumophila*
4) *Cardiobacterium hominis*
5) *Mycoplasma pneumoniae*

01.
B. pertussis 배양을 위해 평판을 입에 대고 기침을 하는 cough plate법은 검체의 채취와 접종을 동시에 하는 전통적인 방법이지만 현재는 권장되지 않는다.

답 2)

02.
Legionella 감염을 진단하기 위해서 혈청학적 시험으로 간접형광항체법(IFA)이 표준시험이며, 효소면역법(EIA), 미세응집시험이 있다. 또한, 면역크로마토그래피법을 이용하여 urine 내 *Legionella pnemophila* 항원을 검출하여 정성 분석하는 방법도 있다.

답 3)

03. Cysteine이 함유된 BCYE 배지(왼쪽)와 혈액우무배지(오른쪽)에서 5일 동안 배양한 결과이다. 자란 결과 의심되는 세균은?

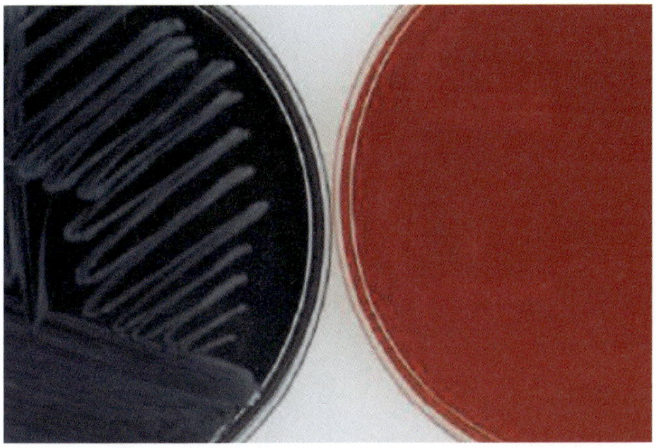

1) *Brucella melitensis*
2) *Bordetella pertussis*
3) *Gardnerella vaginalis*
4) *Legionella pneumophila*
5) *Haemophilus influenzae*

03.
Legionella 배양은 BCYE (buffered charcoal yeast extract) 배지에서 증식이 잘된다.

답 4)

21 *Brucella*

01. *Brucella*에 대한 설명으로 옳은 것은?

1) 운동성 막대균
2) 아포를 가진다.
3) 인수공통감염균이다.
4) 모두 협막을 가진다.
5) 그람양성 짧은막대균이다.

01.
브루셀라 균속 중 최초로 분리 동정된 균은 파상열균(*B. melitensis*)이며, 브루스(Bruce, 1887)가 말타(Malta) 섬에서 환자의 시체의 간과 비장에서 분리한 병원체이다. 이 균속은 인수공통감염이다. 브루셀라 균속에는 *Brucella melitensis* (면양), *Brucella abortus* (소), *Brucella suis* (돼지) 등이 있다.

답 3)

02. *Brucella*속의 특성으로 옳은 것은?

1) 무산소성
2) 그람양성 막대균
3) 백일해의 원인균
4) CTBA 에서 발육
5) 인수공통감염증의 원인균

02.

답 5)

03. 브루셀라증에서 세균의 검출 빈도가 가장 많은 검체는?

1) 요
2) 객담
3) 혈액
4) 조직
5) 척수액

03.
혈액을 trypticase soy broth에 넣어 배양한다. 그 밖에 림프절, 골수, 생검재료, 수액, 요 등이 이용

답 3)

04. *Brucella*의 동정에 사용되는 검사물로 바르게 연결된 것은?

1) 혈액 – 장액
2) 혈액 – 골수
3) 골수 – 위액
4) 위액 – 뇌척수액
5) 뇌척수액 – 분비물

04.
*Brucella*의 동정에 사용되는 가검물은 혈액과 골수 검체가 흔히 사용되며, 비장, 간, 윤활액, 농양 검체에서도 배양될 수 있다.

답 2)

05. 파상열을 일으키는 세균의 특징으로 옳은 것은?

1) 운동성
2) 무산소성
3) Urease 양성
4) Oxidase 음성
5) Catalase 음성

05.
파상열을 일으키는 세균은 *B. melintensis*이며 생화학적 성상은 비운동성, 산소성, urease 양성, catalase 양성, oxidase 양성이다.

답 3)

06. *Brucella melitensis*의 일반적 성상에 관한 설명으로 옳은 것은?

1) 운동성이 있다.
2) Oxidase 음성이다.
3) H_2S 가스를 생성한다.
4) 5~10%의 CO_2에서 잘 자란다.
5) Thionine 배지에서 증식한다.

06.
브루셀라는 배양을 위해서는 혈액과 골수 검체가 흔히 사용되며, 전통적은 혈액배양방법에서는 느리게 증식하여 6주간 배양하여야 한다. *Brucella melitensis*는 면양에 감염되며, catalase(+), oxidase(+), urea 가수분해 2시간 이내, Thionine 배지와 Basic fuchsin 배지에서 증식하는 특징이 있다.

답 5)

07. 염소를 기르는 농부에게 원인 모를 열이 났다. 혈액배양에서 그람음성 짧은막대균이 검출되었다면 의심 균은?

1) *Clostridium novyi*
2) *Brucella melitensis*
3) *Treponema pallidum*
4) *Histoplasma capsulatum*
5) *Mycobacterium tuberculosis*

07.
- *Brucella*는 작고 산소성인 그람음성 짧은막대균이다. *Brucella*는 세포벽이 특이한 세 가지 종이 있는데, 오직 *B. melitensis*만이 염소와 사람에 감염된다. 브루셀라증은 위장염, 신경학적 증상, 림프절 장애, 간염, 골수염과 관련된다.
- 오염된 쇠고기, 우유섭취, 피부상처를 통해, 임파절, 흉관, 혈류장기로 퍼진다. 림프조직, 간, 비장, 골수결절 형성. 농양 내구성에 의해 발열 근육통을 유발한다.

답 2)

08. 소, 말, 양 등에 감염되어 유산을 일으키는 균은?

1) *B. suis*
2) *B. canis*
3) *B. abortus*
4) *B. neotomae*
5) *B. melitensis*

08.
B. abortus : 소 유산균, *B. suis* : 돼지 유산균, *B. canis* : 개 유산균

답 3)

09. 그람음성 짧은막대균으로서 전형적으로 소에 감염되어 초기배양 시 5~10% CO_2를 요구하고, thionine 염료에 의해 억제되는 세균은?

1) *Brucella abortus*
2) *Brucella melitensis*
3) *Pasteurella multocida*
4) *Francisella tularensis*
5) *Yersinia enterocolitica*

*Brucella abortus*는 5~10%의 CO_2가 필요하며, H_2S를 생성하고, Thionine 배지에서 증식이 억제된다.

답 1)

10. 초기배양에 10%의 CO_2를 필요로 하는 세균은?

1) *Brucella suis*
2) *Brucella abortus*
3) *Brucella melitensis*
4) *Francisella tularensis*
5) *Pasteurella multocida*

10.
*Brucella abortus*는 초기배양에 3~10%의 CO_2를 필요로 하지만 이 필요조건은 계대 배양 시에는 없어도 된다.
답 2)

22 *Francisella*

01. *Francisella tularensis* 에 대한 설명이 옳은 것은?

1) 협막이 없다.
2) 무산소성이다.
3) 야토병의 원인균이다.
4) 혈액우무배지에서 용혈성이다.
5) 극염색성으로 그람양성 막대균이다.

01.
*Francisella*는 산소성이며 극염색성 그람음성 짧은막대균으로 혈액배지에서 비용혈성으로 조직내 균체는 드물게 협막을 갖지만 인공 배양에서는 협막을 볼 수 없다. *F. tularensis*는 야토병의 원인균이다.

답 3)

02. 야토병(tularemia)에 대한 설명이 올바르게 연결된 것은?

1) 주요 보균자는 산양이다.
2) 대개 사람 대 사람으로 전염된다.
3) 설익은 육식동물 고기의 섭취로 일어난다.
4) 인축 공통감염질병으로 보균자는 사람이다.
5) 진드기, 모기 등 절지동물에 의해 사람에게 전염된다.

02.
감염된 토끼에 접촉하여 피부나 상처 점막을 통해 감염, 토끼고기를 날로 먹을 때 감염

답 5)

03. *Francisella tularensis*에 대한 설명이 옳은 것은?

1) 운동성
2) 양극성
3) Oxidase 양성
4) MacConkey 발육
5) 혈액우무배지 발육

03.
*Francisella tularensis*의 생화학적 성상은 양극성, 비운동성, 산소성, 혈액우무배지 비발육, MacConkey 비발육, oxidase 음성, catalase 약양성, 발육에 cysteine이 필요하다.

답 2)

04. *Francisella tularensis*의 선택배지는?

1) Tinsdale agar
2) Trypticase soy agar
3) Phenylethyl alcohol agar
4) Cystine tellurite blood agar
5) Blood glucose cystine agar

04.
*Francisella tularensis*의 생화학적 성상은 양극성, 비운동성, 산소성, 혈액우무배지 비발육, MacConkey 비발육, oxidase 음성, catalase 약양성, 발육에 cysteine이 필요하다.

답 5)

23 *Pasteurella*

01. *Pasteurella multocida*의 옳은 설명은?

1) 편성무산소성이다.
2) Oxidase 음성이다.
3) 위성현상을 나타낸다.
4) SS 우무배지에 발육한다.
5) 작은 그람음성 짧은막대균이다.

01.
*Pasteurella multocida*는 대부분 실험배지에서 쉽게 자라는 작은 그람음성 짧은막대균이다. 조건무산소성, 비운동성, 혈액우무배지에서 37℃, 24시간 후 증식이 잘 되며, 대부분 MacConkey agar에서 자라지 않는다.

답 5)

02. 감염된 개에 물려서 어린이가 응급실을 찾았다. 상처에서 작은 그람음성 막대균이 있는 것을 확인하였다. 이 감염 세균은 무엇인가?

1) *Brucella canis*
2) *Escherichia coli*
3) *Pasteurella multocida*
4) *Haemophilus influenzae*
5) *Klebsiella rhinoscleromatis*

02.
그람음성 짧은막대균인 *Pasteurella multocida*는 전 세계적으로 분포하며, 고양이이나 개의 구강에 정상균무리에 속한다. 대개 동물에게 물렸을 때 이 세균에 감염되는데 돼지와 양에게서 다제 저항성 균이 발견되긴 했어도 penicillin에 감수성이다.

답 3)

03. *Pasteurella multocida*가 일으키는 사람 질병에 대한 다음 설명 중 바른 것은?

1) 선택약제는 erythromycin이다.
2) 만성적으로 뇌수막염을 일으킨다.
3) 병원성이 강한 것은 점조성이 있는 균이다.
4) 고양이와 개 등에 물리거나 긁혔을 때 감염된다.
5) 감염균은 건강한 성인에게 24시간 내에 발병된다.

03.
*P. multocida*는 고양이와 개 등의 가축이나 야생동물에 물리거나 긁혔을 때 감염되어 폐렴, 패혈증, 봉와직염 등을 일으키며, Penicillin에 극히 감수성이다. Tetracycline, chloramphenicol도 감수성이 있지만 erythromycin, aminoglycoside제는 감수성이 낮다.

답 4)

04. *Pasteurella multocida*의 특성으로 맞는 것은?

1) 미세산소성균
2) 포도당 비발효성
3) 혈액우무배지에서 발육
4) 20~25℃에서 최적온도
5) MacConkey 배지에서 발육

04.
*Pasteurella multocida*는 그람음성 알막대균, 조건무산소성, 비운동성, Blood agar에서 37℃, 24 h 잘 자라며, 대부분 MacConkey agar에서 자라지 않음, 어떤 종은 factor V를 필요로 하기도 한다.

답 3)

24 기타 그람음성막대균

01. *Eikenella corodens*의 일반적 성상은?

1) 산소성균이다.
2) 그람음성 막대균으로 운동성이다.
3) Urease 음성, 질산염 양성, catalase 양성이다.
4) 집락은 배지가 패이고 차아염소산 냄새를 나타낸다.
5) 균 증식에 헤민(hemin)이 없는 혈액우무배지 사용한다.

01.
*Eikenella corodens*는 조건무산소성으로 urease 음성, 질산염양성, catalase 음성으로 hemin이 있는 혈액우무배지 또는 초콜릿우무배지에서 패인 집락으로 증식한다. 차아염소산(락스) 냄새를 내며 내독소, 용혈소, 베타락타마제를 생성하고, 사람에 감염되면 화농성 일으키며, 농양, 폐렴, 폐화농증, 뇌종양, 농흉에서 분리된다.

답 4)

Brucella 실기문제

01. 인수공통감염균으로 절대산소성, 운동성이 없으며, X, V 인자는 요구하지 않으나 thionine 배지에 증식하는 그람음성 짧은막대균(알막대균)은?

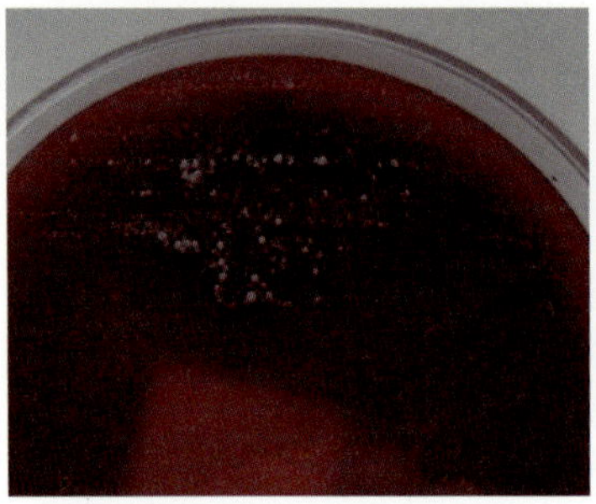
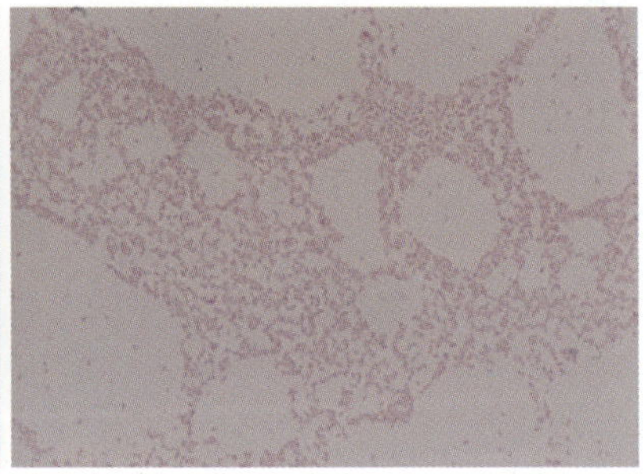

1) *Brucella*
2) *Pasteurella*
3) *Streptobacillus*
4) *Cryseobacterium*
5) *Chromobacterium*

02. 그람음성 막대균, oxidase 양성, 비운동성, 질산염 환원, 배지를 파이게 하는 성상(45%), 집락으로 가장자리로 퍼지며 락스 냄새를 보이는 균은?

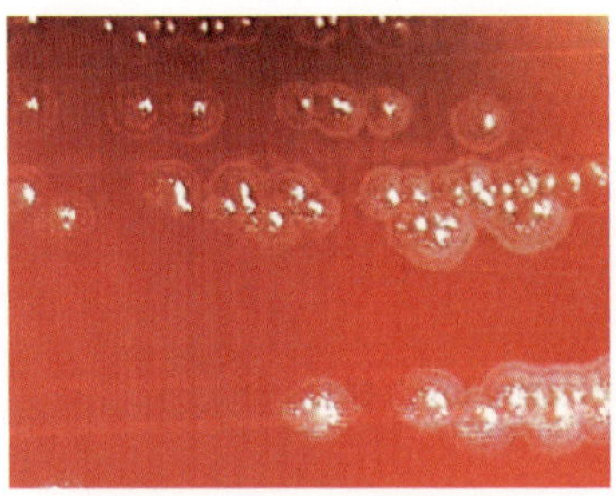
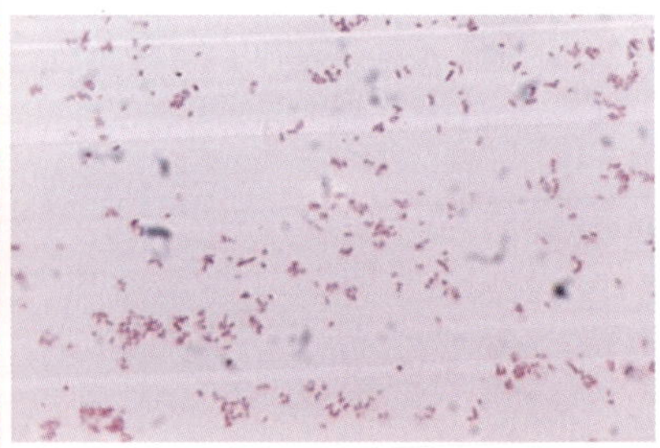

1) *Eikenella corrodens*
2) *Alcaligenes faecalis*
3) *Pseudomonas stutzeri*
4) *Acinetobacter baumannii*
5) *Cryseobacterium meningosepticum*

01.
*Brucella*속은 보통우무배지에서는 잘 발육하지 않고 X, V 인자는 요구하지 않으나 thionine 배지에서 증식한다.
답 1)

02.
*Eikenella corodens*는 조건무산소성으로 urease 음성, 질산염양성, catalase 음성으로 hemin이 있는 혈액우무배지 또는 초콜릿우무배지에서 패인 집락으로 차아염소산(락스) 냄새를 내며 내독소, 용혈소, 베타락타마제를 생성하고, 사람에 감염되면 화농성 일으키며, 농양 · 폐렴 · 폐화농증, 뇌종양, 농흉에서 분리된다.
답 1)

25 무산소성 세균

01. 가압멸균기에 사용하는 정도관리 균주는?

1) *Bacillus subtilis*
2) *Bacillus lentus*
3) *Bacillus cereus*
4) *Bacillus coagulans*
5) *Geobacillus stearothermophilus*

02. 무산소성 세균의 증식을 위해 액체배지에 사용되는 것은?

1) Bile salt
2) Resazurin
3) Crystal violet
4) Ascorbic acid
5) Sodium thioglycollate

03. 무산소성 세균의 설명으로 옳은 것은?

1) *Bacteroides fragilis*는 조건무산소성이다.
2) 일반적 소변검체는 무산소성 배양이 가능하다.
3) 무산소성 세균은 산소성 세균보다 빨리 자란다.
4) 독성 요소로 간주되는 효소를 생산하는 경우는 드물다.
5) Palladium은 수소와 산소의 반응을 촉진시키는 촉매제이다.

04. 무산소성 jar에 사용되는 palladium 촉매제를 불활성화하는 요인은?

1) CO_2
2) 높은 습도
3) 더운 공기
4) N_2
5) H_2/CO_2 혼합

05. 무산소성 배양에 사용되는 지시약은?

1) sodium polyanethol sulfonate
2) pheol red
3) methyl red
4) methylene blue
5) malachite green

01.
답 5)

02.
답 5)

03.
답 5)

04.
답 2)

05.
무산소성 산화, 환원 전위지시약은 resazurin (red)와 methylene blue (blue)가 있다. 이 시약들은 산소가 존재하는 환경에서는 각각 resazurin은 붉은색, methylene blue는 파란색을 나타낸다. 무산소 환경에서는 두 시약 모두 환원되어 무색을 띈다.
답 4)

06. 무산소성 배양시 지시제로 사용하는 것은?

1) BTB
2) Resazurin
3) Methyl red
4) Phenol red
5) Methyl green

06.
답 2)

07. Anaerobic chamber에 사용하는 가스는?

1) Ar, N_2, O_2
2) Ar, H_2, N_2
3) Co, H_2, N_2
4) CO_2, H_2, N_2
5) CO_2, O_2, N_2

07.
내부는 3종 혼합가스(질소, 80%, 이산화탄소 10%, 수소 10%)와 촉매제(팔라디움 알루미나)를 이용하여 무산소성을 유지한다.
답 4)

08. 무산소성 배양을 위한 부적합한 검체는?

1) 요(urine)
2) 혈액(blood)
3) 흉막액(pleural fluid)
4) 복수(ascitic fluid)
5) 관절흡인(joint aspiration)

08.
일반 소변, 인후 검체, 객담, 대변 등은 무산소성 배양을 하지 않는다.
답 1)

09. 무산소성 배양을 할 필요가 없는 검체는?

1) 심부 농양(aspiration abscess)
2) 비인두도말(nasopharyngeal swab)
3) 혈액 배양(blood culture)
4) 방광천자(suprapubic bladder aspiration)
5) 항생제 투여로 인한 설사변(diarrhea after antibiotic)

09.
답 2)

10. 무산소성 배양이 반드시 요구되는 검체는?

1) 요(urine)
2) 가래(sputum)
3) 혈액(blood)
4) 구인두 도말(oropharygeal swab)
5) 자궁경부질세포펴바른표본(papanicolaou smear)

10.
답 3)

11. 무산소성 그람음성 알균속은?

1) *Neisseria*
2) *Prevotella*
3) *Veillonella*
4) *Clostridium(Clostridioides)*
5) *Actinomyces*

11.
답 3)

12. *Actinomyces israelii*의 특징은?

1) 운동성 있음
2) 아포 형성
3) Catalase 양성
4) 어금니 모양의 집락과 염색시 유황과립 형성
5) 무산소성 그람양성 막대균으로 약한 항산성을 보임

12.

답 4)

13. 무산소성 그람양성 막대균속은?

1) *Veillonella*
2) *Bacteroides*
3) *Acinetobacter*
4) *Fusobacterium*
5) *Propionibacterium*

13.

답 5)

14. 무산소성 그람양성 막대균으로 화농성의 여드름의 원인균은?

1) *Clostridium tetani*
2) *Bacteroides fragilis*
3) *Actinomyces israelii*
4) *Prevotella melaninogenica*
5) *Cutibacterium* (*P.*) *acnes*

14.

답 5)

15. 무산소성 Gram 음성 막대균속은?

1) *Bacteroides-Fusobacterium*
2) *Bifidobacterium-Pseudomonas*
3) *Lactobacillus-Peptostreptococcus*
4) *Fusobacterium-Clostridium tetani*
5) *Propionibacterium-Clostridium perfringens*

15.

답 1)

16. 무산소성 그람음성 균속은?

1) *Neisseria-Treponema-Lactobacilus*
2) *Bacteroides-Peptococcus-Clostridium*
3) *Eubacterium-Bacteroides-Actinomyces*
4) *Veillonella-Bacteroides-Fusobacterium*
5) *Lactobacillus-Actinomyces-Propionibacterium*

16.

답 4)

17.
*B. fregilis*는 복강 내 감염증의 원인균으로 대부분의 균주가 협막을 가지며 BBE 배지에서 bile esculin을 가수분해하여 검은색 집락을 보인다.
답 5)

18.
답 5)

19.
답 2)

20.
답 2)

21.
답 4)

17. *Bacteroides fragilis*는?

1) 산소성 그람양성 알균
2) 산소성 그람양성 막대균
3) 미세산소성 그람음성 알균
4) 무산소성 그람양성 막대균
5) 무산소성 그람음성 막대균

18. *Bacterioides* 균속의 성상은?

1) 그람양성균이다.
2) 산소성 세균이다.
3) 색소를 형성하는 균이다.
4) 배지에서 파인 형상(pitting)으로 자란다.
5) Bacterioides bile esculin (BBE) 배지에서 검정색으로 자란다.

19. 복수(ascitic fluid)에서 자란 집락이 bile esculin을 분해 무산소성균은?

1) *P (Cutibacterium). acnes*
2) *B. fragilis*
3) *B. anthracis*
4) *F. nucleatum*
5) *S. dysenteriae*

20. 무산소성 그람음성 막대균으로 BBE 배지에서 bile esculin을 분해하여 검은색 집락을 형성하는 균은?

1) *Salmonela* Typhi
2) *Bacteroides fragilis*
3) *Enterococcus faecalis*
4) *Prevotella melaninogenica*
5) *Propionicbacterium (Cutibacterium) acnes*

21. *Bacteroides fragilis*의 특징은?

1) 그람양성균
2) Lecithinase 양성
3) Negler 반응 양성
4) BBE 배지에서 흑색 집락
5) Kanamycin−Vancomycin laked sheep blood (KVLB) 배지에서 흑색 집락

22. *Bacteroides* 균속 중에서 임상검체의 분리 빈도가 높은 것은?

1) *Bacteroides ovatus*
2) *Bacteroides fragilis*
3) *Bacteroides vulgatus*
4) *Bacteroides distasonis*
5) *Bacteroides thetaioomicron*

23. 혈액우무배지(BAP)에서 흑색(검은색) 집락을 형성하는 균은?

1) *Bacteroides fragilis*
2) *Leptotrichia uccalis*
3) *Fusobacterium nucleatum*
4) *Fusobacterium ruminicola*
5) *Prevotella melaninogenica*

24. LKV (laked blood agar with kanamycin and vancomycin)에서 흑색집락을 나타내는 균은?

1) *Serratia marcescens*
2) *Bacteroides uniformis*
3) *Bacteroides distasonis*
4) *Streptococcus pyogenes*
5) *Prevotella melaninogenica*

25. 배양 집락이 계란후라이(fried egg)모양을 보이고 양단이 가늘고 끝이 뾰족한(long and thin with pointed ends) 무산소성 그람양성 막대균속은?

1) *Veillonella*
2) *Bacteroides*
3) *Peptococcus*
4) *Fusobacterium*
5) *Propionibacterium*

22. 답 2)

23. 답 5)

24. 답 5)

25. 답 4)

01.

답 3)

02.

답 3)

무산소성 세균 실기문제

01. 아래의 기구를 사용하여 배양하는 균은?

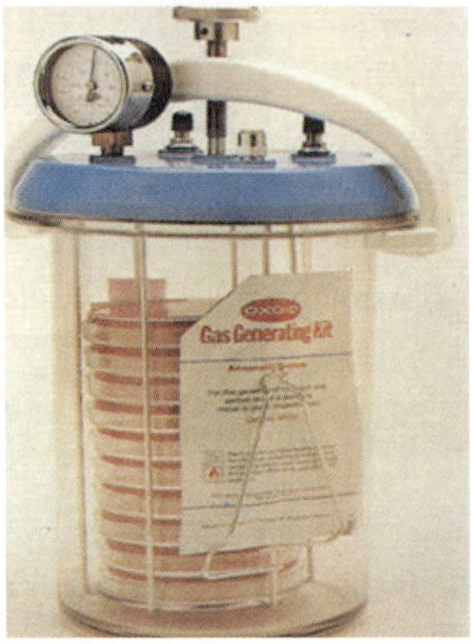

1) *Salmonella* Typhi
2) *Bacillus anthracis*
3) *Bacteroides fragilis*
4) *Campylobacter jejuni*
5) *Listeria monocytogenes*

02. 무산소균의 anaerobic jar 배양에서 gas pak에서 발생하는 가스는?

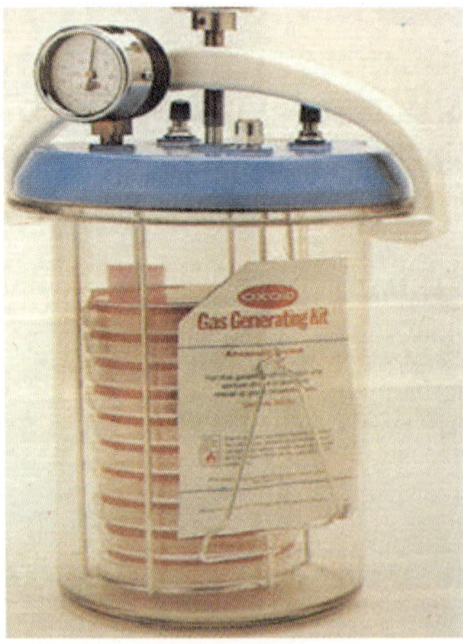

1) N_2
2) N_2, H_2
3) H_2, CO_2
4) H_2, O_2
5) CO

03. 아래의 장치 설명으로 옳은 것은?

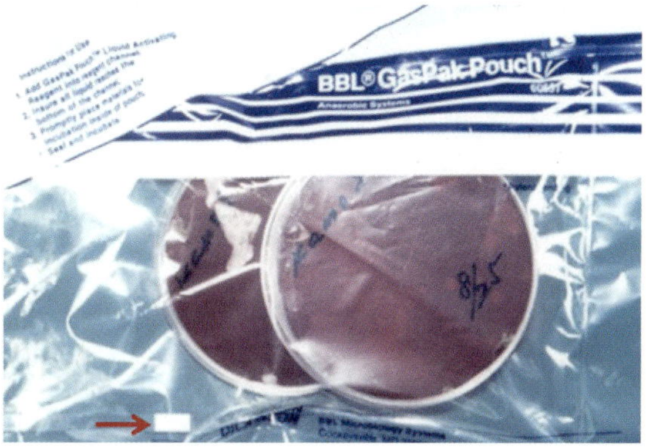

1) 최소한 7일 이상 배양한다.
2) 3~10% CO_2를 보충해서 사용한다.
3) 조건무산소성균의 증식을 위해 사용된다.
4) 내부 공기조성은 주로 질소가스로 구성된다
5) 내부 산소성 여부를 위해 methylene blue가 사용된다.

04. BBE 배지에서 무산소성 배양한 결과이다. 예상되는 균은?

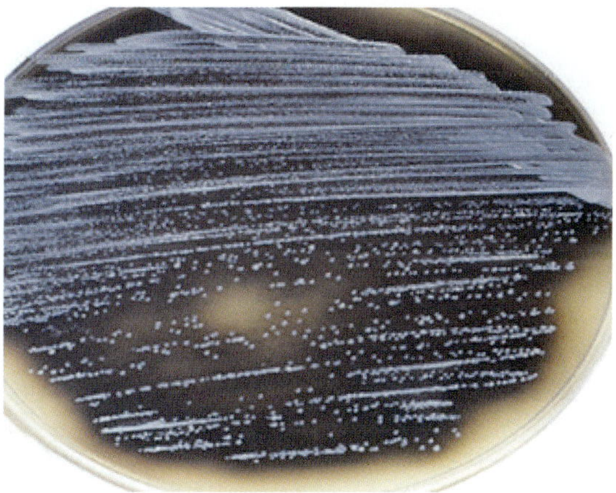

1) *Bacteroides fragilis*
2) *Actinomyces israelli*
3) *Clostridium perfringens*
4) *Fusobacterium nucleatum*
5) *Prevotella melaninogenica*

03.

답 5)

04.

*Bacteroides fragilis*는 bile esculin을 가수분해하여 BBE 배지에서 검은색 집락을 보인다.

답 1)

05.
*P. melaninogenica*는 배양시 갈색-흑색의 집락을 생성한다.

답 5)

05. Brucella agar에서 무산소성 배양한 결과이다. 예상되는 그람음성막대균은?

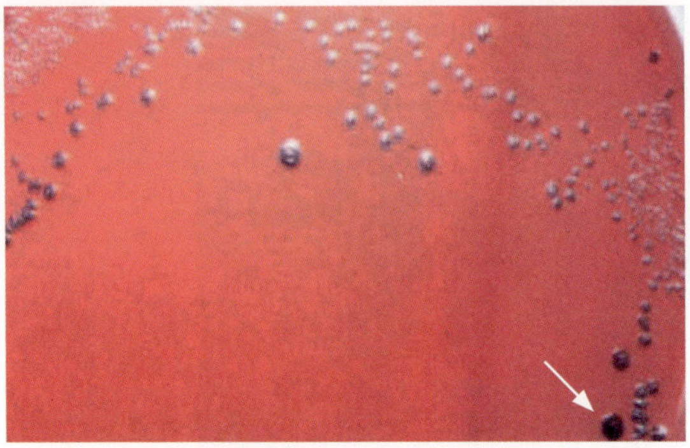

1) *Bacteroides fragilis*
2) *Actinomyces israelli*
3) *Clostridium perfringens*
4) *Fusobacterium nucleatum*
5) *Prevotella melaninogenica*

06.

답 4)

06. 무산소성 배양한 집락을 그람염색한 결과이다. 예상되는 균속은?

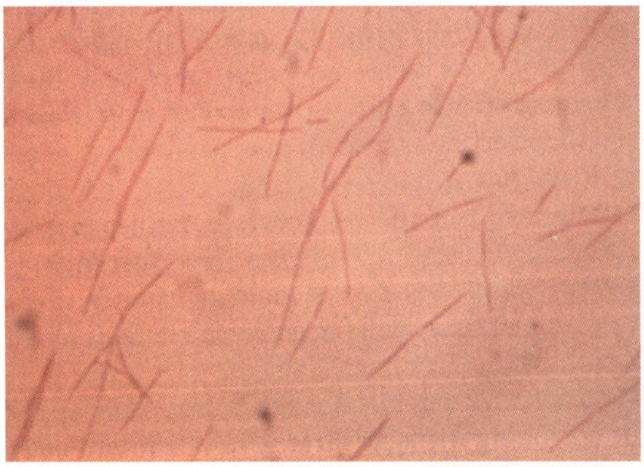

1) *Veillonella*
2) *Bacteroides*
3) *Acinetobacter*
4) *Fusobacterium*
5) *Propionicbacterium*

07. 고름(pus)의 염색에서 유황과립(sulfur granule)을 보이고 아래와 같이 배양한 결과이다. 예상되는 균은?

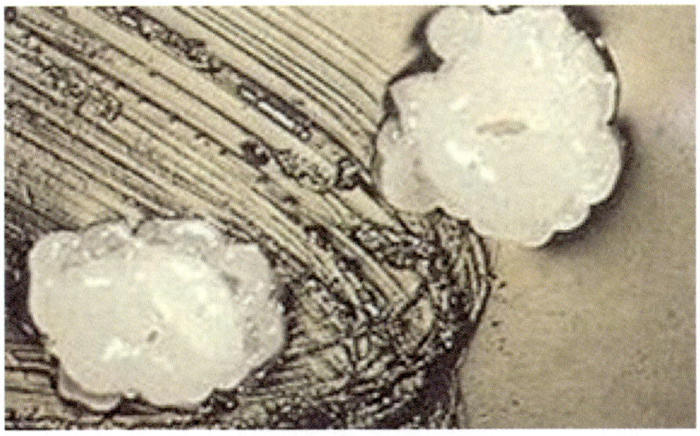

1) *Clostridium tetani*
2) *Bacteroides fragilis*
3) *Actinomyces israelli*
4) *Prevotella melaninogenica*
5) *Cutibacterium (P.) acnes*

07.

답 3)

26 *Clostridium(Clostridioides)*

01. 아포형성 무산소성 그람양성 막대균은?

1) *Clostridium*
2) *Bacteroides*
3) *Eubacterium*
4) *Bifidobacterium*
5) *Porphyromonas*

01.
*Clostridium*속은 대표적인 무산소성 균으로 아포를 가진 그람양성 막대균이다.
답 1)

02. *Clostridium* 균속은?

1) 아포 비형성
2) Catalase 양성
3) 그람양성 막대균
4) 절대 산소요구성
5) BCYE가 선택배지

02.
답 3)

03. *C. perfringens*의 감별특성은?

1) 운동성을 보임
2) 단재아포
3) CAMP 양성
4) 난황 비분해
5) 알파와 베타의 이중용혈

03.
*C. perfringens*는 가스괴저균으로 식중독 및 일반 감염증을 일으킨다. 그람양성 막대균으로 중앙에 편재된 아포가 존재하며 발육의 최저 온도는 37~45℃에서 발육한다.
답 5)

04. 혈액우무배지에서 *Clostridium perfringens*의 집락은?

1) γ용혈성
2) α용혈대
3) β용혈대
4) α, β의 이중용혈
5) CAMP 양성으로 증강된 용혈

04.
답 4)

05. 장독소에 의한 급성 위장관염을 유발하며 대변 검체를 BAP 접종하였다. 2중 용혈(double zone of hemolysis), Nagler반응에서 양성을 보였다면?

1) *Clostridium tetani*
2) *Clostridioides difficile*
3) *Clostridium botulinum*
4) *Clostridium butyricum*
5) *Clostridium perfringens*

05.
답 5)

06. 근육층을 침범하여 가스괴저(gas gangrene)를 유발하며 reverse CAMP 반응에서 양성을 보인다면?

1) *C. tetani*
2) *C. difficile*
3) *C. botulinum*
4) *C. perfringens*
5) *C. bifermentans*

06.
Reversed CAMP시험 양성은 *Streptococcus agalactiae*와 *C. perfringens*가 교차되는 지점에 화살표 모양의 용혈이 나타남
답 4)

07. 가스괴저병(gas gangrene)의 원인균은?

1) *C. tetani*
2) *C. difficile*
3) *C. albicans*
4) *C. perfringens*
5) *C. neoformans*

08. 난황 우무(egg yolk agar) 배지에서 집락 주위에 유백색 불투명대를 형성하고, 혈액우무배지에서 이중용혈을 보인다면?

1) *Clostridium tetani*
2) *Bacteroides fragilis*
3) *Clostridioides difficile*
4) *Clostridium perfringens*
5) *Propionibacterium acnes*

09. 난황우무(egg yolk agar)배지에서 가스괴저균이 생성하는 것은?

1) Lipase
2) Leukocidin
3) β−hemolysin
4) Coagulase
5) Lecithinase

10. Egg yolk agar에서 *Clostridium*의 종 감별에 이용되는 효소는?

1) Amylase
2) Esterase
3) Lecithinase
4) Phosphatase
5) Dehydrogenase

11. Nagler 반응에서 생성되는 것은?

1) Oxidase
2) Coagulase
3) Tryptophanase
4) Lecithinase
5) Peroxidase

07.
*C. perfringens*는 대표적인 가스괴저균이다.
답 4)

08.
답 4)

09.
Negler 반응에 의해 A형 균의 중요 독소인 lecithinase C균이 난황우무배지에서 발육하면 난황의 lecithin을 분해하여 집락주변이 혼탁함. 집락은 lipase 생성균에 의해 진주모양의 광택이 보인다.
답 5)

10.
답 3)

11.
Nagler reaction은 난황배지(egg york agar)에서 *C. perfringens* 의 집락 주변에 유백색의 환이 나타나는 것을 의미한다. 모든 *C. perfringens* 균주가 가지고 있는 치사성의 alpha toxin(lecithinase) 때문에 생긴다. 이와 같은 백탁의 집락 현상은 anti−alpha toxin 혈청을 첨가한 배지에서 소실된다.
답 4)

12. Litmus milk medium에서 stormy fermentation (clot)을 보이는 것은?

1) *Clostridium tetani*
2) *Clostridioides difficile*
3) *Clostridium septicum*
4) *Clostridium botulimun*
5) *Clostridium perfringens*

12. 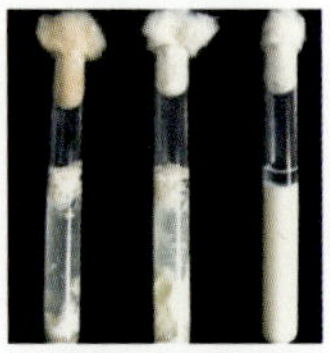

milk medium showing the classical stormy clot reaction of *C. perfringens*. the tube on the left extreme is uninoculated.

답 5)

13. *Clostridium tetani*의 병원성은?

1) 장염
2) 식중독
3) 가스 괴저
4) 파상풍
5) 위막성 대장염

13.

답 4)

14. 절대 무산소성으로 파상풍을 일으키는 세균은?

1) *C. novyi*
2) *C. tetani*
3) *C. freundii*
4) *C. chauvoei*
5) *C. septicum*

14.

답 2)

15. 파상풍의 원인균은?

1) *Clostridium tetani*
2) *Clostridioides difficile*
3) *Clostridium botulinum*
4) *Clostridium perfringens*
5) *Clostridium histolyticum*

15.

답 1)

16. 찔린 상처와 근육 수축(경련)과 관련된 절대 무산소성 세균은?

1) *C. tetani*
2) *C. freundii*
3) *C. diversus*
4) *C. botulinum*
5) *C. diphtheriae*

16.
*C. tetani*는 대표적인 파상풍균이다. Tetanus toxin (tetanospasmin)은 하행 운동신경의 말단 시냅스에서 inhibitory neurotransmitter (glycine, GABA)의 분비를 억제함으로써 운동신경의 흥분을 지속시킨다. 즉, 근수축을 지속시키게 된다.

답 1)

17. 파상풍균에 대하여 옳은 것은?

1) 중심성 아포
2) 주모성 편모
3) 조건 무산소성균
4) 배양 검체는 대변
5) 원인균은 *C. difficile*

17.

답 2)

18. *Clostridium tetani*의 특징은?

1) 다형태
2) 양극성
3) 세르펜틴
4) 이염소체
5) 북채 모양(drum stick) 아포

19. 무산소성 그람양성 막대균 중 단재성 아포(terminal spore)를 가지는 균은?

1) *C. novyi*
2) *C. tetani*
3) *C. difficile*
4) *C. botulinum*
5) *C. perfringens*

20. *Clostridium tetani*의 아포는?

1) 원형이고 단재성
2) 난원형이고 중심성
3) 난원형이고 편재성
4) 아포는 형성하지 않는다.
5) 무산소성 배양 시에만 아포 생성

21. *Clostridium tetani*의 현미경적 특징은?

1) 양극성
2) 이염소체
3) 세르펜틴
4) 다형태성
5) 북채모양(drum stick) 아포

22. *Clostridium tetani* 설명으로 옳은 것은?

1) 협막 형성
2) 위막성 대장염
3) Lecithinase 생성
4) Tetanospasmin 생성
5) 혈액우무배지에서 비용혈

23. *C. tetani*의 최종 확인 동정 검사로 옳은 것은?

1) Indole 시험
2) 항산성 염색
3) Urease 검사
4) 독성 생성 시험
5) 북채 모양의 형태

18.
답 5)

19.
답 2)

20.
답 1)

21.
답 5)

22.
답 4)

23.
*C. tetani*는 외독소를 가지고 있다. *Clostridium*속의 최종동정시험은 독소 보유 여부 검사이다.
답 4)

24.

답 3)

24. *Clostridium tetani*의 성상이 맞는 것은?

1) 비운동성
2) 중심성 아포
3) Gelatin 액화
4) 그람음성 막대균
5) 혈액우무배지에서 이중용혈

25.

답 1)

25. 바르게 연결된 것은?

1) *Clostridium tetani*-파상풍
2) *Clostridium botulinum*-가스괴저
3) *Clostridium histolyticum*-편도선염
4) *Clostridioides difficile* -독소형 식중독
5) *Clostridium perfringens*-위막성 대장염

26.
*C. difficile*은 항생물질 투여 후 일어나는 위막성 대장염의 원인균이다. 그람양성 막대균으로 난원형의 아포가 존재하며 주모성 편모를 가진다. 선택배지는 CCFA이다.

답 5)

26. *Clostridioides difficile*이 일으킬 수 있는 질환은?

1) 파상풍
2) 탄저병
3) 가스괴저
4) 디프테리아
5) 위막성 대장염

27.

답 2)

27. 위막성 대장염을 일으키는 세균은?

1) *Clostridium tetani*
2) *Clostridioides difficile*
3) *Clostridium botulinum*
4) *Clostridium perfringens*
5) *Clostridium bifermentans*

28. 항생제 투여와 관련한 설사로 심각한 위막성 대장염을 일으키는 원인균은?

1) *Leptotrichia bucalis*
2) *Clostridioides difficile*
3) *Clostridium sordelli*
4) *Staphylococcus aureus*
5) *Clostridium perfringens*

28.
답 2)

29. 위막성 대장염의 원인균인 *Clostridioides difficile* 분리 배지는?

1) CCFA
2) BS agar
3) EMB agar
4) BCYE agar
5) TCBS agar

29.
답 1)

30. 항생제 투여와 관련되며 선택배지로 CCFA를 이용하는 균은?

1) *C. novyi*
2) *C. difficile*
3) *C. diversus*
4) *C. chauvoei*
5) *C. septicum*

30.
답 2)

31. 항생물질 투여 후 대변 검체에서 위막성 대장균으로 CCFA 배지에 검출되는 균은?

1) *Clostridium bovis*
2) *Clostridium tetani*
3) *Clostridioides difficile*
4) *Clostridium botulinum*
5) *Clostridium perfrigenes*

31.
답 3)

32. 설사나 장염을 일으키며 항생제 투여로 인한 위막성 대장염을 일으키는 무산소성 균은?

1) *Peptococcus*
2) *Actinomyces*
3) *Fusobacterium*
4) *Clostridium novyi*
5) *Clostridioides difficile*

32.
답 5)

33. *Clostridioides diffcile* 감염 환자의 독소 검사용 검체 배양 온도는?

1) 4℃
2) 25~28℃
3) −25℃
4) 35~37℃도
5) 42℃

34. 보툴리누스 중독(Botulism)의 원인균은?

1) *C. tetani*
2) *C. botulinum*
3) *C. perfringens*
4) 그람음성 막대균
5) *C. bifermentans*

35. 캔처리된 음식에서 생성되며 외독소에 의해 대칭성 신경마비를 유발하는 절대 무산소성균은?

1) *C. tetani*
2) *C. freundii*
3) *C. diversus*
4) *C. botulinum*
5) *C. diphtheriae*

33.
*C. difficile*는 장독소(enterotoxin = C. difficile toxin A, TcdA)와 세포독소(cytotoxin = C. difficile toxin B, TcdB) 두 가지 단백 외독소(exotoxin)를 생성하는데 약간씩의 차이는 있지만 모두 설사와 장염을 유발하는 물질이다.

답 4)

34.
*C. botulinum*은 병원성 독소를 생성하는 보툴리누스증의 원인균이다.
Botulinum toxin은 하행 운동신경 말단 synapse를 막아 신경전달물질의 분비를 억제한다. 이로 인해 운동신경의 휴지상태가 지속된다. 즉, 근이완이 지속된다.

답 2)

35.

답 4)

Clostridium(Clostridioides) 실기문제

01. 설사변을 BAP에 접종하여 배양한 결과이다. 예상되는 무산소성균은?

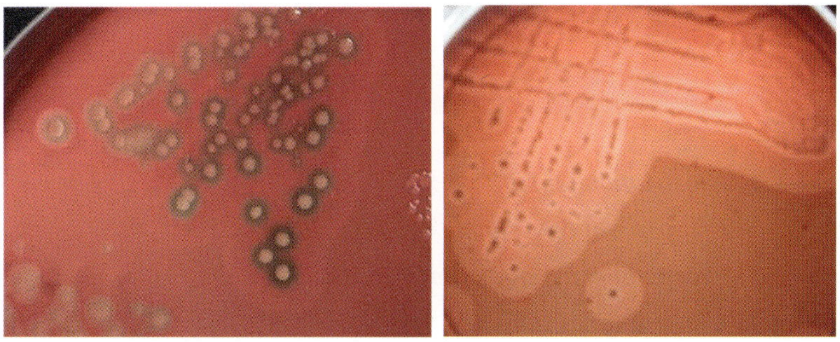

1) *Clostridium tetani*
2) *Clostridioides difficile*
3) *Clostridium botulinum*
4) *Clostridium butyricum*
5) *Clostridium perfringens*

01.
가스괴저, 식중독을 일으키는 *Clostridium perfringens*은 BAP에서 α, β 이중용혈을 보인다.

답 5)

02. 상처부위에서 무산소성 배양을 하고 염색한 결과이다 예상되는 균은?

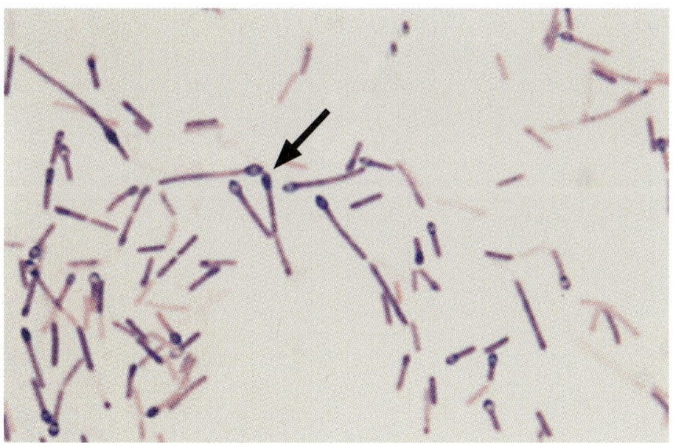

1) *Clostridium tetani*
2) *Clostridioides difficile*
3) *Clostridium botulinum*
4) *Clostridium butyricum*
5) *Clostridium perfringens*

*Clostridium tetani*는 단재성 아포를 가지는 무산소성 그람양성막대균이다. Tetanospasmin이라는 신경독소를 생성한다.

답 1)

03.

답 4)

03. **분변배양법(stool culture)으로 얻은 그람염색(왼쪽), cycloserine cefoxitin fructose agar (CCFA,오른쪽) 결과이다. 예상되는 균은?**

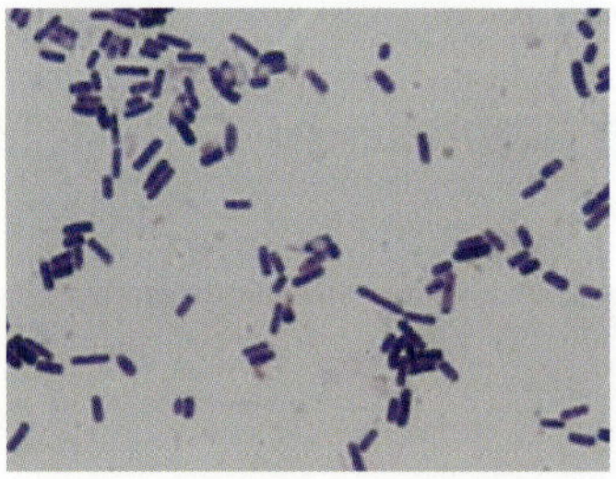

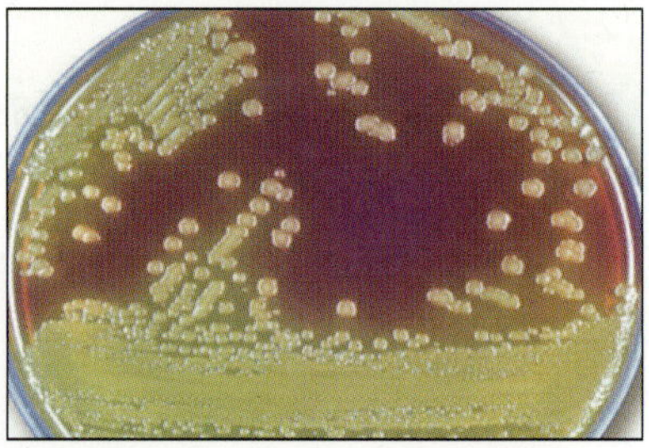

1) *Clostridium tetani*-파상풍
2) *Clostridium botulinum*-식중독
3) *Clostridium histolyticum*-편도선염
4) *Clostridioides difficile* -위막성 대장염
5) *Clostridium perfringens*-가스괴저, 식중독

27 Campylobacter, Helicobacter

01. *Campylobacter*는?

1) 아포 형성
2) 그람양성 막대균
3) 절대 산소성 세균
4) 섬모에 의한 운동
5) 구부러지거나 S자 형태

02. *Campylobacter jejuni*는

1) 식중독의 원인균
2) 최적 발육 온도는 25℃
3) 산화효소(oxidase) 음성
4) MacConkey 배지에서 발육
5) 포도당을 발효형식으로 분해

03. *Campylobacter jejuni* 균에 대한 옳은 조합은?

1) 비운동성–BCYE 배지
2) Oxidase 음성 –CIN 배지
3) Catalase 음성 – CTBA 배지
4) 최적 성장온도 42℃–Skirrow's 배지
5) Oxidase 양성–Bismuth sulfite agar

04. *Campylobacter jejuni*와 관련 있는 것은?

1) 무산소성
2) 25℃ 발육
3) 주모성 편모
4) Hippuric acid 가수분해
5) Nalidixic acid disk 내성

05. *Campylobacter jejuni* 특성은?

1) 운동성(motility) 음성
2) 산화효소(oxidase) 음성
3) 직진성 그람음성 막대균
4) 요소분해효소(urease) 양성
5) 10% CO_2, 5% O_2, 85% N_2 조건에서 성장

01.
*Campylobacter*는 미세산소성의 구부러진 그람음성 막대균으로 설사, 복통, 구토 등의 이상 증세를 보인다.
답 5)

02.
주요 *Campylobacter* 속에는 장염을 일으키는 *C. jejuni*와 *C. coli*가 있고, 의심되는 집락이 42℃에 배양한 선택배지에 생겼을 때는 ① 현적표본 검사에서 빠른 운동성, ② oxidase 양성, ③ 그람음성인 만곡된 막대균의 이 3가지 시험의 결과이면 예비동정한다.
답 1)

03.
*C. jejuni*는 catalase, oxidase, 마뇨산 가수분해 양성이며 nalidixic acid 감수성이고 cephalothin에 내성이다.
답 4)

04.
cephalothin 디스크에 내성을 보이고 hippurate 가수분해하면 *C. jejuni*로 동정한다.
답 4)

05.
답 5)

06.

답 3)

06. 장염환자 설사변의 그람염색에서 만곡된 그람음성 막대균이면 선택 배지는?

1) BAP
2) SS 배지
3) Campy BAP
4) Korthof 배지
5) MacConkey 배지

07.

답 1)

07. 설사변을 Skirrow, Butzler배지에 접종하여 미세산소성(microaero-philic)으로 42℃에서 발육하였다면?

1) *C. jejuni*
2) *S.* Typhi
3) *B. abortus*
4) *V. cholerae*
5) *Y. enterocolitica*

08.

답 3)

08. 작고 구부러진 그람음성 막대균으로 식중독을 유발하며, 대변검체를 Skirrow배지에 접종하여 미세산소성 조건으로 배양하는 균은?

1) *Vibrio cholerae*
2) *Brucella abortus*
3) *Campylobacter jejuni*
4) *Legionella pneumophila*
5) *Plesiomonas shigelloides*

09.
*Helicobacter pylori*는 미세산소성 그람음성 구부러진 막대균으로 catalase, oxidase 양성이며 강력한 urease를 생산한다.

답 1)

09. *Helicobacter pylori*의 일반적인 성상은?

1) 미세산소성
2) Urease 음성
3) Oxidase 음성
4) Catalase 음성
5) 그람양성 막대균

10.
*Helicobacter pylori*는 총모성 편모를 가지고, *Campylobacter jejuni*는 극성 단편모를 가진다. 총모성편모(four to six flagella at the same location)

답 5)

10. *Helicobacter pylori*에 관한 사항 중 옳은 것은?

1) 조건무산소성
2) 운동성이 없음
3) 축사에 의한 운동
4) MacConkey agar에서 발육
5) 총모성 편모

11. 소화궤양을 유발하며 위 생검을 통해 동정이 가능하고, 산화효소(oxidase) 양성, 카탈아제(catalase) 양성, 신속 요소분해효소 (rapid urease test, CLO)를 생성하는 균은?

1) *Helicobacter pylori*
2) *Gardnerella vaginalis*
3) *Campylobacter jejuni*
4) *Legionella pneumophila*
5) *Acinetobacter baumannii*

12. *Helicobacter pylori* 균의 옳은 설명은?

1) 운동성이 없다.
2) 호산성 세균이다.
3) 25℃에서 배양 시 발육한다.
4) 위염이나 위암과 관련이 있다.
5) MacConkey 배지에서 발육한다.

13. 위점막의 감염으로 위염(gastritis)이나 소화성궤양(peptic ulcers)을 잘 일으키는 균은?

1) *Shiglla sonnei*
2) *Salmonella* Typhi
3) *Helicobacter pylori*
4) *Campylobacter jejuni*
5) *Yersinia entericolitica*

14. *Helicobacter pylori*의 일반적인 성상으로 옳은 것은?

1) 산소성
2) Urease 양성
3) Oxidase 음성
4) 그람음성 알균
5) Catalase 음성

15. 위흡인액 내의 *Helicobacter pylori*의 예비동정으로 가장 좋은 방법은?

1) Indole 생성 시험
2) Urease 생성 시험
3) Oxidase 생성 시험
4) Catalase 생성 시험
5) Porphyrin 생성 시험

11.
급속요소분해효소검사(rapid urease test)는 CLOtest, ultrarapid urease test, urease reagent strip test 등이 사용되고 있다. 급속요소분해효소검사는 생검된 위조직을 요소 기질에 넣어 *H. pylori*가 분비하는 요소분해효소에 의해 만들어지는 암모니아에 의해 pH가 상승하는 것을 색조 변화로 알아보는 검사이다.
답 1)

12.
CLOtest는 캠필로박터 세균(Campylobacter-Like Organism)' 검사에서 온 것이다.

$$\underset{\text{요소}}{(NH_2)_2CO} + 2H_2O + \underset{\text{산}}{H^+} \xrightarrow{\text{urease}} \underset{\text{암모늄}}{2NH_4^+} + \underset{\text{중탄산염}}{HCO_3^-}$$

답 4)

13.
*H. pylori*가 urease를 보유함으로써 산성 환경에서 겨우 생존할 수는 있으나, 호산성 세균은 전혀 아니며, 중성 pH에서 가장 왕성한 증식을 보인다.
*H. pylori*는 인체의 위장 점막이나 십이지장 섬박에 감염하여 위-십이지장 민성 염증이나 암(선종)을 유발할 수 있다.
답 3)

14.
헬리코박터 파일로리균(*Helicobacter pylori, H. pylori*) 감염은 만성 전정부 위염, 소화성궤양, 점막연관림프조직형 위림프종(gastric mucosa-associated lymphoid tissue lymphoma), 위선암 등의 가장 중요한 원인으로 알려져 있다.
답 2)

15.
clarithromycin에 대한 내성률이 증가하고 있다.
답 2)

16. *Helicobacter pylori*에 대하여 옳지 않은 것은?

1) Urease를 생성
2) 그람음성 막대균
3) Nalidixic acid에 내성
4) 하루 만에 신속하게 증식
5) 급성위염(위궤양)을 일으킴

17. CLO test의 설명 중 옳은 것은?

1) 양성은 황색
2) 장염 진단에 사용
3) 검체는 주로 대변
4) *Campylobacter*는 양성
5) Urea 분해능을 알아보는 검사

16.
*Helicobacter pylori*는 천천히 증식하는 균으로 배양 기간이 4~7일이다.
cephalothin (susceptible)

답 4)

17.
CLO test는 urea 분해능을 알아보는 검사로 위 생검 조직으로 *Helicobacter pylori*를 동정하는 검사이다. 양성은 분홍색(pink)이다.

답 5)

Campylobacter, Helicobacter 실기문제

01. 아래사진은 설사변을 그람염색한 결과(왼쪽)이며 42℃ Skirrow 배지 배양결과(오른쪽)이다. 예상되는 균은?

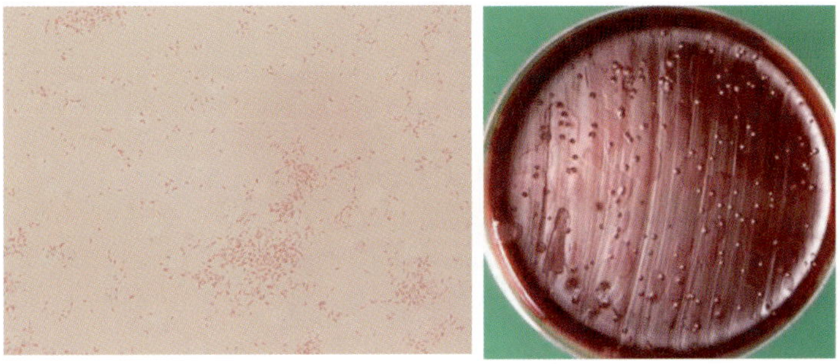

1) *Helicobacter pylori*
2) *Gardnerella vaginalis*
3) *Campylobacter jejuni*
4) *Legionella pneumophila*
5) *Acinetobacter baumannii*

02. *Helicobacter pylori*의 동정을 위한 CLO test에서 검출되는 것은?

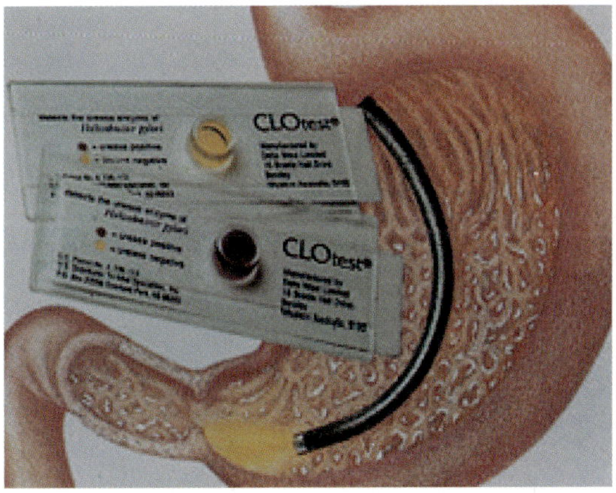

1) Indole 생성
2) Urease 생성
3) Oxidase 생성
4) Catalase 생성
5) Porphyrin 생성

01.

답 3)

02.

CLOtest는 *Helicobacter pylori* 동정을 위해 urease 생성을 보는 검사이다.urease가 생성되면 검사 kit의 색이 pink (red)로 변한다. *Helicobacter pylori*는 urease 양성이다.

답 2)

03.

답 1)

03. 소화궤양 환자의 위 생검 조직을 채취하여 CLO test를 실시하였다. 화살표의 결과가 나왔다면 의심 균은?

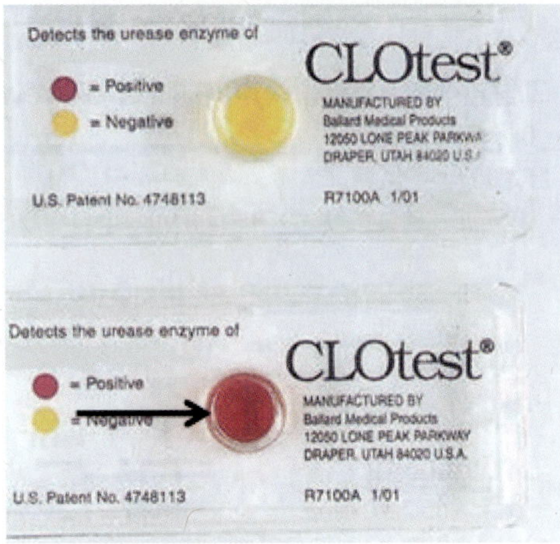

1) *Helicobacter pylori*
2) *Gardnerella vaginalis*
3) *Campylobacter jejuni*
4) *Legionella pneumophila*
5) *Acinetobacter baumannii*

28 *Spirochaeta (Treponema, Borrelia, Leptospira)*

01. 편모(flagella)가 아닌 축사(axial filament)에 의하여 활발한 운동을 하는 균속은?

1) *Yersinia*
2) *Spirillum*
3) *Treponema*
4) *Mycoplasma*
5) *Campylobacter*

02. 스피로헤타(*Spirochaeta*)는?

1) 비운동성이다.
2) 편모로 운동한다.
3) 그람양성 막대균이다.
4) 일반 배지(neutrient agar)에서 잘 자란다
5) 축사(axial filament)를 갖는다.

03. VDRL (Venereal Disease Research Laboratory)은?

1) 100℃, 30분 비동화를 한다.
2) 매독 균체 항원을 사용한다.
3) 180 rpm, 4분 반응하여 본다.
4) 특이적 반응으로 위양성이 없다.
5) 초기 매독에서 신경매독으로 바로 진행된다.

01.

답 3)

02.

답 5)

03.

비트레포네마 검사(비특이적 매독 검사)에는 VDRL, RPR, Kolmer test 등이 있다. VDRL 검사는, 매독균에 감염된 체세포가 CD8+ T cell 등에 의해 살해당하면서 유리된 지질단백 성분에 대한 항체 생성 여부를 검사하는 것이다. RPR 검사는 매독균 세포 항원에 대한 항체가 생성되었는지 확인하는 검사이다.
VDRL 검사의 경우, 검사용 항원을 소의 심장에서 채취, 정제하여 사용(카디오리핀, 콜레스테롤, 레시틴 등)하는데, 이 항원과 의심 환자의 혈청을 섞어 응집반응 여부를 확인한다. 이때 round-bottom 96 well 등을 이용하며 빠른 항원-항체 반응을 유도하기 위하여 180 rpm으로 4분간 원심분리하여 결과를 확인한다.
이러한 비특이적 검사에는 값비싼 특이적 항체가 사용되지 않기 때문에 비교적 검사비용이 저렴하여 환자 스크리닝 목적으로 주로 사용된다. 여기에서 양성반응을 보이면 특이적 검사도 진행한다.

답 3)

04. 비동화 과정이 필요한 검사는?

1) TPI
2) RPR
3) VDRL
4) FTA-ABS
5) Immuno-EP

05. 혈청의 비동화 목적은?

1) 균체항원 용해
2) 보체 불활성화
3) 섬유소원 제거
4) 한냉응집소 제거
5) 단백분해효소 처리

06. 매독 혈청 검사결과 감염된 어머니가 출산한 신생아가 선천성 매독 감염여부 확인 시 이용되는 항체는?

1) Ig M
2) Ig E
3) Ig D
4) Ig G
5) Ig A

07. 매독균(*Treponema pallidum*)의 형태학적 진단에 적절한 검사법은?

1) 그람염색법
2) 항산성염색법
3) 이염소체염색법
4) 위상차현미경에 의한 검경법
5) 암시야현미경에 의한 검경법

04.
트레포네마 검사(특이적 매독 검사)에는 매독균에 대한 특이적 항체를 사용하는 FTA-ABS, TPHA 등이 있다. 선별검사인 비트레포네마 검사에서 양성일 때 확진을 위해 이용하며, 잠복 매독이나 2~3기 매독이 의심될 경우에는 비트레포네마 검사가 음성이어도 실시한다. 트레포네마 검사는 의심 환자의 전혈을 사용한다.
비트레포네마 검사에서는 환자의 혈청을 사용한다. 혈청 내에는 보체 단백이 존재하여, non-self 외부 항원(VDRL 검사에서는 소 심장 항원을 사용함)과 접촉시 보체 활성이 유도되며, MAC를 형성함으로써 항원을 공격한다. 이러한 현상을 방지하고자 비동화(56℃ 수조에 30분간 반응)를 수행한다. 56℃ 조건에서 대부분의 단백이 heat-shock 때문에 불활성화된다.

답 3)

05.

답 2)

06.
생후 100일 미만의 신생아에서 검출되는 항체는 오로지 IgG로, 이는 태반을 통해 신생아 체내로 이행한 모체 이행 항체이다.

답 4)

07.
나선균은 그람음성의 세포벽 구조를 가지고 있으나, 그람염색이 되지 않는다. 암시야현미경으로 관찰한다.

답 5)

08. 매독 진단과 관련 없는 검사는?

1) RPR
2) VDRL
3) TPHA
4) Gram stain
5) FTA-ABS

08.

답 4)

09. 매독(syphilis) 검사는?

1) MBC (minimum bactericidal concentration)
2) MIC (minimum inhibitory concentration)
3) anti-CCP (anti-cyclic citrullinated peptide)
4) Weil-Felix
5) RPR (rapid plasma reagin)

09.
매독의 비특이적검사에는 VDRL, RPR이 있고, 특이적검사에는 TPHA, FTA-ABs가 있다.

답 5)

10. 비특이적(non-treponemal test) 매독혈청 검사는?

1) TPPA (*T. pallidum* passive particle agglutination)
2) CIA (chemiluminescence immunoassay)
3) VDRL (venereal disease research laboratory)
4) TPHA (*T. pallidum* haemagglutination assay
5) FTA-ABS (fluorescent treponemal antibody absorption)

10.
(1) VDRL
- 검체 처리: 비동화(56℃ 30분), Boemer slide
- 정성시험(혈청): 180 rpm, 4분, 현미경(100x) 확인

(2) RPR card test
- syphilitic reagin 검출, 면상응집반응(flocculation)
- 검체 비동화 불필요
- 혈청, 혈장(EDTA)검체로 100 rpm, 8분, 육안판독(백열등 하)

답 3)

11. *Treponema* 항원을 이용한 특이적 진단법은?

1) RPR, TPHA
2) RPR, VDRL
3) VDRL, TPHA
4) VDRL, FTA-ABS
5) TPHA, FTA-ABS

11.
젤라틴을 입자화한 인공담체에 매독균(Nichols균주)를 흡착시켜 응집반응을 보는 매독검사는 TPPA (***Treponema pallidum*** particle agglutination)이다.
매독의 운동성과 관련된 검사는 TPI(트레포네마팔리둠부동화검사, Treponma pallidum immobilzation test)이다.

답 5)

12. 매독균에 감염된 매독의 증상이 겉으로 나타나지 않는 잠복기기는?

1) 1기전
2) 잠복기가 없다.
3) 1기와 2기 사이
4) 2기와 3기 사이
5) 불특정하게 발생

13. 매독에 대한 설명으로 옳은 것은?

1) 3기 매독–전신 반점
2) 2기 매독–고무종 발생
3) 1기 매독–경성하감(궤양) 형성
4) 선천성 매독은 출산 시 감염에 의한다.
5) 잠복기는 매독검사에 음성으로 나타난다.

14. VDRL 검사를 진단에 이용하는 세균은?

1) *Treponema pallidum*
2) *Borrelia recurrentis*
3) *Pasteurella multocida*
4) *Campylobacter jejunii*
5) *Leptospira interrogans*

15. VDRL 검사는 환자의 혈청에서 어떤 물질을 검출하는가?

1) Reagin
2) Lecithin
3) Cardiolipin
4) Cholesterol
5)*Treponema pallidum* antibody

12.
매독균에 감염된 후, 10~90일 정도의 잠복기(평균 21일)가 지나면 1기 매독이 발생합니다. 1기 매독에 의한 증상은 저절로 호전되지만, 1~6개월 정도 지나면 2기 매독 증상이 나타납니다. 이후 매독의 증상이 겉으로 나타나지 않는 잠복 감염 상태가 진행됩니다.

답 4)

13.
매독 3단계(기)의 특징은 중추신경계를 침범한다. 매독의 증상 중 하감이 나타나 2-8주기간에서 발생하며, 증상은 전신에 발적 발생하고 혈액검사 소견중 백혈구가 약간 증가한 시기는 2기매독이다.
매독에서 경성하감은 초기매독 주요증상이다.
연성하감의 원인균은 *H.ducreyi*

답 3)

14.

답 1)

15.
VDRL, RPR은 매독 진단을 위한 비특이적 검사로 환자의 혈청내에 있는 reagin (1기를 초과한 매독이 발병하면 심장이나 여타 조직 세포들이 감염되니까, CD8 CTL이 그놈들을 죽여서 유리되는 세포막 지질이나 단백 항원들, 예를 들어 cardiopilin, lecitin 등에 대해 항체가 형성되는데, 매독 환자에서 생성되는 이러한 non-treponemal antibody들을 reagin이라 정의함) 검출한다.

답 1)

16. RPR 항원과 결합하는 혈청물질은?

1) Reagin
2) Lecithin
3) Cardiolipin
4) Cholesterol
5) *Treponema pallidum* antibody

17. RPR (rapid plasma reagin) 검사법은?

1) 육안 판독한다.
2) Boemer slide를 사용한다.
3) 180rpm에서 4분간 반응한다.
4) 100배 현미경을 이용하여 판독한다.
5) 검사혈청은 56℃에서 30분간 비동화 한다.

18. 특이적 매독 검사법은?

1) Kolmer
2) RPR
3) VDRL
4) Wasserman
5) FTA-ABS

19. 젤라틴을 입자화한 인공 담체에 매독균(Nichols균주)를 흡착시켜 응집반응을 보는 매독검사는?

1) RPR (Rapid plasma reagin)
2) TPI (Treponema pallidum Immobilization)
3) VDRL (Venereal disease research laboratory)
4) TPPA (Treponema pallidum particle agglutination)
5) FTA-ABS (Fluorescent treponemal antibody-absorption test)

20. 매독 균체성분을 이용한 검사는?

1) RPR
2) VDRL
3) TPHA
4) Wasserman
5) RPCF (Reiter protein complement-fixation)

16.
답 1)

17.
RPR은 100 rpm 8분간 육안 판독하고, VDRL은 180 rpm에서 4분간 반응 후 100배 현미경을 이용하여 판독한다.
답 1)

18.
답 5)

19.
답 4)

20.
TPHA는 *Treponema pallidum* hemaggulutination의 약자로, 매독균 항원과의 혈구응집반응 검사이다.
답 3)

21. *Treponema pallidum* 균체 성분을 항원으로 이용하는 매독의 확진검사는?

1) Wassermann
2) RPR (rapid plasma reagin)
3) VDRL (venereal disease research laboratory)
4) Kolmer CF (Kolmer complement fixation)
5) FTA-ABS (fluorescent treponemal antibody-absorption))

21.

답 5)

22. FTA-ABS에 사용되는 슬라이드에 포함 항원은?

1) 보체
2) 매독사균
3) 형광색소
4) 2차 항체
5) 환자 혈청

22.
FTA-ABS 간접 면역형광법(Indirect Immunoflourescence)

감염된 토끼에서 얻은 매독균(*Treponema pallidum*)이 부착된 슬라이드에 환자의 혈청을 반응시킨 후 FITC-Conjugated Anti-human globulin을 반응시켜 혈청 중에 있는 IgG 매독 항체를 검출하는 원리이다. Reactive로 판정되면 환자 혈청 내에 매독균에 대한 항체가 있다고 판단할 수 있다.

답 2)

23. 형광현미경으로 관찰하는 매독검사법은?

1) RPR
2) TPI
3) TPPA
4) TPHA
5) FTA-ABS

23.
FTA-ABs는 검체내 treponemal antigen과 특이적으로 결합할 수 있는 fluorescence antibody 사이의 결합 여부(염색)를 형광현미경으로 검사한다.

답 5)

24. 비특이 매독선별 검사에서 양성인 경우 확진검사는?

1) CF test
2) RPR test
3) VDRL test
4) RPR titer test
5) FTA-ABS test

24.

답 5)

25. VDRL (+), TPAH (−), FTA-ABS (−)일 때 판정은?

1) 현증
2) 감염
3) 비매독
4) 선천적 매독
5) 생물학적 위양성

25.

답 5)

26. 매독 혈청검사 결과이다. 올바른 해석은?

VDRL	TPHA	FTA-ABS
양성	음성	음성

1) 선천매독
2) 3기 매독
3) 과거 감염
4) 현재 감염
5) 생물학적 위양성

27. 매독 검사 결과 중 생물학적 위양성은 무엇인가?

1) VDRL (+), TPHA (−), FTA-ABS (−)
2) VDRL (+), TPHA (+), FTA-ABS (−)
3) VDRL (+), TPHA (+), FTA-ABS (+)
4) VDRL (−), TPHA (−), FTA-ABS (−)
5) VDRL (−), TPHA (+), FTA-ABS (−)

28. 이(louse), 진드기(tick), 벼룩(flea)에 의해 전파되는 세균은?

1) *Borrelia recurrentis*
2) *Pasteurella multocida*
3) *Francisella tularensis*
4) *Campylobacter jejuni*
5) *Leptospira interrogans*

29. 진드기에 의해 전파되는 세균은?

1) *Borrelia burgdorferi*
2) *Treponema pallidum*
3) *Treponema carateum*
4) *Pasteurella multocida*
5) *Leptospira interrogans*

26.

답 5)

27.
비트레포넴 검사에서는 급성발열성 진환, 임신, 자가면역 질환, 염증성 질환 등에 의해서 위양성이 나올 수 있다.

답 1)

28.
Borrelia는 이, 진드기에 물려서 전파되며 1주일의 잠복기를 가진 후 발열과 두통이 나타남. Borrelia recurrentis는 매개체가 '이', Borrelia burgdorfer는 매개체가 진드기이다.
Francisella tularensis is a zoonotic intracellular pathogen and the causative agent of the debilitating febrile illness tularemia(야토병)

답 1)

29.
Borrelia burgdorferi is a pathogenic spirochete responsible for Lyme disease via a tick vector Pasteurella multocida is the most common cause of soft tissue infection in humans following bites or scratches from dogs and cats

답 1)

30. *Borrelia recurrentis*가 일으키는 질병은?

1) 서교병
2) 재귀열
3) 이따이이따병
4) 미나마타병
5) 쯔쯔가무시병

30.
Borrelia recurrentis is a species of Borrelia, a spirochaete bacterium associated with relapsing fever(재귀열)
답 2)

31. *Borrelia recurrentis*에 대해 옳은 것은?

1) 그람염색으로 염색된다.
2) BAP에서 배양이 가능하다.
3) 갈고리 모양의 나선균이다.
4) 매개체는 진드기(tick) 이다.
5) 재귀열(Relapsing fever)을 일으킨다.

31.
답 5)

32. 라임병(Lyme disease)은 초기에 열과 관절염 증상이 있는데 원인균은?

1) *Treponema pallidum*
2) *Borrelia recurrentis*
3) *Borrelia burgdorferi*
4) *Treponema carateum*
5) *Leptospira interrogans*

32.
답 3)

33. *Leptospira*에 대한 사항으로 옳은 것은?

1) 절대 산소성
2) 그람양성 막대균이다.
3) 습기가 많은 환경에서는 자라지 못한다.
4) 세균이 작아 전자현미경에 의해서만 볼 수 있다.
5) 야생 설치류의 배설물에 의해 사람에게 전파된다.

33.
Leptospira interrogans is a species of obligate aerobic spirochaete bacteria shaped like a corkscrew with hooked and spiral ends(question mark)
답 5)

34. 뇨를 Fletcher 배지, Korthof 배지에 접종하여 28~30℃로 배양하면 검출할 수 있는 균은?

1) *Clostridium difficile*
2) *Borrelia recurrentis*
3) *Treponema pallidum*
4) *Campylobacter jejuni*
5) *Leptospira interrogans*

34.
Campylobacter jejuni is a species of pathogenic bacteria, one of the most common causes of food poisoning, acute gastroenteritis
답 5)

35. *Leptospira*의 설명으로 옳은 것은?

1) 매독의 원인균
2) Fletcher 배지 배양
3) 절대 무산소성에서 배양
4) 42℃가 배양의 최적온도
5) 열에 강하여 가열해도 사멸하지 않는다.

35.

답 2)

36. 황달 출혈성 Weil씨병의 원인 균은?

1) *Eikenella corrodens*
2) *Borrelia recurrentis*
3) *Leptospira interrogans*
4) *Mycoplasma pneumoniae*
5) *Capnocytophaga gingivalis*

36.

답 3)

37. Weil 씨 병의 병원체는?

1) *Borrelia recurrentis*
2) *Treponema pallidum*
3) *Treponema pertenue*
4) *Leptospira interrogans*
5) *Mycoplasma pneumoniae*

37.

답 4)

38. 편모로 운동하는 나선균으로 서교열(rat bite fever)의 원인균은?

1) *Spirillum minus*
2) *Brucella melitensis*
3) *Francisella tularensis*
4) *Campylobacter jejuni*
5) *Listeria monocytogenes*

38.
서교열(rat bite fever)은 쥐나 또는 다른 설치류의 비강이나 구강에서 볼 수 있는 *Streptobacillus moniliformis*나 *Spirillum minus*에 의해 발생하는 흔치 않은 전신적인 급성 질환이다.

답 1)

39. *Spirillum minus*에 대한 설명으로 옳은 것은?

1) 그람양성 막대균
2) 식중독의 원인균
3) 사람에게만 감염
4) 인공배지에서 배양 불가능
5) 혈액우무배지에서 발육

39.
암시야현미경(darkfield microscopy)에서 확인과 말초혈액의 Wright 또는 Giemsa 염색도말에서 관찰된다. 혈청학적 진단은 없다.

답 4)

나선균 실기문제

01. 암시야현미경법으로 관찰한 나선균이다. 의심되는 균은?

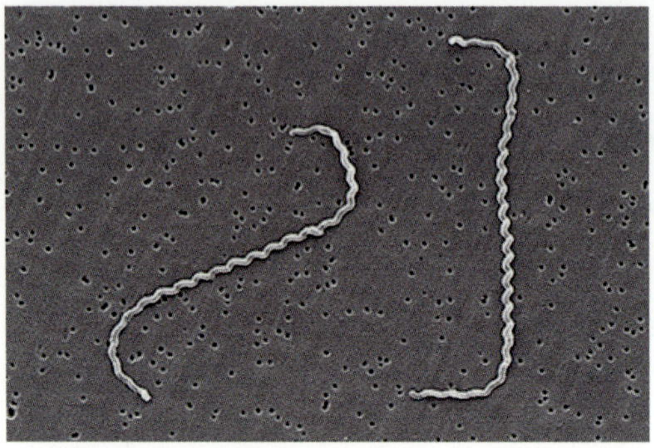

1) *Clostridium difficile*
2) *Borrelia recurrentis*
3) *Treponema pallidum*
4) *Campylobacter jejuni*
5) *Leptospira interrogans*

02. 동물실험에서 혈액 도말 결과 RBC와 함께 나선균이 관찰되었다. 의심되는 균은?

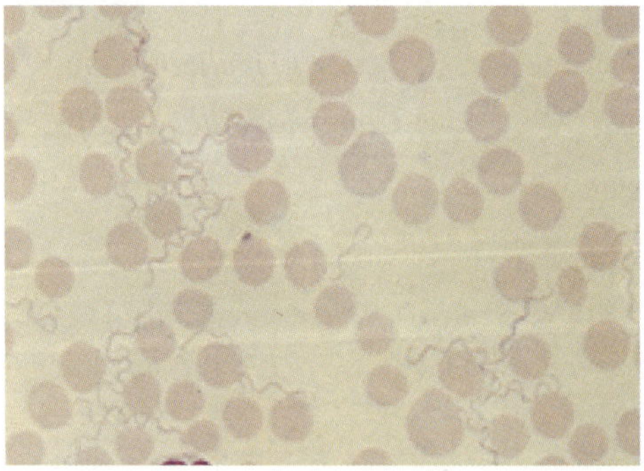

1) *Clostridium difficile*
2) *Borrelia recurrentis*
3) *Treponema pallidum*
4) *Campylobacter jejuni*
5) *Leptospira interrogans*

01.
*Leptospira interrogans*는 황달 출혈성 Weil씨병의 원인 균으로 전자현미경으로 관찰하면 균의 양끝이 갈고리모양이 특징이다. 뇨를 Fletcher 배지, Korthof 배지에 접종하여 28~30℃로 배양한다.
답 5)

02.
*Borrelia recurrentis*는 절지동물 매개균으로 '이'가 전달한다. 재귀열의 원인균으로 고열을 동반하며 검체는 혈액이다. 라임병의 원인균인 *Borrelia borgdorferi*는 '진드기'가 매개한다.
답 2)

29 *Mycoplasma*

01. *Mycoplasma* 성상으로 옳은 것은?

1) 그람양성 세균
2) 무산소성 세균
3) 세포벽이 없는 세균
4) 일반우무배지에서 잘 발육하는 세균
5) DNA 또는 RNA 중 한 가지만 소유하는 세균

01.
사람에게 병원성을 유발하는 *Mycoplasma* 종은 *M. pneumoniae*와 *Ureaplasma urealyticum*이다. *M. pneumoniae*는 influenza나 legionelosis와 혼동하기 쉬운 원발성 비정형 폐렴(PAP)의 병인자로 알려져 있다. PPLO 배지에서 배양되며 양이나 기니아피그의 적혈구를 용해하는 능력으로 분류된다.

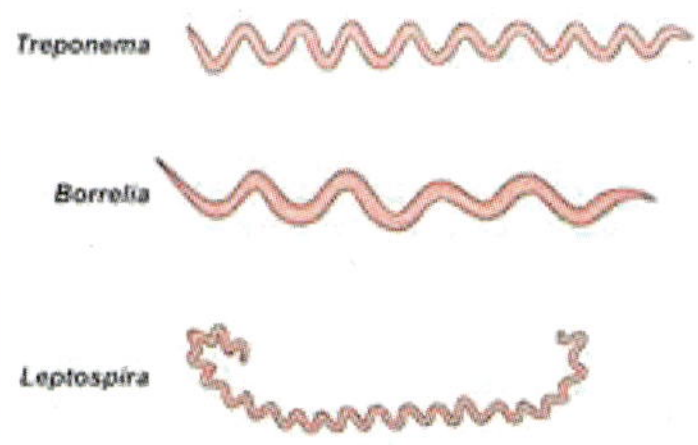

답 3)

02. 포도당을 발효하는 *Mycoplasma*는?

1) *M. orale*
2) *M. facium*
3) *M. buccale*
4) *M. saliniarium*
5) *M. pneumoniae*

02.
Mycoplasma 균종 중 포도당을 발효하는 균종은 *M. pneumoniae, M. fermentans, M. genitarlium*이 있다. 나머지 균은 산소성균으로 포도당을 산화한다.

답 5)

03. 원발성 비정형 폐렴을 일으키는 PPLO의 성상으로 옳은 것은?

1) 그람양성 알균
2) 무산소성 배양
3) 세포벽이 없다.
4) 일반우무배지에서 잘 발육
5) DNA 또는 RNA 중 한 가지만 소유

03.
pleuropneumonia-like organisms (PPLO)

답 3)

04. *Mycoplasma*의 특성으로 옳은 것은?

1) 비여과성이다.
2) 세포벽이 있다.
3) 핵산은 1가지만 가진다.
4) β-lactam 항균제 내성
5) 인공 배지에서 증식하지 않는다.

04.

답 4)

05.
*Mycoplasma pneumoniae*는 세균 중에서 가장 작으며, 인공배지에 증식 가능하고 β-lactam계 항생제에 내성이며, 원발성 비정형폐렴의 원인균이며, 건조와 열에 의해 쉽게 죽는다.

답 1)

06.

답 4)

07.

답 5)

08.
한냉응집소(Cold Agglutinin)는 적혈구 자가항체중 한 종류로서 사람의 생체내 온도(37℃)보다 낮은온도에서 적혈구를 응집시키므로 혈청내의 한냉응집소(Cold Agglutinin)는 냉장온도(4℃)에서 사람의 O형 적혈구와 반응하여 응집을 일으킨다.

답 5)

05. *Mycoplasma pneumoniae*의 설명으로 옳은 것은?

1) 세균 중에서 가장 작다.
2) 인공배지에 증식되지 않는다.
3) 비임균성 요도염의 원인균이다.
4) β−lactam계 항생제에 감수성이다.
5) 건조와 열에 의해 쉽게 죽지 않는다.

06. 세균 여과기(0.2~0.45 μm)를 통과할 수 있는 세균은?

1) *Bacillus anthracis*
2) *Enterococcus faecalis*
3) *Haemophilus influenzae*
4) *Mycoplasma pneumoniae*
5) *Mycobacterium tuberculosis*

07. 사람에게 1차적으로 비정형적인 폐렴을 유발하는 원인균은?

1) *Mycoplasma orale*
2) *Mycoplasma hominis*
3) *Mycoplasma salivarium*
4) *Ureaplasma urealyticum*
5) *Mycoplasma pneumoniae*

08. 양이나 기니아픽의 적혈구를 응집하는 한냉응집소를 가지는 세균은?

1) *Mycoplasma hominis*
2) *Rickettsia prowazekii*
3) *Chlamydia trachomatis*
4) *Ureaplasma urealyticum*
5) *Mycoplasma pneumoniae*

09. 한냉응집소(Cold Agglutinin)결과 1:64이면서, 폐렴 증상을 보이는 환자에서 예상 되는것은?

1) *Klebsiella pneumoniae*
2) *Haemophilus influenzae*
3) *Legionella pneumophila*
4) *Mycoplasma pneumoniae*
5) *Streptococcus pneumoniae*

10. 한냉응집소 검사는 4℃에 방치하여 1차 판독 후, 2차 판독을 위한 처리방법은?

1) 20℃ 실온에 30분간 방치
2) 4℃ 냉장고에 30분간 방치
3) −20℃ 냉동고에 30분간 방치
4) 37℃ 항온수조에 30분간 방치
5) 56℃ 항온수조에 30분간 방치

11. 사람에서 비임균성 요도염과 연관이 있는 것은?

1) *Mycoplasma orale*
2) *Mycoplasma hominis*
3) *Mycoplasma salivarium*
4) *Ureaplasma urealyticum*
5) *Mycoplasma pneumoniae*

12. *Ureaplasma urealyticum*의 성상이나 배양특성에 대하여 옳은 것은?

1) 세포벽을 갖고 있다.
2) Ribosome이 존재하지 않는다.
3) MacConkey 배지에서 발육한다.
4) 집락관찰이 어려워 전자현미경으로 관찰한다.
5) 비임균성 요도염, 불임, 난관염 등을 일으킨다.

09.
단, 발병 후 7~10일 경과시에만 한냉응집소가 검출되므로, *Mycoplasma pneumoniae* 감염 환자 중 약 50% 이하에서만 한냉응집소 양성을 보인다는 사실에 유의한다. 국시는 국시일 뿐, 실전은 다르다.

답 4)

10.
사람의 혈중에는 0~3℃의 기온에서 ABO 혈액형과 관계없이 자가적혈구 또는 ABO혈액형과 동형인 사람의 적혈구를 응집하는 항체가 있는데, 이 항체를 Cold Agglutinin 이라한다.

답 4)

11.
*Ureaplasma urealyticum*은 불임과 비임균성 요도염(NGU)과 관련이 있으며, 요소를 분해한다.

답 4)

12.

답 5)

13. 마이코플라즈마속 균종 가운데 일반적으로 여성 생식기에 상재하고, 드물게는 병독성과 관련 있는 세균은?

1) *Mycoplasma orale*
2) *Mycoplasma hominis*
3) *Mycoplasma salivarium*
4) *Ureaplasma urealyticum*
5) *Mycoplasma pneumoniae*

13.
*M. hominis*는 여성 생식기의 정상균무리로 인후통과 편도 삼출액과 관련된 급성 호흡질환을 유발하지만 열은 동반하지 않는다. *Mycoplasma pneumoniae*와 *Mycoplasma hominis*는 사람에 대해 병독성을 나타낸다.
pelvic inflammatory disease (PID)를 유발한다.

답 2)

Mycoplasma 실기문제

01. 원발성비정형폐렴 환자의 객담을 PPLO배지에 배양한 결과이다. 의심되는 균은?

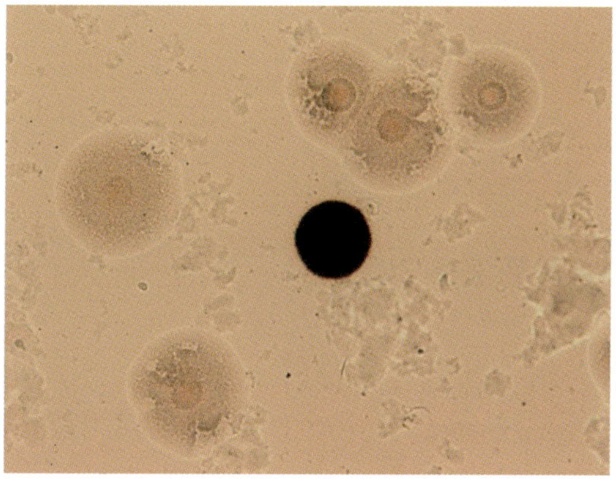

1) *Bacillus anthracis*
2) *Enterococcus faecalis*
3) *Haemophilus influenzae*
4) *Mycoplasma pneumoniae*
5) *Mycobacterium tuberculosis*

01.
*Mycoplasma pneumoniae*는 PPLO배지에서 달걀후라이 모양의 집락을 보인다. 세균 여과기를 통과하는 작은 균으로 세포벽이 없다. β-lactam계(penicillin)에 내성이다.

답 4)

30 *Rickettsia*

01. *Rickettsia*에 대한 설명 중 옳은 것은?

1) 항생물질에 내성　　2) 편성 세포 기생성
3) 인공배지에는 발육　　4) 세균여과기로 여과
5) RNA 또는 DNA 중 하나만 가진다.

02. *Rickettsia*에 대한 설명 중 옳은 것은?

1) 편모와 아포가 있다.
2) 세포벽을 가지지 않는다.
3) 그람양성의 짧은막대균이다.
4) 이, 벼룩 등에 의해 매개된다.
5) 생세포의 핵 내에서 증식한다.

03. *Rickettsiae*에 대한 설명 중 옳은 것은?

1) 가축이 숙주이다.
2) 세포구조가 그람음성이다.
3) 그람염색에 잘 염색이 된다.
4) 4개의 속이 사람에 감염된다.
5) 인공배지에서 배양할 수 있다.

04. *Rickettsia*의 병원성 조합이 옳은 것은?

1) 발진열 – *Rickettsia prowazekii*
2) 록키산 홍반열 – *Coxiella burnetii*
3) 참호열 리켓치아 – *Rickettsia typhi*
4) 양충병 – *Orientia tsutsugamushi*
5) Q열 리켓치아 – *Rickettsia rickettsii*

01.
*Rickettsia*의 일반적인 성상은 편성 세포 기생성. 생세포가 없는 인공배지에는 발육하지 않으며, 생세포의 세포질 내에서 증식한다. 광학현미경으로 관찰 가능하나 일반세균보다 작다. 일반적으로 세균여과기로 여과할 수 없다.

답 2)

02.
형태는 그람음성 짧은막대균이지만 그람염색에는 잘 염색되지 않고 Giemsa 염색, Macchiavello 염색에 의해 잘 관찰된다. 편모와 아포는 없다. 세포벽을 가지며, RNA와 DNA 모두 가지며 2분열로 증식한다. 항생물질(tetracycline 등)에 감수성이다. 절지동물의 장관에 기생한다. 진드기, 이, 벼룩 등에 의해 매개되며 사람에게 감염되어 발진성, 열성 질환을 일으킨다.

답 4)

03.
Rickettsia is a genus of nonmotile, gram-negative, nonspore-forming, highly pleomorphic bacteria that may occur in the forms of cocci (0.1 μm in diameter)

답 2)

04.
*Rickettsia prowazekii*는 발진티푸스(epidemic typhus)의 병원체, *Rickettsia typhi*는 발진열(또는 murine typhus)의 병원체, *Rickettsia rickettsii*는 록키산 홍반열(Rocky Mountain Spotted fever)의 병원체, *Rickettsia tsutsugamushi*는 *Orientia tsutsugamushi*로 학명이 변경되었으며 쯔쯔가무시병(scrub typhus)의 병원체

답 4)

05. 발진티푸스의 원인체는?

1) *Richettsia typhi*
2) *Rickettsia akari*
3) *Salmonella* Typhi
4) *Rickettsia rickettsii*
5) *Rickettsia prowazekii*

05.
Rickettsia africae (African tick-bite fever),
R. conorii (Mediterranean spotted fever),
R. rickettsii (Rocky Mountain spotted fever and Brazilian spotted fever),
Orientia tsutsugamushi (scrub typhus),
R. typhi (murine typhus),
R. prowazekii (epidemic typhus, sylvatic typhu)

답 5)

06. 이(louse)에 의하여 매개되는 질병과 병원체는?

1) 발진열(*Rickettsia typhi*)
2) 리켓치아 두창(*Rickettsia akari*)
3) 양충병(*Orientia tsutsugamushi*)
4) 발진티푸스(*Rickettsia prowazekii*)
5) 록키산 홍반열(*Rickettsia ricketts*)

06.
R. typhi (Flea) 나머지는 모두 tick 매개

답 4)

07. 발진티푸스 감염 시 *Proteus vulgaris*에 대한 항체가 형성되는데, 이에 대한 설명으로 옳은 것은?

1) 대부분 발진티푸스 환자는 *Proteus* 세균을 갖는다.
2) *Proteus vulgaris*는 리케치아성 질병의 병원체이다.
3) *Rickettsiae*는 *Proteus* 세균과 유사한 항원을 갖는다.
4) 발진티푸스는 *Proteus vulgaris* 균주에 의해 감염된다.
5) 이 관계는 다니즈 현상(Danysz phenomenon)의 예이다.

07.
리케치아와 *Proteus* 사이의 유사한 항원 때문에 리케치아 질병을 가진 개체의 혈청은 어떤 *Proteus vulgaris* 균주와 응집할 수 있다. Weil-Felix 반응으로 알려진 교차 반응은 임상적으로 리케치아 감염의 진단에 쓰인다.

답 3)

08. *Rickettsia* 감염 환자의 혈청과 *Proteus* 항원의 응집반응을 하는 검사법은?

1) Plano
2) Widal
3) Weil-Felix
4) IGRA((interferon-γ release assay)
5) Paul-Bunnell (Monospot)

08.
Weil-Felix : Weil과 Felix (1916)는 발진티푸스 환자의 요에서 분리한 *Proteus vulgaris*가 환자의 혈청과 강하게 응집하는 것을 발견하였다. 이 균주를 OX-19주라고 한다. 그 후 항원구조가 다른 OX-2주, OX-K주의 변이주가 분리되었다. 이 세 균주를 항원으로 한 응집반응을 Weil-Felix 반응이라고 한다.

답 3)

09.
Weil-Felix 반응은 *Proteus vulgaris* 항원을 이용하여 *Rickettsia*를 진단하는 방법이다. 항원으로는 *Proteus vulgaris* OX-19, OX-2, OX-K가 이용된다.
답 2)

09. Weil-Felix 반응은?

1) *Proteus*와 *Rickettsia*를 구별하는 반응
2) *Proteus vulgaris* 항원을 이용하여 *Rickettsia* 진단
3) *Rickettsia* 항원을 이용하여 *Proteus vulgaris* 진단
4) *Proteus mirabilis* 항원을 이용하여 *Rickettsia* 진단
5) *Rickettsia* 항원을 이용하여 *Proteus mirabilis* 진단

10.
답 2)

10. Weil - Felix 반응과 연관 있는 균은?

1) Rubells virus
2) *Proteus vulgris*
3) *Salmonella* Typhi
4) *Chlamydiae psittachi*
5) *Mycoplasma pneumoniae*

11.
참호열(trench fever)은 *Rochalimaea quintana*가 병원체인 열성 질환이다. 참호열은 이가 옮기는 열성 전염병으로 5일 간격으로 고열을 되풀이하고 오한, 신경통을 일으킨다 *Bartonella quintana (Rickettsia quintana)*에 의해 일어난다.
답 5)

11. 참호열의 병원체는?

1) *Coxiella burnetii*
2) *Ehrlicha senetsu*
3) *Rickettsia sibirica*
4) *Rickettsia australis*
5) *Rochalimaea quintana*

12.
Q열(query fever)의 병원체는 *Coxiella burnetii*이다.
답 1)

12. Q열의 병원체는?

1) *Coxiella burnetii*
2) *Ehrlicha senetsu*
3) *Rickettsia sibirica*
4) *Rickettsia australis*
5) *Rochalimaea quintana*

31 Chlamydia

01. *Chlamydia*에 대한 설명 중 옳은 것은?

1) 항산성균이다.
2) 항생제에 내성이다.
3) 리보솜이 존재하지 않는다.
4) RNA와 DNA를 모두 가진다.
5) 광학현미경으로 관찰되지 않는다.

02. *Chlamydia*에 대한 설명 중 옳은 것은?

1) 운동성이 있음
2) 세포벽 존재하지 않음
3) 2분열로 증식하지 않음
4) 봉입체를 형성하지 않음
5) 인공배지에 발육하지 않음

03. *Chlamydia*에 의한 질병명으로 옳지 않은 것은?

1) 트라코마
2) 앵무새병
3) 봉입체결막염
4) 서혜림프육아종증
5) 원발성 비정형 폐렴

04. 성병성 림프육아종(LGV)은 *Chlamydia trachomatis*에 의해 유발되는 성병이다. 그 증상인 것은?

1) 임질
2) 매독
3) 연성하감
4) 앵무새병
5) 생식기 궤양 및 가래톳

01.

답 4)

02.
Chlamydia is a common sexually transmitted infection (STI) caused by bacteria

답 5)

03.
*Chlamydiae*에 의한 감염증에는 트라코마, 봉입체결막염, 서혜림프육아종증(제4성병), 앵무새병 등이 있다. *Chlamydia trachomatis*는 미국에서 성적으로 전염되는 일반적인 유발원이며 영아 결막염, 영아 폐렴과 중요한 연관이 있다.

답 5)

04.
성병성 림프육아종(Lymphogranuloma venereum, LGV)의 진단은 매독, 생식기 포진, 연성하감과 구별해야 한다. 가래톳은 서혜부 림프선이 부어 오른 것으로서 허벅다리 윗부분의 림프절이 부어 생긴 멍울이다.
이 질환의 임상 증상은 세 단계로 나타나는데 일차 병변은 얕은 궤양 또는 미란, 이차 병변은 두드러진 림프절병, 세 번째 단계의 병변은 섬유화, 림프 부종, 치루형성 등을 포함한다.

답 5)

05. *Chlamydiae trachomatis*에 대해 옳은 것은?

1) 비여과성
2) Sulfur 제 내성
3) BAP에서 잘 자람
4) 앵무새병의 원인체
5) 봉입제가 요오드 염색됨

06. *Chlamydia trachomatis*와 *Chlamydia psittaci*의 감별 특징은?

1) *C. trachomatis*는 앵무새병의 원인체이다.
2) *C. trachomatis*는 영양배지에서 잘 자란다.
3) *C. trachomatis*는 sulfonamides에 내성이다.
4) *C. trachomatis*는 다른 lipopolysaccharide 항원을 갖는다.
5) *C. trachomatis*는 glycogen을 함유하는 봉입체를 형성한다.

07. *Chlamydia trachomatis*의 특징으로 옳은 것은?

1) 그람양성 막대균이다.
2) *C. trachomatis*는 영양배지에서 증식한다.
3) *C. trachomatis*는 sulfonamides에 감수성이 있다.
4) *C. trachomatis*는 ipopolysaccharide와 같은 항원을 갖는다.
5) *C. trachomatis*는 glycogen을 함유하는 봉입체를 형성하지 않는다.

05.
성병림프육아종은 감염자와의 성적 접촉, 외음부 궤양, 치루 또는 가래톳이 있는 환자는 어떤 경우라도 의심해 봐야 한다. 성병림프육아종에 특이적인 진단적 검사 결과가 없는 경우에도 림프절병과 동반된 직장결장염이나 외음부 궤양을 포함하는 임상적 증후군이 나타나는 환자는 성병림프육아종에 근거하여 치료받아야 한다.

답 5)

06.

답 5)

07.
*Chlamydiae*는 진핵세포에서의 기생생물이다. 수년 동안 바이러스로 생각되었으나 지금은 세균으로 고려된다. *C. trachomatis*는 sulfonamide에 대해 감수성이고, 글리코겐 함유 봉입체를 형성하는 능력이 있다.

답 3)

Chlamydia 실기문제

01. 원발성비정형폐렴 환자의 객담을 PPLO배지에 배양한 결과이다. 의심되는 균은?

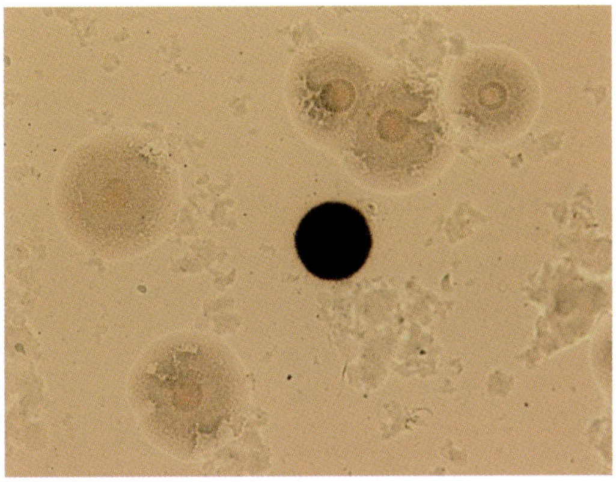

1) *Bacillus anthracis*
2) *Enterococcus faecalis*
3) *Haemophilus influenzae*
4) *Mycoplasma pneumoniae*
5) *Mycobacterium tuberculosis*

01.
*Mycoplasma pneumoniae*는 PPLO배지에서 달걀후라이 모양의 집락을 보인다. 세균 여과기를 통과하는 작은 균으로 세포벽이 없다. β-lactam계(penicillin)에 내성이다.

답 4)

3편 바이러스학

01 진단 바이러스학

01. 바이러스 배양 조건이 아닌 것은?

1) 계태아
2) 동물접종
3) 조직배양
4) 파지형세균
5) 혈액우무배지

02. 바이러스의 특징 중 옳은 것은?

1) 바이러스는 인공배지에서 발육한다.
2) 바이러스는 살아 있는 세포에서 증식한다.
3) 바이러스는 단백질 합성계나 에너지 생산계가 있다.
4) 바이러스는 DNA, RNA로 구성된 핵산을 모두 갖는다.
5) 바이러스는 증식에 있어서 인터페론의 영향을 받지 않는다.

03. 약독화 백신(attenuated vaccine)에 대한 설명이 아닌 것은?

1) 파상풍 백신은 약독화 백신이다.
2) 대부분 적응된 바이러스로 구성된다.
3) 주로 발병성이 극히 낮은 변이주를 사용한다.
4) 홍역, 소아마비(Sabin), 유행성 이하선염 백신 등이 있다.
5) 감수성이 있는 숙주를 통한 반복계대(repeat passage)에 의해 얻어지기도 한다.

04. 바이러스에 대하여 옳은 것은?

1) 이분열로 증식한다.
2) 혈액우무배지에서 배양된다.
3) 세균여과기를 통과하지 못한다.
4) 광학현미경으로 관찰이 가능하다.
5) DNA와 RNA 중 어느 한 가지만 소유한다.

01.
바이러스는 살아있는 세포에서 증식한다. 그 중 세균을 숙주로 하는 바이러스를 bacteriophage라 한다.
답 5)

02.
바이러스는 인공배지에서 발육하지 않고 살아있는 세포에서만 증식한다.
답 2)

03.
파상풍은 *C. tetani*에 의한 세균성 질환으로 불활성화 백신이다.
답 1)

04.
바이러스는 복제의 방식으로 증식한다. 영양배지에서는 배양할 수 없으며 살아있는 세포에서만 증식 할 수 있다. 크기가 매우 작으므로 세균여과기를 통과할 수 있으며, 전자현미경으로 관찰할 수 있다. 핵산의 형태는 DNA 또는 RNA로 이루어진다.
답 5)

05. 외피(envelope) 비보유 바이러스는?

1) Rotavirus
2) Togavirus
3) Arenavirus
4) Bunyavirus
5) Coronavirus

06. 동물 바이러스 중 가장 크고 복잡한 구조를 가지는 것은?

1) Poxvirus
2) Retrovirus
3) Arenavirus
4) Bunyavirus
5) Coronavirus

07. DNA 바이러스에서 가장 작은 것은?

1) Poxvirus
2) Parvovirus
3) Adenovirus
4) Herpesvirus
5) Papovavirus

08. 캡시드(capsid)가 정20면체이며 외피(envelope)를 보유한 DNA viridae는?

1) Poxviridae
2) Parvoviridae
3) Adenoviridae
4) Herpesviridae
5) Papovaviridae

09. RNA 바이러스에서 가장 작은 정20면체(지름 25~35 nm)인 RNA viridae는?

1) Reoviridae
2) Flaviviridae
3) Togaviridae
4) Coronaviridae
5) Picornaviridae

05.
Rotavirus는 RNA 외피 비보유 바이러스이며 Togavirus, Arenavirus, Bunyavirus, Coronavirus는 RNA 외피 보유 바이러스 이다.

답 1)

06.

답 1)

07.

답 2)

08.

답 4)

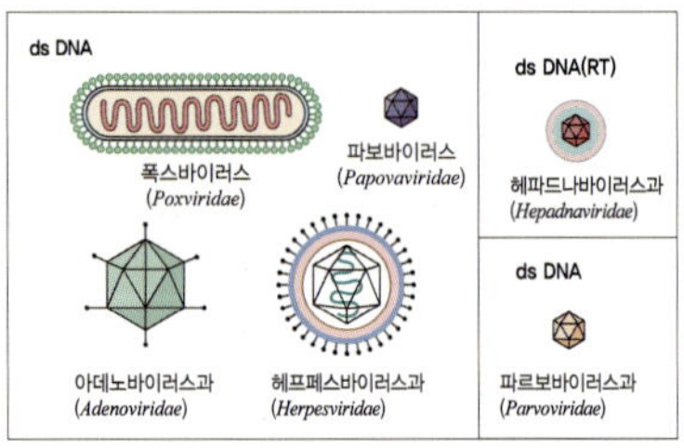

09.

답 5)

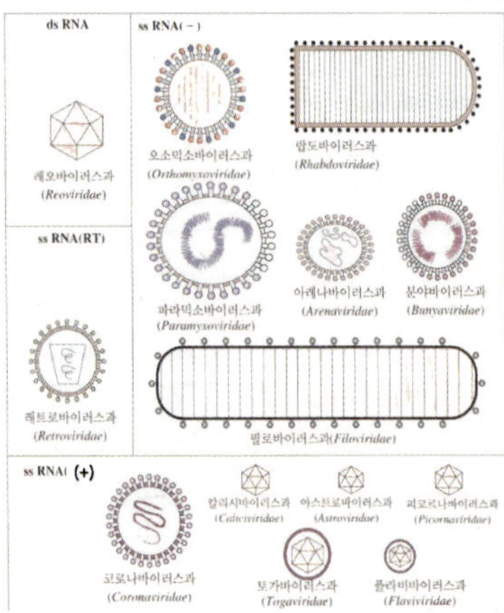

10. DNA 바이러스는?

1) Togavirus
2) Adenovirus
3) Rhabdovirus
4) Picornavirus
5) Orthomyxovirus

11. 외피(envelope) 비보유 바이러스는?

1) EB virus
2) Adenovirus
3) Cytomegalovirus
4) Herpes simplex virus
5) Varicella-Zoster virus

12. 올빼미 눈(owl's eye)이라 불리는 핵내 봉입체를 만드는 virus는?

1) EB virus
2) RS virus
3) Adenovirus
4) Cytomegalovirus
5) Varicella-Zoster virus

13. DNA 바이러스에 속하는 것은?

1) Rotavirus
2) Enterovirus
3) Rubella virus
4) Hantaan virus
5) Epstein-Barr virus

14. 에테르에 감수성인 DNA 바이러스는?

1) Parvovirus
2) Coronaviruss
3) Herpesvirus
4) Rhabdovirus
5) Picornavirus

15. 가장 큰 DNA 바이러스는?

1) Poxvirus
2) Parvovirus
3) Adenovirus
4) Papovavirus
5) Paramyxovirus

10.
Togavirus, Rhabdovirus, Orthomyxovirus는 RNA 외피 보유 바이러스, Picornavirus는 RNA 외피 비보유 바이러스이다.
답 2)

11.
답 2)

12.
거대세포성 봉입체병은 타액선, 폐, 간, 췌 장, 신장, 내분비선 및 때로는 뇌에 일어나는 대형의 핵 내 봉입체가 특징이다.
답 4)

13.
Rotavirus, Enterovirus는 RNA 외피 비보유 바이러스이다. Rubella virus, Hantaan virus 외피 보유 바이러스이다.
답 5)

14.
일부 바이러스는 에테르 용매에 의해 외피가 손상되는 데 이러한 바이러스를 에테르 민감성 바이러스라 한다.
답 3)

15.
답 1)

바이러스학

16. 항생물질에 감수성이 내성인 미생물은?

1) 바이러스 2) 일반세균
3) 리케치아 4) 클라미디아
5) 마이코플라스마

16.
바이러스는 인터페론에 감수성이 있다.
답 1)

17. 외피(envelope)를 보유한 RNA 바이러스는?

1) Rotavirus 2) Parvovirus
3) Adenovirus 4) Papovavirus
5) Rabies virus

17.
Rotavirus는 RNA 외피 비보유 바이러스 이다. Parvovirus, Adenovirus, Papovavirus 는 DNA 바이러스이다.
답 5)

18. 에테르(ether)에 감수성인 RNA 바이러스는?

1) Poliovirus 2) Enterovirus
3) Herpesvirus 4) Rubella virus
5) Coxackie virus

18.
에테르 감수성이 있는 바이러스는 외피가 있다.
답 4)

19. 캡시드의 형성 부위가 핵 내이며 에테르 내성 DNA 바이러스는?

1) Poxvirus 2) Togavirus
3) Adenovirus 4) Coronavirus
5) Herpesvirus

19.
에테르 내성이 있는 바이러스는 외피가 없다.
답 3)

20. 핵산의 구조가 이중나선인 RNA 바이러스는?

1) Reovirus 2) Parvovirus
3) Adenovirus 4) Coronavirus
5) Papovavirus

20.
RNA 바이러스 중 이중나선인 것은 Reovirus와 Rotavirus가 대표적이다.
답 1)

21. 바이러스 봉입체의 설명으로 옳은 것은?

1) 바이러스와 숙주세포의 조합으로 이루어진다.
2) 봉입체는 바이러스 질병의 진단과는 관계가 없다.
3) 모든 바이러스가 숙주세포에서 봉입체를 형성한다.
4) 봉입체는 숙주세포의 세포질과 핵 내에서 발견된다.
5) 봉입체는 숙주세포의 대사에는 영향을 끼치지 않는다.

21.
바이러스가 감염하면 그 세포 내에 정상 세포로 보이지 않는 염색성이 상이한 소포가 형성된다. 이 소포를 봉입체 또는 기본소포라고 한다. 봉입체는 세포의 핵 또는 세포질 어느 한 곳이나 또는 두 곳 모두에서 발견되는 것으로 숙주세포를 붕괴시키거나 죽인다.
답 4)

22. 간염 바이러스에 대한 설명으로 옳은 것은?

1) B형 간염 바이러스는 DNA 바이러스이다.
2) A형 간염 바이러스는 DNA 바이러스이다.
3) B형 간염 바이러스는 경구에 의해 전파된다.
4) A형 간염 바이러스는 수혈에 의해 전파된다.
5) C형 간염 바이러스는 경구에 의해 감염된다.

22.
A~E형의 다섯 가지 간염 바이러스 중 *Hepadnaviridae* 과에 속한 B형 간염 바이러스(HBV)는 DNA 바이러스이다. 나머지 A, C, D, E형 은 모두 RNA 바이러스인데, 각각 A형 간염 바이러스(HAV)는 *Picornaviridae* 과, C형 간염 바이러스(HCV) 와 E형간염 바이러스(HEV)는 *Flaviviridae* 과에 속한다. 나머지 D형 간염 바이러스(HDV)는 과명이 미정인 *Deltavirus* 속에 해당한다. A형 간염 바이러스는 경구 감염, B형 간염 바이러스는 출산 전후에 산모로부터 소아에게, 또는 성적 접촉으로, C형 간염 바이러스는 수혈 또는 성적 접촉으로 인해 감염된다.

답 1)

23. A형 간염 바이러스의 성상에 관하여 옳지 않은 것은?

1) 외피가 없다.
2) 정20면체이다.
3) RNA 바이러스이다.
4) Ether에 내성이 있다.
5) 핵산의 구조는 이중나선이다.

23.
핵산의 구조는 단일나선의 RNA로 이루어져 있다.

답 5)

24. DNA 바이러스의 증식과정 중 옳지 않은 것은?

1) 바이러스 증식 시 숙주의 효소계를 이용한다.
2) 후기 전사에서는 숙주세포의 리보솜에서 단백질을 생성한다.
3) 바이러스는 숙주의 세포에 흡착, 침투, 탈외각 후 전사를 한다.
4) 초기단백질의 작용에 의해 자손 바이러스의 복제가 이루어진다.
5) 초기 전사에서는 바이러스 복제에 필요한 핵산합성효소를 생성한다.

24.
바이러스는 ATP 합성에 관여하는 효소계를 갖지 않는다.

답 1)

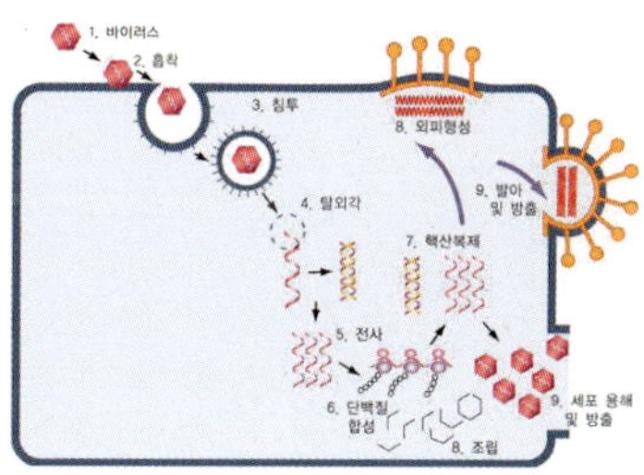

25. 숙주세포에서 바이러스에 의한 세포병변 효과(CPE)에 대한 설명 중 옳지 않은 것은?

1) 세포 구조의 변화를 의미한다.
2) 봉입체(inclusion body)를 형성하기도 한다.
3) 감염된 바이러스의 종류에 따라 특징적이다.
4) 혈구흡착현상, 세포융합 등의 변화가 일어난다.
5) 세포병변 효과가 나타난 세포에 신선한 배양액을 첨가하여 배양하면 원래의 형태로 되돌릴 수 있다.

25.
세포병변 효과가 나타난 세포는 원래의 형태로 되돌릴 수 없다.

답 5)

26.
SSPE는 홍역을 앓고 난 후 바이러스가 완전히 제거되지 않은 경우에 5~10년 후 발생할 수 있는 것으로 확인되었다. 뇌 가검물에서 홍역 바이러스의 genome이 확인되었다.
답 5)

27.
Rabies virus는 사람에게 매우 강한 질병을 일으키는 공수병으로 에테르 감수성인 RNA virus에 의해 발생하고 감염된 신경세포 세포질에 네그리소체를 형성한다. 잠복기는 일주일에서 1년 이상까지 다양하나 평균 1~2개월 정도 이다. polio 바이러스에 의해 급성 소아마비가 발병한다.
답 5)

28.
종양 바이러스는 세포의 성장 특성을 변화시킨다. 종양 바이러스는 RNA와 DNA virus group 양쪽 모두에서 찾을 수 있고 암의 모든 형태를 형성하는 것으로 관찰되어 왔다.
답 5)

29.
답 1)

26. 아급성 경화성 범뇌염(SSPE)을 앓고 있는 환자는 다음 중 어떤 질환을 일으킬 수 있는 바이러스와 반응할 수 있는 항체를 갖는가?

1) Kuru
2) Rabies
3) Mumps
4) Scrapie
5) Measles

27. 공수병 바이러스(Rabies virus)에 대한 옳은 설명은?

1) DNA 바이러스로 에테르에 감수성이다.
2) 사람의 경우 잠복기는 매우 짧아서 1~7일이다.
3) 수인성 감염에 의한 급성 소아마비를 일으킨다.
4) 치료가 완료되면 신경세포는 원래 상태로 회복이 된다.
5) 신경세포 세포질에 네그리소체(Negri body)를 형성한다.

28. 인터페론의 특징 중 옳은 것은?

1) Trypsin에 내성이다.
2) 세균 증식을 억제하는 물질이다.
3) 항체가 생산된 후 바로 생성된다.
4) 생산세포의 종류와 관계없이 생성된다.
5) 바이러스의 세포 내 침투를 억제하지 않고, 세포 내 증식을 억제한다.

29. 파지(phage)에 대하여 옳은 것은?

1) 파지는 세균에서 증식한다.
2) 파지는 모든 세균을 용균한다.
3) 파지는 두 가지 핵산을 모두 가진다.
4) 파지는 동물세포에서 증식이 가능하다.
5) 파지는 인공배지에서 증식이 가능하다.

30. 파지의 성상 중 옳은 것은?

1) 치료를 목적으로 용원성 파지를 선택한다.
2) 파지의 형태는 머리(head)와 꼬리(tail)의 구분이 어렵다.
3) 용원성(Lysogenic) cycle에서는 병독성 파지(virulent phage)를 가진다.
4) 세균에 침입하여 숙주를 용해시키는 파지를 병독성 파지(virulent phage)라 한다.
5) 세균을 죽이지 않고 프로파지(pro-phage)가 될 수 있는 파지를 virulent phage라 한다.

30.
세포 내에서 외피합성, 성숙, 숙주세포를 용해, 자손파지를 방출하는 양식으로 병독성 파지 (virulent phage)라고 한다. 파지의 핵산이 숙주세균 세포 내에서 숙주 DNA에 섭취되어 있는 용원화(lysogenization)의 과정을 취하는 양식이며 용원성 파지(temperate phage)라고 한다.

답 4)

31. 전염성 단핵구증을 일으키는 바이러스의 바른 설명은?

1) 수혈로 감염된다.
2) 태반으로 감염된다.
3) 원인은 Epstein-Barr 바이러스이다.
4) 감염된 개체는 이호성 항체를 이용해서 치료한다.
5) 환부주위 감각 신경절에 잠복하며 불현성의 경우가 가장 많다.

31.
전염성 단핵구증은 대부분 청소년(15~20세)에 그리고 매우 드물게 어린이에게도 나타나고 특별한 치료가 없다. 이호성 항체 역가의 측정은 진단에 도움을 준다.

답 3)

32. DNA 바이러스에 의한 질병은?

1) 홍역
2) 황열
3) 일본뇌염
4) 회백수염
5) 수두, 대상포진

32.
두창(smallpox)과 수두(chickenpox)는 DNA virus에 의해 일어난다. 홍역과 황열, 일본뇌염, 회백수염은 RNA virus가 원인체이다. 일반적으로 대부분의 DNA virus는 이중나선의 게놈을 가지고 RNA 바이러스는 단일나선의 게놈을 가진다.

답 5)

33. 태어날 때 또는 임신 중 감염이나 질병을 일으켜 기형을 유발하는 바이러스는?

1) Rubella virus
2) Measles virus
3) Smallpox virus
4) Epstein-Barr virus
5) Human Papiloma virus

33.
임신 동안 Rubella에 감염되면 선천성 기형을 만들 수 있고, 유산의 주요 원인이 된다. Cytomegalovirus는 소두증을 일으킬 수 있다.

답 1)

02 외피 비보유 DNA 바이러스

01. Parvovirus에 대해 옳은 것은?

1) 에테르에 감수성이 있다.
2) 핵산의 구조는 이중나선이다.
3) 캡시드는 나선형의 막대모양이다.
4) 캡시드의 형성부위는 세포질 내이다.
5) DNA 바이러스 중 가장 작은 바이러스이다.

01.
척추동물 바이러스 중에서 가장 작은 바이러스이며 외피 비보유 DNA 단일나선 구조를 가진다. 캡시드 형성부위는 핵 내이다.
답 5)

02. Papovaviridae Family에 대해 옳은 것은?

1) 외피를 가지고 있다.
2) 캡시드의 대칭형은 나선형이다.
3) 핵산은 RNA 이중나선 구조이다.
4) Papillomavirus가 이 과에 속한다.
5) 캡시드의 형성 부위는 숙주세포의 세포질 내이다.

02.
답 4)

03. HPV (Human papillomavirus)에 대해 옳은 것은?

1) RNA 바이러스이다.
2) Hepadnaviridae에 속한다.
3) 대부분 비말로 인한 호흡기 감염이다.
4) 감염되면 자궁경부암을 100% 일으킨다.
5) 사람의 외부점막에 사마귀의 원인이 된다.

03.
Human papilloma virus (HPV)는 외피(envelope) 비보유, 원형의 이중나선 DNA 바이러스이다. 환자 및 무증상 감염자와 성접촉으로 전파된다.
답 5)

04. Adenovirus 감염과 관련 <u>없는</u> 임상 징후는?

1) 각막염
2) 인두염
3) 단핵구증
4) 호흡기 감염
5) 인두결막염

04.
EBV는 전염성 단핵구증, 악성림프종을 유발한다.
답 3)

05. 정20면체의 외피 비보유 DNA 바이러스이고, 캡시드 대칭형이 정20면체 공 모양으로 12개의 fiber로 이루어져 있는 바이러스는?

1) Arenavirus
2) Parvovirus
3) Adenovirus
4) Picornavirus
5) Cytomegalovirus

06. 호흡기 질환과 유행성 결막염을 일으키는 DNA 바이러스는?

1) Parvovirus
2) Arenavirus
3) Adenovirus
4) Picornavirus
5) Cytomegalovirus

05.
답 3)

06.
답 3)

03 외피 보유 DNA 바이러스

01. 외피 보유 DNA 바이러스인 Herpesviridae에 속하는 바이러스는?

1) Variola virus
2) Rubella virus
3) Cytomegalovirus
4) Hepatitis B virus
5) Epstein–Barr virus

01.

답 5)

02. 어렸을 때 수두를 앓았던 적이 있는 어른들에게 가끔 발병하는 대상포진의 원인체는?

1) Poxviridae
2) Adenoviridae
3) Herpesviridae
4) Polyomaviridae
5) Paramyxoviridae

02.

답 3)

03. 구순포진의 원인 바이러스는?

1) Poliovirus
2) Hepatitis B virus
3) Epstein–Barr virus
4) Human papillomavirus
5) Herpes simplex virus type I

03.
잠복감염은 높은 항체가 임에도 불구하고 초기의 상태로가 지속한다. 재발은 온도변화, 심리적 고민, 호르몬 등에 의해 일어날 수 있다.

- Type I의 HSV의 구순염이나 눈과 관련된다.
- Type II의 HSV의 항문과 생식기와 관련된다.

답 5)

04. Herpes simplex type I의 감염으로 옳은 것은?

1) 보통 열을 발생하지 않는다.
2) 2주 동안 잠복 기간을 가진다.
3) 성 접촉에 의한 생식기 감염이 많다.
4) 감염되면 현성 감염으로 바로 나타난다.
5) 구내염, 국소적 임파선염 등을 일으킨다.

04.
구내염, 국소적 임파선염, 각막염, 수막뇌염, 구순 herpes 등을 일으키며, 잠복기는 3~5일로 짧다.

답 5)

05. Herpes 바이러스와 연관이 없는 것은?

1) 비인두암
2) 자궁경부암
3) Burkitt 임파종
4) 전염성 단핵구증
5) 간암과 관련된 간염

05.
EB (Epstein–Barr) virus는 Herpesvirus 과에 속하며 전염성 단핵구증, 비인두암, Burkitt 임파종과 연관이 있다. Herpesvirus type II는 자궁경부암과 관련이 있는 것으로 알려져 있다.

답 5)

06. HSV (herpes simplex virus) 감염증은 인체의 일반적 감염증에 대한 설명으로 옳은 것은?

1) 치료 후 재발이 거의 없다.
2) 음식물에 의한 소화기 감염이 많다.
3) 신경절에 잠복해서 지속, 반복감염을 일으킨다.
4) 태양광선에 오래 노출하면 감염을 예방할 수 있다.
5) 구순염을 일으키는 것은 Type II HSV와 관련이 있다.

07. 전염성 단핵구증과 관련이 <u>없는</u> 것은?

1) 선천성 기형
2) 이호성 항체
3) 비정형 림프구
4) Epstein–Barr virus
5) 타액으로 전파

08. Cytomegalovirus (CMV)와 관련이 <u>없는</u> 것은?

1) 이호성 항체를 가진다.
2) Herpesviridae에 속한다.
3) Owl's eyes 봉입체를 형성한다.
4) 장기이식 환자에 전신성 감염을 일으킨다.
5) MRC–5 cell을 이용하여 shell vial 배양법으로 검사한다.

09. B형 간염 바이러스의 설명으로 옳은 것은?

1) RNA 바이러스이다.
2) DNA 바이러스이다.
3) 잠복기가 15~40일로 짧다.
4) 발병기간 중 분변에서 발견된다.
5) 음식물에 의한 경구감염이 많다.

06.
잠복감염은 높은 항체가 임에도 불구하고 초기의 상태로가 지속한다. 재발은 온도변화, 심리적 고민, 호르몬 등에 의해 일어날 수 있다.
- Type I의 HSV의 구순염이나 눈과 관련된다.
- Type II의 HSV의 항문과 생식기와 관련된다.

답 3)

07.
임신초기에 감염되면 선천성 기형아를 유발하는 대표적인 바이러스는 Rubella virus 이다.

답 1)

08.
Epstein–Barr virus는 이호성 항체를 가진다.

답 1)

09.
DNA virus인 B형 간염 바이러스는 개체의 분변에서는 결코 발견되지 않는다. A형 간염 바이러스의 잠복기는 약 28일인데 반해 B형 간염 바이러스의 잠복기는 보통 40~180일이다.

답 2)

04 외피 비보유 RNA 바이러스

01. Enterovirus에 속하는 것은?

1) 로타 바이러스
2) 한탄 바이러스
3) 폴리오 바이러스
4) 일본뇌염 바이러스
5) B형 간염 바이러스

01.

답 3)

02. 분변에서 분리할 수 없는 바이러스는?

1) Rotavirus
2) Poliovirus
3) Rhinovirus
4) Enterovirus
5) Hepatitis A virus

02.
분변에서 분리할 수 있는 바이러스는 엔테로 바이러스, 폴리오 바이러스, A형 간염 바이러스, 로타 바이러스 등이 있다. Rhinovirus는 급성 호흡기감염증을 유발하므로 호흡기계 검체로부터 분리할 수 있다.

답 3)

03. 급성 출혈성 결막염의 원인체는?

1) Rotavirus
2) Rhinovirus
3) Hantaan virus
4) Enterovirus 70
5) Newcastle virus

03.
Enterovirus 70은 급성 출혈성 결막염을 일으키는 원인 바이러스이다. AHC(급성 출혈성 결막염)는 인도네시아와 가나에서 동시에 최초로 발생하여 세계로 확산되었다. 아폴로 눈병이라고도 한다.

답 4)

04. 급성 무균성 수막염을 가장 빈번하게 발생하는 바이러스는?

1) Rhinovirus
2) Enterovirus
3) Coronavirus
4) Rhabdovirus
5) Paramyxovirus

04.
Enterovirus는 모든 무균성 수막염의 원인의 70% 정도로 보고된다.

답 2)

05. Picornaviridae에 속하며 유아에게 수족구병을 일으키는 바이러스는?

1) Reovirus
2) Poliovirus
3) Coxsackie Virus A16
4) Cytomegalovirus
5) Respiratory syncytial virus

05.
Coxsackievirus는 분변-구강, 비말 등의 경로로 전파된다.

답 3)

06. 중추 신경계 감염증을 유발하는 바이러스는?

1) Poliovirus
2) Rhinovirus
3) Influenza virus
4) Parainfluenza virus
5) Human papilloma virus

06.
Poliovirus를 제외한 문제에 제시된 모든 미생물은 장기를 통해 주로 감염을 일으킨다. 반면에 Poliovirus는 일반적으로 구강인두와 장관에서 시작되어 장림프관 그리고 혈류를 따라서 전신으로 확산되며 중추신경계에 감염이 성립된다.

답 1)

07. 초기에 배설 및 구강계를 통해 전파되는 바이러스는?

1) Poliovirus
2) Rhinovirus
3) Yellow fever virus
4) Dengue fever virus
5) Japanese B encephalitis virus

07.
Poliovirus는 피코르나 바이러스과 엔테로 바이러스속에 속하며 대부분 배설물 및 구강으로 전파된다.

답 1)

08. Rotavirus에 대해 옳은 것은?

1) 절지동물 매개 바이러스이다.
2) 중추신경계 감염을 일으킨다.
3) 외피 보유 RNA 바이러스이다.
4) 혈청검사는 진단에 이용하지 않는다.
5) 신생아 설사를 일으키는 주요 병원체이다.

08.
유아와 소아의 경우 Rotavirus에 의한 위장관병의 임상적 특징은 설사가 주증상이며 구토, 열·복통을 동반 한다.

답 5)

09. RNA 바이러스 중 전자현미경 관찰에서 수레바퀴 모양의 입자를 보이는 것은?

1) Rotavirus
2) Poliovirus
3) Coxsackievirus
4) Cytomegalovirus
5) Respiratory syncytial virus

09.
Rotavirus는 바이러스 입자를 전자현미경으로 관찰한 결과, 외측 캡시드(capsid) 가장자리 모양이 중심으로부터 살이 뻗어 나온 수레바퀴 모양을 닮았다고 하여, 라틴어로 '수레바퀴'를 뜻하는 rota 를 붙여 명명하였다.

답 1)

10.

답 1)

10. 외피 비보유 RNA 바이러스이며 겨울철 영아설사의 원인이 되는 (family)는?

1) Reoviridae
2) Togaviridae
3) Flaviviridae
4) Parvoviridae
5) Picornaviridae

11.

답 1)

11. 겨울철 어린이 설사와 관련 있는 바이러스는?

1) Rotavirus
2) Rhinovirus
3) Adenovirus
4) Herpesvirus
5) Cytomegalovirus

12.
A형간염은 주로 경구 감염으로 전파된다.

답 4)

12. 혈액으로 전파되는 바이러스가 아닌 것은?

1) Hepatitis B virus (HBV)
2) Hepatitis C virus (HCV)
3) Hepatitis D virus (HDV)
4) Hepatitis A virus (HAV)
5) Human immunodeficiency virus (HIV)

05 외피 보유 RNA 바이러스

01. *Rubella* 바이러스에 관한 설명으로 옳지 않은 것은?

1) 절지동물에 의해 매개된다.
2) 외피 보유 RNA 바이러스이다.
3) 감염원은 비말, 뇨, 인두분비물, 모체 태반 등이다.
4) 임신초기에 감염되면 선천성 기형아의 원인이 된다.
5) 선천적인 rubella 감염은 다양한 치명적 이상을 일으킨다.

01.
Rubella 바이러스는 Arbovirus 중 유일하게 절지동물 매개가 아니다. 절지동물 매개성 바이러스 감염증은 버냐 바이러스 뇌염(Bunyavirus encephalitis) 또는 캘리포니아 뇌염(California encephalitis), 황열(Yellow fever), 뎅귀열(Dengue fever), 출혈열(Hemorrhagic fever), 유행성 출혈열(Epidemic hemorrhagic fever) 또는 한탄바이러스(Hantanvirus)

답 1)

02. *Togaviridae*에 관한 사항 중 옳은 것은?

1) 에테르에 내성이다.
2) 핵산의 구조는 이중나선이다.
3) 정20면체의 DNA 바이러스이다.
4) *Rubella* 바이러스도 이 과에 속한다.
5) 절지동물(arthropod)에 의해 매개된다.

02.

답 4)

03. *Arbovirus*에 대한 설명 중 옳은 것은?

1) 에테르에 내성
2) 절지동물에 의해 전파
3) 인간에게 식중독 유발
4) 이중나선의 DNA 보유
5) 사람 이외의 척추동물에는 질병을 일으키지 않는다.

03.
절지 동물매개 바이러스를 일컬어 *Arbo virus*라고 한다. *Arbovirus*는 이중나선 또는 단일나선의 RNA를 함유하고 있다. *Arbovirus*는 척추동물 특히 사람에서 빈번하게 뇌염을 유발한다.

답 2)

04. 뎅기열을 일으키는 감염원으로 옳은 것은?

1) 비말
2) 음식물
3) 성행위
4) 모기 매개
5) 수혈 등 주사바늘

04.
코로나 바이러스는 일반적인 감기의 주원인이고 특히 유아보다는 성인에게서 주로 감기증상을 일으킨다. 바이러스 증식은 34℃에서 잘되고 감염성은 고온이나 장시간의 배양 시 크게 저하된다.

답 4)

05. *Arbovirus*에 관한 설명 중 옳은 것은?

1) *Arbovirus*는 열대 지방에만 나타난다.
2) 황열 바이러스는 *Arbovirus*가 아니다.
3) 인간은 *Arbovirus*에 대해 1차 숙주이다.
4) 모든 *Arbovirus*는 유전자 유사하거나 같다.
5) *Togaviridae*와 *Bunyaviridae*는 대부분의 *Arbovirus*를 포함한다.

05.
답 5)

06. 곤봉형 표면돌기를 가지고 있고 20 nm 길이에 태양 모양 혹은 왕관 모양으로 생긴 바이러스는?

1) *Adenovirus*
2) *Enterovirus*
3) *Coronavirus*
4) *Picornavirus*
5) *Cytomegalovirus*

06.
답 3)

07. 겨울철에 감기의 주된 원인이 되는 바이러스는?

1) *Adenovirus*
2) *Enterovirus*
3) *Coronavirus*
4) *Picornavirus*
5) *Cytomegalovirus*

07.
리노바이러스는 감기 발생을 일으키는 바이러스로 초가을에 일어나는 것이 가장 특징적이다. 둘째로 3, 4, 5월에 감염이 다소 높다. 반면 *Coronavirus* 감염은 겨울에 더욱 많이 나타난다.
답 3)

08. *Bunyaviridae*에 속하는 바이러스는?

1) *Rotavirus*
2) *Poliovirus*
3) *Rhinovirus*
4) *Ebola virus*
5) *Hantaan virus*

08.
Bunyaviridae 과, *Hantavirus* 속에 속하는 *Hantaan virus*는 유행성 출혈열을 유발한다.
답 5)

09. 한탄 바이러스에 관하여 옳지 않은 것은?

1) *Bunyaviridae*에 속한다.
2) 신증후 출혈열의 병원체이다.
3) 진드기, 등줄쥐 등이 전파한다.
4) 병원체는 한국에서 처음 발견되었다.
5) 외피가 없으며 이중나선의 DNA 바이러스이다.

09.
신장염을 동반한 급성 출혈성 질환인 신증후 출혈열(hemorrhagic fever with renal syndrome)의 원인 바이러스는 1976년 한국의 이호왕 박사 등에 의하여 발견되었다.
답 5)

10. 독감을 일으키는 병원체는?

1) *Rota virus*
2) *Ehola virus*
3) *Hanta virus*
4) *Influenza virus*
5) *Yellow fever virus*

11. 인플루엔자는 대부분 무엇에 의해 전파되기 쉬운가?

1) 접촉 감염
2) 비말 감염
3) 분변 – 경구 감염
4) 매개체에 의한 감염
5) 음식 취급에 의한 감염

12. 인플루엔자 바이러스에 대한 설명 중 옳은 것은?

1) 외피 비보유 RNA 바이러스이다.
2) 기침, 근육통, 고열에 의한 합병증은 없다.
3) B형이 가장 유행이 많고, 병원성이 강하다.
4) 예방접종은 한 번 맞으면 재감염되는 일이 없다.
5) 외피에 hemagglutinin과 Neuraminidase를 보유한다.

13. 무균성 수막염의 10~15%를 유발하는 Mumps virus에 대한 옳은 설명은?

1) 널리 알려진 감염은 이하선염이다.
2) 정기적으로 재발하는 경향이 있다.
3) 개과의 보균동물에 의해 유지된다.
4) 예방할 수 있는 백신이 개발되지 않았다.
5) 드물게 고환염이 발생할 수 있으나 불임으로 발전하지는 않는다.

10.

답 4)

11.

답 2)

12.
적혈구응집(hemagglutination; HA)을 일으킨다. 즉 적혈구 응집소를 스파이크에 지니고 바이러스의 정량, 항체 역가의 측정에 이용한다.
스파이크(spike)에 존재하는 뉴라미니다아제(neuraminidase, NAase, NA)라는 효소는 수용체 파 괴 효소라고 칭하며, 세포의 수용체를 파괴하여 바이러스가 세포에서 유리할 때, 또 적혈구 수용 체를 파괴하여 적혈구의 응집을 풀어 버리는 등의 직용을 기지고 있으며 HA와 함께 바이러스의 항원성에도 관여한다.

답 5)

13.
Mumps 고환염으로부터의 불임은 고환위축으로 인해 발생할 수 있다. 13살 이상의 남성에게 20%가 고환염으로 나타났다. 연속적으로 바이러스는 인간에게서만 보유되었고 개과의 보유숙주는 알려지지 않았다. Mumps 백신은 주로 약독화 생백신이 존재하며, 혼합백신인 MMR도 있다.

답 1)

14. Paramyxoviridae에 포함되지 않는 바이러스는?

1) Mumps virus
2) Measles virus
3) Yellow fever virus
4) Parainfluenza virus
5) Respiratory syncytial virus

15. Paramyxovirus에 대한 옳은 설명은?

1) 외피 보유 RNA 바이러스이다.
2) 캡시드 대칭형은 정20면체이다.
3) 감염 후 세포변성효과는 거의 없다.
4) 외피에는 하나의 당단백이 존재한다.
5) Neuraminidase 활성은 응집과 관계가 있다.

16. RSV(respiratory syncytial virus)에 대한 바른 설명은?

1) RSV는 Arbovirus에 속한다.
2) RSV에 의한 재감염은 드물다.
3) 외피 보유 DNA 바이러스이다.
4) 외피 비보유 RNA 바이러스이다.
5) RSV는 6개월 미만의 유아나 어린아이에게 호흡기 질환을 일으킨다.

17. 홍역에 관한 설명 중 옳은 것은?

1) 매년 예방접종을 하여야 한다.
2) 자연 숙주는 주로 설치동물이다.
3) 90%는 잠복 감염이며 현성 감염은 드물다.
4) Vitamin C 결핍은 병원성 홍역의 심각한 증가를 가져온다.
5) 비말전염으로 전염성이 강하고 구강 점막에 Koplik spot이 나타난다.

14.
Yellow fever virus는 Togaviridae에 속한다.

답 3)

15.

답 1)

16.
RSV는 Pneumovirus 속, Paramyxoviridae 과에 속하며 RNA 외피 보유 바이러스이다. 매년 전 세계적으로 유행한다. 우리나라에서는 가을에서 봄에 걸쳐서 유행하는데, 주로 젖먹이 유아에게서 발생한다.

답 5)

17.
홍역은 *Paramyxoviridae* 과에 속하는 홍역 바이러스(meales virus) 감염에 의한 질환이며, 전염성이 매우 강하다. 홍역은 MMR 백신(measles, mumps, rubella의 3가 백신) 접종을 통하여 예방할 수 있다. 1차 접종은 생후 12~15개월, 2차 접종은 만 4~6세에 이루어진다.

답 5)

18. 핵 내 또는 세포질 내 봉입체를 만들고 다핵 거대세포를 만드는 DNA 바이러스는?

1) Adenovirus
2) Variola virus
3) Measles virus
4) Cytomegalovirus
5) Herpes simplex virus

19. Mumps virus와 생물학적으로 관련이 있는 바이러스에 의해 유발되는 것은?

1) Rabies
2) Variola
3) Measles
4) Varicella
5) Hepatitis A

20. 어린이의 croup syndrome(후두경련증)과 소아후두염을 유발하며, 감염된 포유동물의 세포배양에서 적혈구 응집반응을 보이는 바이러스는?

1) Rotavirus
2) Rhinovirus
3) Adenovirus
4) Parainfluenza virus
5) Group B Coxsackievirus

21. 숙주세포에서 *Negri* 소체가 존재하는 경우의 특징은 어떤 질병과 관계되는가?

1) 선천성 루벨라
2) 광견병(공수병)
3) 감염성 단핵구증
4) 비경련성 수막염
5) 유행성 이하선염

22. Rabies(공수병)에 대한 설명 중 옳은 것은?

1) Rabies는 감염된 동물들의 대변에서 다량 발견된다.
2) 전자현미경에서 수레바퀴 모양의 정20면체로 보인다.
3) 공수병에 감염된 신경세포는 치료 후 정상으로 돌아온다.
4) 외피 비보유 RNA 바이러스로 주로 수인성 감염을 일으킨다.
5) 뇌의 신경세포에 있는 네그리소체(Negri bodies)를 immuno-fluorescence(면역형광법)로 진단한다.

18.
핵 내 또는 세포질 내 봉입체를 형성하게 하는 원인 virus는 대표적으로 DNA virus에 속하는 Cytomegalo virus (CMV) 와 RNA virus에 속하는 Herpes simplex virus (HSV) 가 있다.
답 4)

19.
홍역, 유행성이하선염, 풍진(measles, mumps, rubella; MMR) 은 생물학적으로 관련성이 높으며 이하선의 감염이 현저하다.
답 3)

20.
Parainfluenza virus는 유아와 어린이의 호흡기계 질환을 유발하는 중요한 바이러스이다. Parainfluenza virus는 외피 보유 RNA 바이러스이다. 감염된 포유동물의 증식세포는 세포표면의 혈구 응집인자에 의해 적혈구를 응집한다.
답 4)

21.
인간에게 발생하는 공수병의 확정 진단은 *Negri* body의 검출을 근거로 한다. *Negri* body는 척추상의 신경세포와 뇌의 세포질에 함유된다.
답 2)

22.
답 5)

23. HTLV-I에 대한 설명 중 옳지 않은 것은?

1) 레트로 바이러스이다.
2) 성적 접촉으로 전염된다.
3) 부모로부터 아이의 전염은 일어나지 않는다.
4) 전염은 혈액 또는 혈액 산물의 투여에 의해 일어날 수 있다.
5) HTLV-I은 "human T-cell lymphotropic virus type I"의 약어이다.

23.

답 3)

24. HIV에 대한 설명 중 옳지 않은 것은?

1) 역전사효소를 가지고 있다.
2) 가스크로마토그래피로 검출하기도 한다.
3) HIV는 CD4 T-cell을 선택적으로 파괴한다.
4) Western blot법에 의한 항체검출이 확정검사이다.
5) AIDS의 원인체이며, 카포시 육종(Kaposi sacroma)이 나타나기도 한다.

24.

HIV는 helper T cell의 CD4 분자와 친화력을 갖고 선택적으로 파괴한다. CD8 T cell과는 친화력이 없다.

답 2)

25. AIDS의 원인 바이러스는?

1) Hantaan virus
2) Herpes simplex virus
3) Varicella-Zoster virus
4) Human cytomegalo virus
5) Human immunodeficiency virus

25.

Human immunodeficiency virus (HIV)는 후천성면역결핍증(acquired immunodiffeciency syndrom, AIDS)의 원인 바이러스이다. HIV는 인체의 CD4+ T림프구에 특이적으로 감염한다.

CD4+ T림프구 표면 단백인 CD4 수용체에 HIV의 외피(envelope) 항원인 gp120이 결합하여 숙주세포에 침투하는 데, 이로 인하여 CD4+ T림프구가 선택적으로 사멸하게 되어 치명적인 세포성 면역체계의 부전이 유발된다.

답 5)

26. 한 여성이 10 unit의 전혈을 수혈 받은 후 2달 후에 간염 증상이 나타났다. 그 여성은 HBs Ag도 Anti-HBs도 발견되지 않았다. 예상되는 원인은?

1) Cytomegalovirus
2) 인플루엔자 바이러스
3) C형 간염 바이러스(HCV)
4) A형 간염 바이러스(HAV)
5) 부적합 항원에 대한 지연된 수혈 반응

26.

답 3)

27. Hepatitis C형 간염에 대해 옳은 것은?

1) 수혈에 의한 발병
2) DNA 바이러스이다.
3) 인터페론이 효과가 없다.
4) In vitro에서 배양이 된다.
5) B형 간염 바이러스에 의해 발병한다.

27.
HCV는 오염된 혈액의 수혈이나 성적 접촉을 통하여 감염되거나, 또는 감염된 산모로부터 신생아에게 수직감염이 일어난다. 전 세계적으로 HCV 보균자는 일억 오천만 명일 것으로 추정하고 있으며, 우리나라 사람은 약 0.9~2.1%가 감염되었다고 추정하고 있다. C형간염이 위험한 이유는 전체 환자 중 50% 이상이 만성으로 진행하기 때문이다.

답 1)

28. C형 간염을 일으키는 바이러스에 대한 설명 중 옳은 것은?

1) 원인체는 HBV이다.
2) *Flaviviridae* 에 속한다.
3) 음식물을 통하여 감염된다.
4) 예방접종으로 면역이 가능하다.
5) 간염 바이러스 중 유일하게 DNA 바이러스이다.

28.
A~E형의 다섯 가지 간염 바이러스 중 *Hepadnaviridae* 과에 속한 B형 간염 바이러스(HBV)는 DNA 바이러스이다. 나머지 A, C, D, E형 은 모두 RNA 바이러스이다.
C형 간염 바이러스의 원인체는 HCV 이며, *Flaviviridae* 과에 속한다. 주로 수혈을 통해 감염된다.
A, B형 간염 바이러스는 예방접종으로 면역이 가능하다.

답 2)

06 바이러스의 실험실 진단

01. 바이러스의 역가 측정은 어떤 방법에 의해 가능한가?

1) 전자현미경
2) plaque 형성
3) colony count
4) 흡광도의 측정
5) 계속적인 세포배양

01.
1952년에 Dulbecco가 개발한 동물 바이러스의 계수방법인 용균반 검사(플라크 검사, plaque assay)의 개발은 바이러스의 양을 측정하는 데 필수적인 방법이 되었고, 오늘날에도 용균반 검사는 거의 대부분의 바이러스학 실험실에서 사용되고 있다.
답 2)

02. 바이러스의 혈청학적 진단 방법이 아닌 것은?

1) 보체결합반응
2) 면역형광항체법
3) 효소면역항체법
4) 혈구응집저지반응
5) 가스크로마토그래피

02.
가스크로마토그래피는 혼합물을 분리, 정량하는데 사용하는 방법이다.
답 5)

03. 바이러스의 감염에 대한 세포의 변화가 아닌 것은?

1) 봉입체 형성
2) 혈구흡착 현상
3) 세포병변 효과
4) 세포분열 촉진
5) 세포표면의 변화

03.
답 4)

04. 바이러스 배양 배지가 아닌 것은?

1) BAP
2) MRC-5
3) Vero cell
4) R-mix cell
5) HEP-2 cell

04.
바이러스는 살아있는 세포에서만 증식할 수 있다.
답 1)

05. 바이러스인지 세균인지 구별하는 방식으로 가장 좋은 방법은?

1) 염색성
2) 지질 분석
3) 핵산 분석
4) 단백질 분석
5) 항체 생성 기간

05.
답 3)

07 종합문제

01. 조립 중 과명과 주요 바이러스와의 연결이 옳지 않은 것은?

1) 토가 바이러스과 – 홍역 바이러스
2) 리오 바이러스과 – 로타 바이러스
3) 피코르나 바이러스과 – 폴리오 바이러스
4) 폭스 바이러스과 – 전염성 연우종 바이러스
5) 허피스 바이러스과 – 수두 대상포진 바이러스

02. 두창 바이러스는 어느 과에 속하는가?

1) Poxviridae
2) Parvoviridae
3) Adenoviridae
4) Coronaviridae
5) Paramyxoviridae

03. 주로 호흡기 질환을 일으키는 RNA 바이러스가 아닌 것은?

1) RS 바이러스
2) 라이노 바이러스
3) 코로나 바이러스
4) 아데노 바이러스
5) 인플루엔자 바이러스

04. 잠복기간이 긴 지연성 감염 유발 virus는?

1) Polio virus
2) Rubella virus
3) Hantann virus
4) Smallpox virus
5) Herpes simplex virus

05. 해면상 뇌증(Spongiform encephalopathy) 에 대한 설명 중 옳지 않은 것은?

1) 병원체는 전염성이 있다.
2) 질병은 점진적이고 매우 치명적이다.
3) 인간의 면역성을 측정해 낼 수 없다.
4) 잠복기는 1~2개월 정도이다.
5) Encephalopathy는 뇌세포 내에 독특한 fibrils(섬유)가 발견되는 것이 특징이다.

01.
Measles virus (홍역 바이러스)는 *Paramyxoviridae*과에 속한다.
답 1)

02.
답 1)

03.
아데노 바이러스는 DNA 바이러스이다.
답 4)

04.
답 5)

05.
해면상 뇌증(Spongiform encephalopathy)의 잠복기는 주로 2년 이상으로 알려져 있으나, 최근 짧은 잠복기를 가지는 사례가 증가하고 있다.
답 4)

06. RNA 바이러스는?

1) Poxviridae
2) Parvoviridae
3) Adenoviridae
4) Herpesviridae
5) Picornaviridae

06.

답 5)

07. 바이러스 입자에 관한 설명 중 맞는 것은?

1) 바이러스의 외피는 당 성분이다.
2) 캡시드가 모여서 캡소미어가 된다.
3) 모든 바이러스는 핵산, 캡시드, 외피로 이루어져 있다.
4) 핵산과 캡시드가 결합한 형태를 뉴클레오캡시드라고 한다.
5) 비리온(virion)은 살아 있는 세포 내에 증식하는 바이러스이다.

07.
바이러스의 외피는 지질단백질로 이루어져 있다. 외피를 반드시 가지지 않는 바이러스도 있다. 캡소미어 (capsomere)가 모여서 캡시드(capsid)가 된다.
비리온(virion)은 바이러스의 기본 형태를 뜻하는데 감염된 세포에서 방출되어 다음 숙주세포에 감염할 때까지의 기간은 감염성은 있으나 증식성은 없다.

답 4)

08. 간염 바이러스에 관한 설명 중 옳은 것은?

1) 간염 바이러스는 모두 간암을 유발한다.
2) 간염 바이러스는 모두 RNA 바이러스이다.
3) 간염 바이러스는 모두 외피 보유 바이러스이다.
4) 간염 바이러스는 모두 같은 과(family)로 분류되어 있다.
5) 간염 바이러스는 경구와 비경구적으로 감염 경로가 구분된다.

08.
A~E형의 다섯 가지 간염 바이러스 중 *Hepadnaviridae* 과에 속한 B형 간염 바이러스(HBV)는 DNA 바이러스이다. 나머지 A, C, D, E형 은 모두 RNA 바이러스인데, 각각 A형 간염 바이러스(HAV)는 *Picornaviridae* 과, C형 간염 바이러스 (HCV)와 E형간염 바이러스(HEV)는 *Flaviviridae* 과에 속한다.
A형 간염 바이러스는 경구 감염, B형 간염 바이러스는 출산 전후에 산모로부터 소아에게, 또는 성적 접촉, C형 간염 바이러스는 수혈 또는 성적 접촉으로 인해 감염된다.

답 5)

09. 바이러스의 특징 중 옳은 것은?

1) 단백질 합성 기관이 있다.
2) 세균과 같이 세포벽이 존재한다.
3) 모든 바이러스가 기생을 하지는 않는다.
4) ATP를 생산할 수 있는 효소계가 존재한다.
5) 핵산은 DNA나 RNA 중 한 종류만 존재한다.

09.

답 5)

10. 바이러스의 특징 중 옳은 것은?

1) 이분열로 증식한다.
2) 항생제 감수성이 없다.
3) 인공배지에서 증식한다.
4) 감염 후 면역이 형성되지 않는다.
5) 세균여과기를 통과하지 못한다.

11. 생백신(live vaccine)과 사백신(killed vaccine)에 관한 설명 중 맞는 것은?

1) 생백신이 사백신보다 보관이 용이하다.
2) 생백신이 사백신(불활성화 백신)보다 안전하다.
3) 사백신은 생백신에 비해 면역능이 오래 지속된다.
4) 사백신이 생백신보다 효과적으로 면역능을 유도할 수 있다.
5) 사백신의 경우 면역능을 증강시키기 위해 adjuvant를 함께 사용한다.

12. 인터페론(interferon, IFN)에 관한 설명 중 맞는 것은?

1) IFN−α의 생산세포는 신경세포이다.
2) 모든 IFN은 Th lymphocyte가 분비한다.
3) 항바이러스 작용이 있는 IFN은 IFN−β이다.
4) IFN−α, IFN−β, IFN−γ 세 종류가 밝혀져 있다.
5) IFN의 항바이러스 기작은 캡시드 합성 억제이다.

13. 외피를 보유한 바이러스는?

1) Reoviridae
2) Parvoviridae
3) Adenoviridae
4) Papillomaviridae
5) Hepadnaviridae

10.

답 2)

11.

답 5)

12.
인터페론은 바이러스 자체에 어떤 영향을 끼침으로써 바이러스 증식 억제효과를 나타내게 되는 것이 아니고 인터페론이 정상세포 수용체에 결합한 뒤 세포 내로 들어가서 새로운 단백질을 형성하여 감염 바이러스의 전사 및 번역을 방해한다.

답 4)

13.

답 5)

14.

답 5)

14. 세포병변 효과(cytopathogenic effect, CPE)에 관한 설명 중 맞는 것은?

1) CPE는 바이러스에 의해서만 발생한다.
2) 세균 배양 배지에서도 CPE를 볼 수 있다.
3) CPE는 세포융합과 세포파괴 두 형태로 구분된다.
4) 바이러스에 감염된 세포는 모두 CPE가 발생한다.
5) CPE가 발생한 세포는 원래의 상태로 복원되지 않는다.

15.

답 2)

15. HSV에 관한 설명 중 맞는 것은?

1) HSV 감염되면 대부분 현성감염이다.
2) 정20면체의 외피 보유 DNA 바이러스이다.
3) HSV에 의해 뇌염이 발생하는 경우는 없다.
4) HSV-2는 출생경로, 성 접촉과는 무관하다.
5) 일반적으로 HSV-1은 genital lession에 관련되어 있다.

16.
수두 바이러스(Varicella-zoster virus, VZV)는 *Herpesviridae* 과에 속하는 2가닥 DNA 바이러스이며, 수두(varicella, chicken pox)와 대상포진(zoster, shingles)의 원인 바이러스이다. 수두는 주로 어린 아이(2~8세)에게 흔하고, 전염성이 대단히 크다. 대상포진은 50세 이상의 면역저하자이면서, 동시에 과거 수두 경험자인 경우에 일어날 수 있는 질환 이다.

답 4)

16. Varicella-Zoster 바이러스에 관하여 맞는 것은?

1) 감염되면 대부분 현성 감염이다.
2) 대상포진은 뇌신경을 침범하지 않는다.
3) *Parvoviridae*에 속하는 바이러스이다.
4) 수두와 대상포진의 원인 바이러스이다.
5) 정20면체의 외피 보유 RNA 바이러스이다.

17.
*Norovirus*는 주로 겨울철에 위장관염을 유발하는 바이러스이다. 오염 분변에 노출된 음식이나 물의 섭취, 감염자와의 접촉, 공기 전파를 통하여 감염된다. 감염 증상의 특징은 메스꺼움과 구토, 물 같은 설사, 복통이다.

답 1)

17. 물이나 음식으로 전파되고, 학교 급식 등의 집단 감염을 일으키는 바이러스는?

1) *Norovirus*
2) *Adenovirus*
3) *Rabiesvirus*
4) *Enterovirus*
5) *Influenzae virus*

18. 간염 바이러스에 관하여 올바르게 표현된 것은?

1) 간염 바이러스는 모두 DNA 바이러스이다.
2) 간염 바이러스는 HAV, HBV, HCV, HEV 4종류이다.
3) 간염 바이러스 중 HAV, HEV는 비경구적으로 감염된다.
4) HBV의 주요 항원은 HBs Ag, HBc Ag, HBe Ag이 있고 모두 감염자의 혈중에서 검출할 수 있다.
5) 분류학상 HAV는 picornaviridae에, HBV는 hepadnaviridae에, HCV는 flaviviridae에 HEV는 caliciviridae에 속한다.

18.
간염 바이러스는 HAV, HBV, HCV, HDV, HEV, HGV 여섯 종류이다. HBV의 주요 항원 중 HBcAg은 혈청검사로 검출이 안되며, 간조직 검사에서만 검출된다.

답 5)

19. HBV 감염에 따른 혈청학적 특징에 관하여 올바르게 표현된 것은?

1) Anti-HBs의 출현은 B형 간염을 의미한다.
2) HBe Ag은 HBV 증식이 활발함을 의미한다.
3) HBc Ag는 표면항원으로 B형 간염 보균자를 의미한다.
4) Anti-HBc IgM의 검출은 만성 B형 간염으로 의미한다.
5) HBs Ag과 Anti-HBc IgG가 동시에 검출되면 급성 간염으로 해석한다.

19.

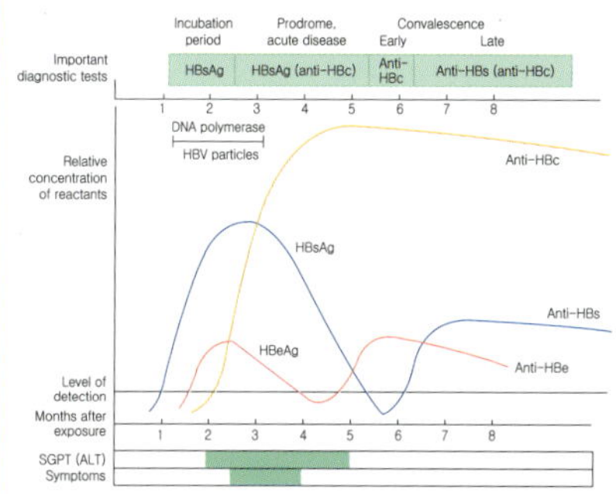

답 2)

20. Prion이란?

1) 식물에만 감염된다.
2) 가장 작은 바이러스 입자이다.
3) 단지 DNA로만 구성된 병원체
4) 단지 RNA로만 구성된 병원체
5) 단지 단백질로만 구성된 병원체

20.
프리온(proteinaceous infectious particle, Prion)은 사람과 동물에 질병을 유발하고 개체 내에서 감염성과 증식성 있는 작은 단백질 입자이다.

답 5)

21. 결손 바이러스란?

1) 가장 작은 바이러스 입자
2) 단지 외피 보유 바이러스에서만 나타난다.
3) 대표적인 결손 바이러스는 adenovirus이다.
4) 스스로 증식할 수 없고 다른 바이러스의 도움을 받아야 한다.
5) 단지 외피 비보유 바이러스에서만 발생하고 원래보다 작은 입자로 증식한다.

21.
결손 바이러스(defective virus)는 자기복제에 관여하는 기능적인 유전자가 하나 이상 결핍되어 스스로 복제할 수 없는 바이러스 입자이다.

답 4)

22. Virus의 장기간 보관방법은?

1) 냉장
2) 실온
3) 37℃
4) −70℃ 동결
5) Acetone으로 건조

22.
바이러스를 초저온냉동고(−70℃ 이하)나 액체질소(−160℃ 이하)에 보관하면 수개월 이상 바이러스의 감염능을 보존할 수 있다.
동결건조(lyophilization)하면 온도에 따른 감염능의 상실을 방지할 수 있다. 동결건조한 바이러스는 4℃에서 오랜 시간 동안 심지어 상온(room temperature)에서도 감염능을 보존한다.
답 4)

23. 뇌세포에서 광견병 진단에 도움이 되는 것은?

1) Negri 소체
2) Koplick's 소체
3) Owl's eye 봉입체
4) Howell−Jolly 소체
5) Metachromatic granule 소체

23.
답 1)

24. 바이러스의 증식과정 순서가 맞는 것은?

1) 흡착−침입−복제−조립−전사
2) 흡착−침입−복제−전사−조립
3) 흡착−침입−전사−복제−조립
4) 침입−흡착−복제−전사−조립
5) 침입−흡착−전사−복제−조립

24.
답 3)

25. Interferon의 작용기전이 아닌 것은?

1) tRNA의 활성화
2) 폴리좀형성 저해
3) 바이러스 증식 차단
4) 바이러스 mRNA의 파괴
5) Polypeptide의 신장저해

25.
Interferon은 바이러스 mRNA의 파괴, 폴리좀의 형성 저해, tRNA의 불활성화, 폴리펩타이드의 신장저해, 세포독성, 바이러스 증식을 막는 작용을 한다.
답 1)

26. 아데노 바이러스에 관한 사항 중 옳은 것은?

1) 이중나선 RNA
2) 에테르에 감수성
3) 자궁경부암 발생원인
4) 외피가 있는 정이십면체
5) 눈의 분비물 및 대변 중에 배설

26.
아데노바이러스는 이중나선 DNA구조이며 에테르에 내성을 가진다. 외피가 없는 정20면체이며 252개의 capsomere로 이루어져 있다.
답 5)

27. Mumps 바이러스에 관한 사항 중 옳은 것은?

1) 에테르 내성
2) 이중나선 DNA
3) 동물의 혈구 비응집
4) 외피 비보유 막대형
5) 이하선염, 고환염, 난소염

28. Rubella virus에 관한 사항 중 옳은 것은?

1) 에테르 내성
2) 절지동물 매개
3) 적혈구응집억제 반응
4) 단일나선 DNA
5) 주로 분변에서 바이러스 분리

29. 일본뇌염 바이러스에 관한 사항이 옳은 것은?

1) 에테르 내성
2) Trypsin 내성
3) 적혈구응집 억제반응
4) 단일나선 DNA
5) 주로 분변에서 바이러스 뷰리

30. Herpes simplex virus에 관한 설명 중 옳은 것은?

1) 이중나선 RNA
2) 외피 비보유, 막대형
3) 1형은 구순염의 원인체
4) 감염 후 항체 형성하지 않는다.
5) 2형은 중추신경계 질환이 많다.

27.
Mumps 바이러스는 구형의 스파이크를 지닌 외피가 있는 RNA 외피 보유 바이러스 이다. 에테르에 대해 감수성을 띄며 혈청학적인 검사방법으로 HI 테스트(닭의 적혈구, 피검혈청은 RDE 처리), CF 반응 등에 의해 혈중항체의 상승을 확인한다.
이하선의 감염이 현저하며(유행성이하선염, 멈프스), 고환과 난소염을 동반하여 불임증의 원인이 될 수 있다.
답 5)

28.
Rubella virus는 구형이며 RNA 외피 보유 바이러스 이다. 뉴클레오캡시드(nucleocapsid)는 입방 대칭, 정20면체의 형태를 한다.
답 5)

29.
일본뇌염 바이러스는 외피가 있는 RNA 바이러스로 실험실 진단은 주로 HI test(적혈구 응집 억제시험)를 실시한다.
답 3)

30.
Herpes simplex virus 2형이 성 접촉에 의해 전염되고 비뇨기계 질환을 일으킨다. Herpes simplex virus 1형은 구순염의 원인체이고 치은염, 상부호흡기와 중추신경계에 감염되어 질환을 일으킨다.
답 3)

31. 급성 혹은 만성 B형 간염으로 예상되는 경우는?

1) HBs Ag 양성
2) anti−HBc 양성
3) anti−HBs 양성
4) anti−HAV 양성
5) HBs Ag 양성, anti−HBc 양성

32. Herpes simplex virus가 감염 후 혈중에서 항체가 검출되는 시기는?

1) 약 14일경
2) 약 7일경
3) 약 1~2일경
4) 약 21일경
5) 약 28일경 이후

33. Varicella−zoster virus에 관한 사항이 <u>아닌</u> 것은?

1) DNA
2) 이중나선
3) 정이십면체
4) 에테르 내성
5) 잠복기 14~21일

34. 전염성 단핵구증의 원인 바이러스는?

1) HSV
2) CMV
3) Vaccimia virus
4) Influenza virus
5) Epstein−Barr Virus

35. Rabies virus에 대한 설명은?

1) 이중나선
2) 외피 비보유
3) 에테르 내성
4) DNA 바이러스
5) 탄환형 막대 모양

31.

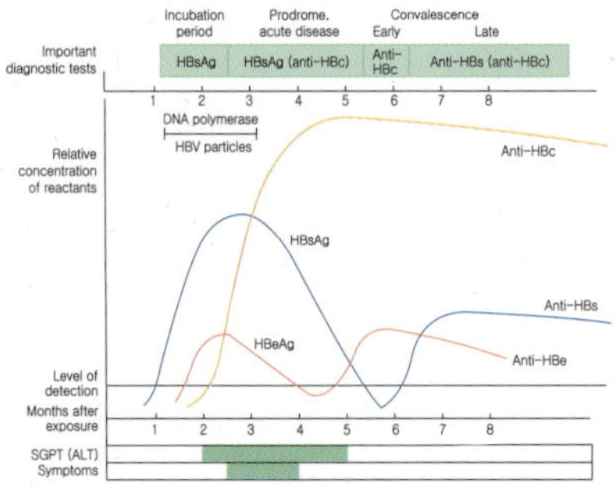

답 5)

32.

답 1)

33.

답 4)

34.

답 5)

35.

답 5)

36. 가장 큰 크기의 DNA virus는?

1) Poxvirus
2) Poliovirus
3) Mumpvirus
4) Herpesvirus
5) Papillomavirus

37. 가장 작은 크기의 RNA virus는?

1) Poxvirus
2) Poliovirus
3) Mumpvirus
4) Herpesvirus
5) Papillomavirus

38. 외피 비보유 RNA 바이러스는?

1) EB virus
2) Poliovirus
3) Smallpox virus
4) Herpes simplex virus
5) Varicella-zoster virus

39. DNA 바이러스는?

1) JEV
2) Togavirus
3) Parvovirus
4) Yellow fever virus
5) Dengue fever virus

40. 정이십면체로 외피를 형성하고 있는 DNA virus는?

1) Parvovirus
2) Adenovirus
3) Herpesvirus
4) Papovavirus
5) Smallpox virus

41. 외피 비보유 RNA 바이러스는?

1) Togavirus
2) Retrovirus
3) Arenavirus
4) Coronavirus
5) Picornavirus

36. 답 1)

37. 답 2)

38. 답 2)

39 답 3)

40. 답 3)

41. 답 5)

42.
Mumps virus가 일으키는 질환에는 유행성 이하선염, 고환 및 난소염이 있다.
답 4)

43.
답 5)

44.
답 5)

45.
카포시육종과 T-cell lymphoma는 Retroviridae에 속하는 HIV 감염으로 발병된다.
답 2)

46.
답 4)

42. 대변(Stool)에서 검출이 어려운 바이러스는?

1) Rotavirus
2) Astrovirus
3) Adenovirus
4) Mumps virus
5) Hepatitis A virus

43. AIDS를 발병하는 바이러스명은?

1) CMV
2) EBV
3) HAV
4) HBV
5) HIV-1

44. Rotavirus의 주요 병원성은?

1) 성인의 급성 비세균성 뇌염
2) 성인의 급성 비세균성 출혈
3) 성인의 만성 비세균성 위장염
4) 어린이와 성인의 만성 비세균성 인두염
5) 유아와 어린이들의 급성 비세균성 위장염

45. 카포시육종과 T-cell lymphoma는 어느 바이러스 감염과 관계가 깊은가?

1) Adenoviridae
2) Retroviridae
3) Parvoviridae
4) Bunyaviridae
5) Picormaviridae

46. AIDS를 일으키는 바이러스가 공격하는 세포는?

1) Hepatocyte
2) Erythrocyte
3) thrombocyte
4) helper T-cell
5) B lymphocyte

47. CMV 배양세포로 많이 사용하는 배지는?

1) MRC−5
2) HeLa cells
3) Hep−2 cells
4) Chicken embryo cells
5) Primary monkey kidney cells

48. 호흡기 질환 및 유행성 결막염을 일으키는 바이러스는?

1) Rotavirus
2) Rhinovirus
3) Arenavirus
4) Adenovirus
5) Bunyavirus

49. RNA 바이러스로 감기를 발생시키는 바이러스는?

1) Togavirus
2) Rhinovirus
3) Adenovirus
4) Paramyxovirus
5) Orthomyxovirus

50. Hepatitis B virus의 특징에 해당되는 것은?

1) Delta agent
2) Dane particle
3) Donovan body
4) Koplick's spots
5) Schüffner's dots

51. 주로 수혈에 의해 간염을 일으키는 바이러스는?

1) HAV
2) HCV
3) HDV
4) HEV
5) HGV

47.

답 1)

48.

답 4)

49.
라이노 바이러스(Rhino virus)는 *Picornaviridae* 과에 속한다. 오염된 손이나 비말에 의하여 전파되어, 비강 내 섬모상피세포에서 증식하는 특징을 가진다. 환자는 콧물, 코막힘, 재채기, 두통, 인두통, 기침을 약 2주간 나타내며, 열은 거의 없다.

답 2)

50.
HBV 환자의 혈청을 전자현미경으로 검사하면, 바이러스 표면 구성 항원인 HBs Ag, core 항원인 HBcAg, 그리고 Dane 입자(Dane particle)의 세 가지 입자를 확인할 수 있다.

답 2)

51.

답 2)

52.
답 2)

53.
답 5)

54.
답 2)

55.
답 2)

56.
답 5)

52. 임신초기에 감염되면 선천성 기형아를 유발하는 바이러스는?

1) Rotavirus
2) Rubella virus
3) Influenza virus
4) Dengue fever virus
5) Varicella-zoster virus

53. 잠복성 바이러스 감염을 하는 것은?

1) Rotavirus
2) Deltavirus
3) Rubella virus
4) Influenza virus
5) Varicella-zoster virus

54. Bacteriophage의 특성에 해당되는 것은?

1) 인공배지에서도 발육한다.
2) 세균 세포 내에서 증식한다.
3) 일반 세균 크기와 비슷하다.
4) DNA 및 RNA 핵산을 함께 소유하고 있다.
5) 조직 배양법으로 많은 양의 Bacteriophage를 얻을 수 있다.

55. B형 간염에 대한 설명으로 옳지 않은 것은?

1) 접촉감염
2) 장내 감염
3) 비경구적 감염
4) 주사기 재사용
5) 수혈에 의한 감염

56. Virus 검사에 대하여 옳은 것은?

1) 혈청검사는 1번만 한다.
2) Poliovirus를 분리하는 경우 검체는 소변이다.
3) 보존 배지로 Trytic Soy Broth를 많이 사용한다.
4) 분리재료의 보존에는 일반적으로 실온에서 한다.
5) Influenza의 혈청 진단에서 혈구응집 억제반응을 이용한다.

57. 인터페론에 관한 설명 중 옳은 것은?

1) 종특이성이 없다.
2) 대량 생산이 가능하다.
3) 바이러스의 세포 내 증식을 억제한다.
4) 바이러스의 세포 내 침투가 활성화된다.
5) 트립신, 펩신으로 처리하여도 활성을 잃지 않는다.

58. 태아 기형을 유발시키는 바이러스는?

1) 두창 바이러스, 홍역 바이러스
2) 풍진 바이러스, 거대세포 바이러스
3) 일본뇌염 바이러스, 인플루엔자 바이러스
4) 아데노 바이러스, 수두 대상포진 바이러스
5) 이하선염 바이러스, 전염성 단핵구증 바이러스

59. Ebola virus의 검체 처리를 위한 실험실 작업대 안전 규정은?

1) Biochemical safety cabinet – Class I
2) Biochemical safety cabinet – Class II
3) Biochemical safety cabinet – Class III
4) Biochemical safety cabinet – Class IV
5) Biochemical safety cabinet – Class V

57.

답 3)

58.

답 2)

59.
생물안전 수준 3의 미생물 취급은 안전 장비 및 시설들은 호흡기 전염 가능성이 있고, 중증 혹은 치명적 감염증을 일으킬 수 있는 미생물을 다루는 임상시설, 진단시설, 교육 및 연구시설, 생산시설 등에 적용된다. 실험실로부터 감염원의 에어로졸이 방출되는 것을 최소화하는 특별한 환기장치가 필요하다.

답 3)

실기문제

01. Tobacco Mosaic Virus (TMV)에 감염된 담뱃잎과 관련된 내용으로 옳지 않은 것은?

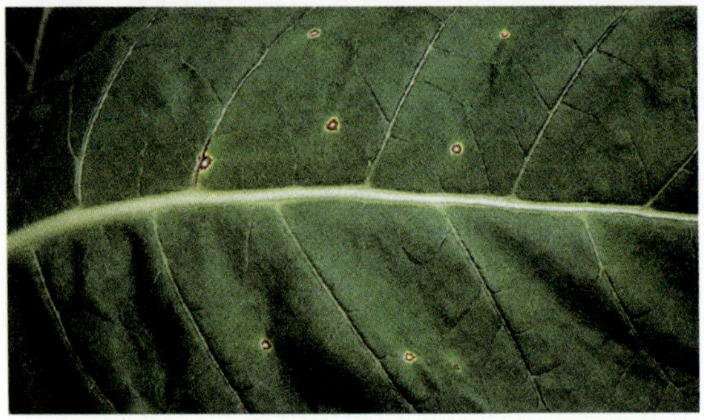

1) 외피 보유 바이러스이다.
2) 병원체는 RNA 바이러스이다.
3) 최초에는 여과성 인자로 알려졌다.
4) 전자현미경으로 관찰하면 막대 모양이다.
5) Iwanovsky가 최초로 이 현상을 발견했다.

02. 바이러스 입자의 기본 구조에 대한 설명으로 옳은 것은?

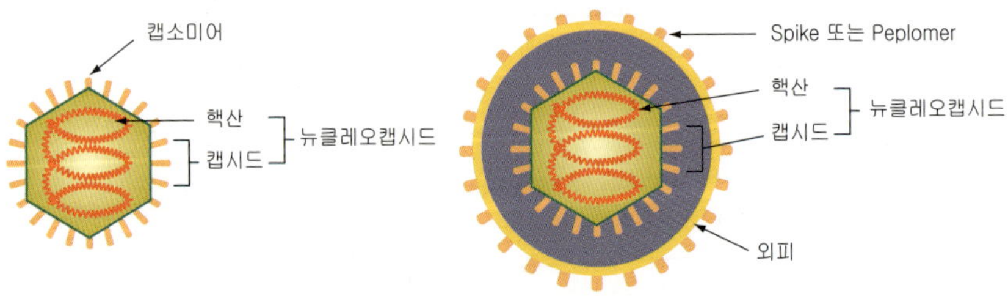

1) 외피는 단백질로 이루어졌다.
2) 외피가 없는 바이러스도 있다.
3) Spike는 항원성과 관계가 없다.
4) 캡소미어의 성분은 지질단백질이다.
5) 모든 바이러스는 DNA를 가지고 있다.

01.
TMV는 최초의 여과성 식물 바이러스로 외피 비보유 RNA 바이러스이다.
답 1)

02.
바이러스의 기본 구조는 핵산(nucleic acid) 과 캡시드(capsid) 로 구성된 뉴클레오캡시드(nucleocapsid) 이다. 외피는 있는 바이러스도 있고, 없는 바이러스도 있다. 핵산은 DNA 또는 RNA 둘 중 하나로 이루어진다.
답 2)

03. 전자현미경 관찰에서 수레바퀴 모양의 입자를 가지는 바이러스는?

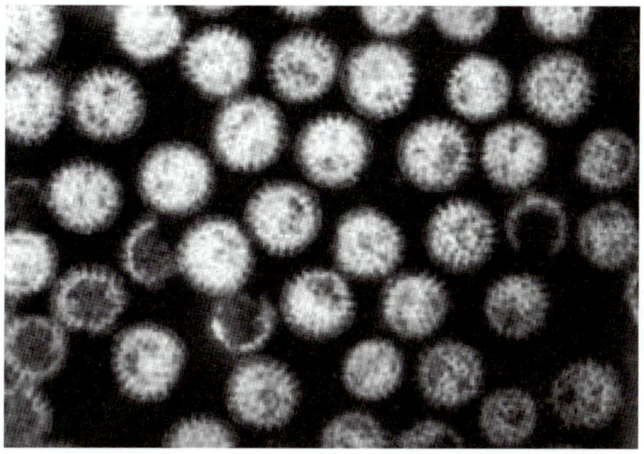

1) Poxvirus
2) Rotavirus
3) Rabies virus
4) Mumps virus
5) Measles virus

04. Tobacco mosaic virus (TMV)이다. 옳은 것은?

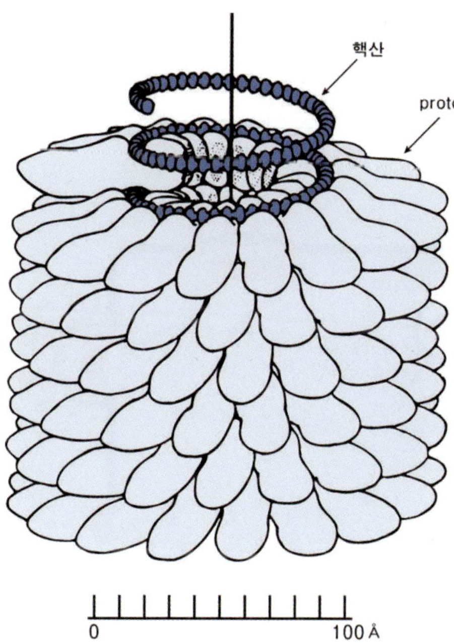

1) DNA virus
2) 동물 바이러스
3) 나선대칭 바이러스
4) 외피 보유 바이러스
5) Jenner가 처음 발견

03.
Reoviridae에 속하는 이중가닥 RNA 바이러스인 Rota virus는 겨울철 영유아 설사의 원인으로 위장염을 유발하여 급성 전염병 설사증을 일으킨다. 전자현미경으로 관찰한 결과, 외측 캡시드(capsid) 가장자리 모양이 중심으로부터 살이 뻗어 나온 수레바퀴 모양을 닮았다고 하여, 라틴어로 '수레바퀴'를 뜻하는 rota를 virus 앞에 붙여 명명한 것이다.

답 2)

04.
TMV는 막대 모양의 외피 비보유 RNA 식물 바이러스이다. RNA와 캡소미어가 단백질 구성체 (protein subunit)와 핵산이 일정하게 규칙적으로 나선상으로 배열하여 뉴클레오캡시드를 구성한다. 1892년 Iwanowski 가 담배 식물에서 모자이크병을 유발하는 여과성 물질을 인식하였고 1898년 Beijenrinck가 TMV가 담배 모자이크병의 원인 바이러스임을 재발견 하였다. 1935년 Stanley 가 결정형 형태로의 담배 모자익 바이러스 순수 정제하였다.

답 3)

05.
인플루엔자 바이러스는 외피보유 RNA 바이러스이며 핵산의 구조는 단일 나선이다.

답 3)

05. 인플루엔자 바이러스의 모형이다. 옳은 것은?

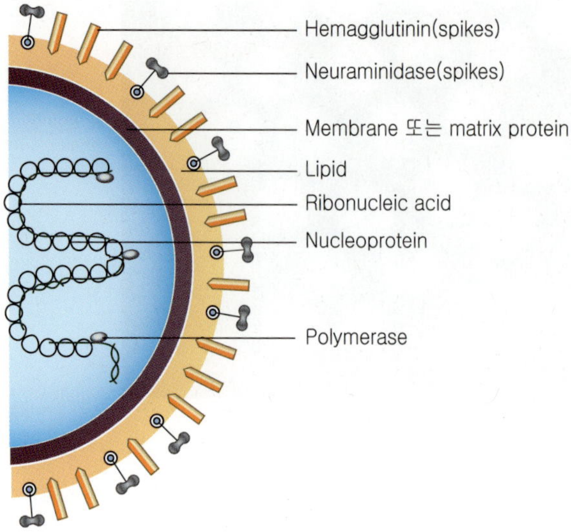

1) DNA 바이러스이다.
2) 핵산이 이중나선구조이다.
3) 혈구응집소 항원이 있다.
4) 캡시드가 나선 대칭이다.
5) 외피 비보유 바이러스이다.

06.
바이러스의 증식은 살아있는 세포에서만 가능하다. 바이러스가 감수성 세포에서 증식되는 과정을 감염회로(infection cycle)라 부르는데, 이 과정은 흡착, 침투, 탈 외각, 전사와 번역(핵산 복제 및 단백질 합성), 바이러스 입자의 성숙과 방출의 순서로 이루어진다. 이때 바이러스는 숙주의 효소계를 사용하지 않는다.

답 3)

06. 바이러스의 복제 증식 과정에 대한 설명으로 옳은 것은?

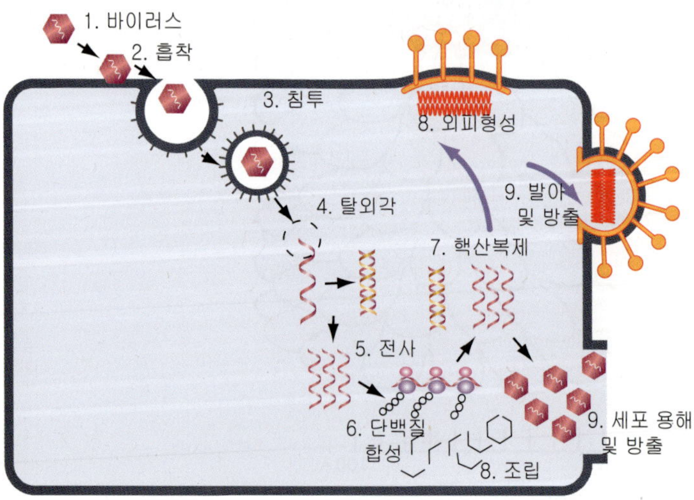

1) 흡착은 모든 숙주와 이루어진다.
2) 숙주 성분의 정보에 따라 복제된다.
3) 박테리오파지는 핵산만 숙주세포에 침투한다.
4) 바이러스 증식 시 숙주의 효소계를 사용한다.
5) 외피 비보유 바이러스는 숙주세포의 세포질막 정보를 가진다.

07. 주사 현미경 사진에 대한 설명으로 옳은 것은?

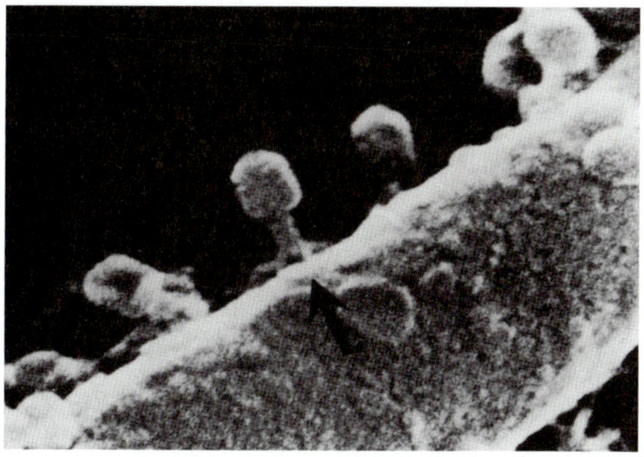

1) 박테리오파지가 세균을 탐식하는 것이다.
2) 박테리오파지가 숙주세포에 흡착된 것이다.
3) 박테리오파지의 핵산은 대부분이 RNA이다.
4) 숙주세포에 흡착은 숙주의 특이성과 무관하다.
5) 박테리오파지 전체가 숙주세포에 침투한다.

07.
박테리오파지는 특정의 세균에 특이적으로 침투하고 용균하는 바이러스이며 life cycle에는 세균에 침입된 파지가 숙주를 용해시키는 virulent phage를 가지는 lytic cycle(용균성)과 숙주의 genome과 temperate phage가 통합되는 lysogenic cycle(용원성)이 있다.

답 2)

08. 전자 현미경 사진에 대한 설명으로 옳은 것은?

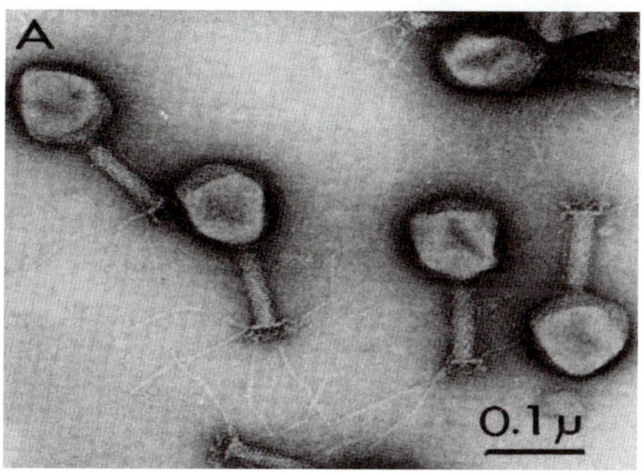

1) 인간에게 질병을 일으키는 병원체이다.
2) 머리(두부)에는 핵산이 두 가지 들어 있다.
3) 세균을 숙주로 하여 기생하는 바이러스이다.
4) 숙주세포에 처음으로 부착하는 기구는 꼬리이다.
5) 숙주세포에 부착한 후 머리와 꼬리도 함께 숙주에 침투한다.

08.
박테리오파지는 세균을 숙주로 기생하는 바이러스로 인간에게는 질병을 일으키지 않는다. 박테리오파지는 다음의 6가지 형태로 이루어져 있다. 대부분 두부(head)와 미부(tail)로 구성되며 두부는 평면으로 길쭉한 육각형으로 보인다. 미부는 미부 core, collar, 미부 sheath, 미부 plate, 미부 pin, 미부섬유 등으로 구분된다. 크기는 다양하여 두부는 22 nm에서 65×95 nm 섬유상의 것으로는 1,300 nm까지 달하는 것도 있다.

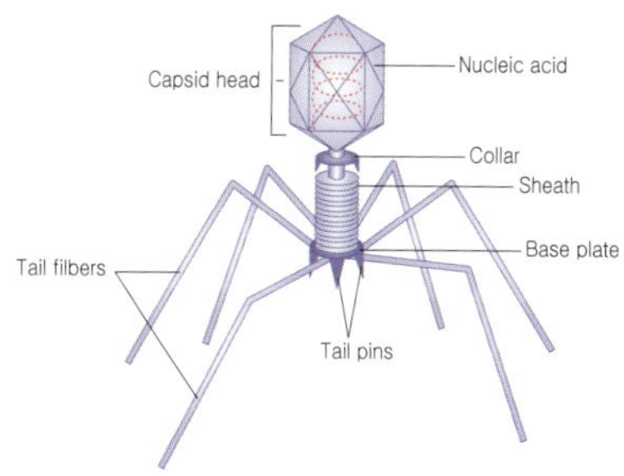

답 3)

09.
PRNT법 측정법(Plaque Reduction Neutralization Test) 은 단계 희석된 혈청과 바이러스를 일정시간 동안 반응시킨 후, 세포에 감염시켜 일정기간 배양하면서 세포병변효과(cytopathic effect)를 통해 바이러스의 중화 항체능을 측정하는 방법이다. 플라크는 단층배양에서 바이러스가 지속적으로 증식하면 배양용기 바닥에 세포들이 파괴되어 빈 공간이 형성되는 곳으로 바이러스의 역가를 정확하게 측정할 수 있다.

답 1)

10.
세포변성 효과(CPE)는 배양중인 세포에 특정한 바이러스를 접종하여 증식시키면 대부분의 경우 자신의 고유한 형태가 변화하여 고유의 형태를 잃는 현상이다.

답 4)

09. Virus의 plaque 실험에 대해 옳은 것은?

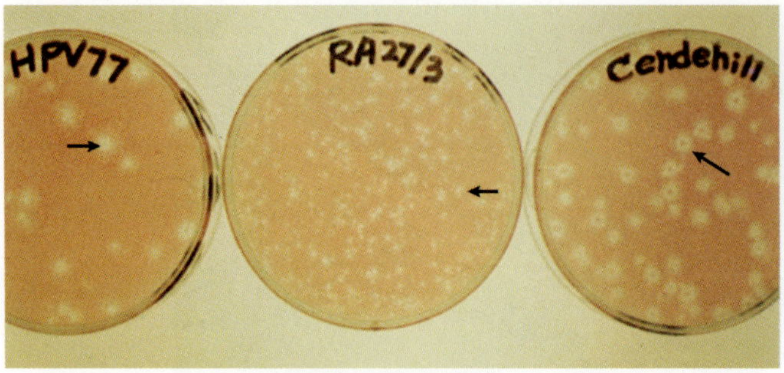

1) 바이러스의 역가를 측정할 수 있다.
2) 화살표는 세균이 증식한 부분이다.
3) 바이러스가 숙주세포를 탐식한 것이다.
4) 영양 성분이 풍부한 초콜릿배지를 사용한다.
5) 바이러스의 종류에 관계없이 plaque의 형태는 일정하다.

10. 바이러스에 의한 세포변화를 설명한 것 중 옳은 것은?

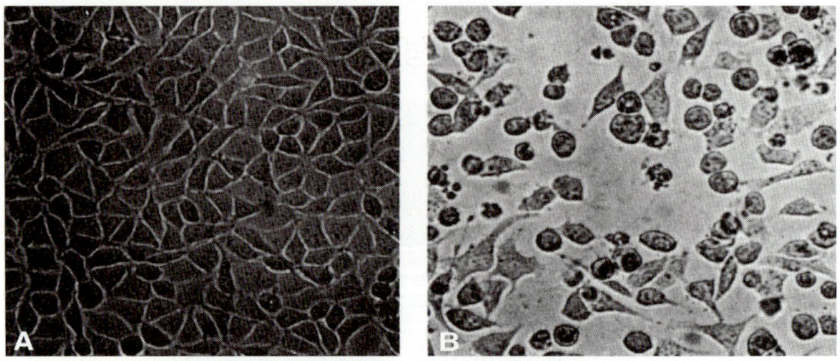

1) B에서 바이러스 감염을 알 수 없다.
2) B는 세포가 플라크를 형성한 것이다.
3) 회복이 되면 세포가 원래대로 재생된다.
4) 세포병변은 숙주세포 특이성을 나타낸다.
5) A는 세포 병변증(cytopathic effect, CPE)을 나타낸 것이다.

11. 바이러스에 대한 사진의 설명으로 옳지 않은 것은?

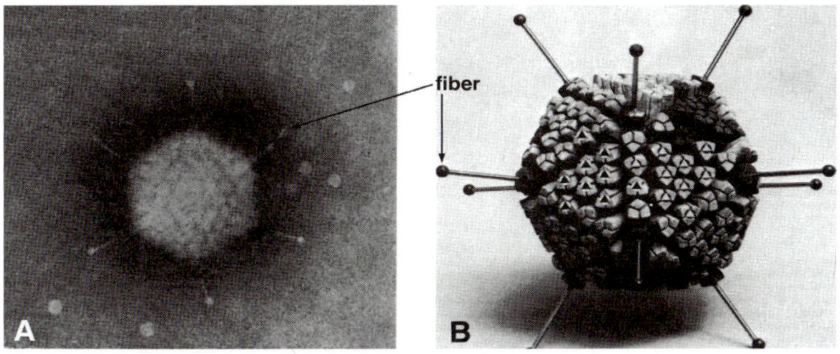

1) RNA 바이러스
2) 아데노 바이러스
3) 외피 비보유 바이러스
4) 호흡기 및 각막염을 일으킨다.
5) 12개의 꼭지점에 섬유사가 있다.

12. 유아의 수두 감염 환부이다. 설명으로 옳은 것은?

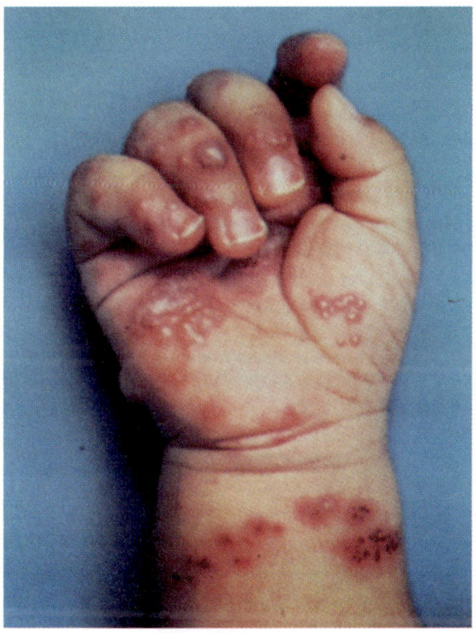

1) 전염성이 없다.
2) BAP에 배양이 가능하다.
3) 원인 바이러스는 RNA 바이러스이다.
4) 수포액에는 바이러스가 존재하지 않는다.
5) Varicella-Zoster 바이러스가 원인일 수 있다.

11.
Adenovirus는 정20면체의 외피 비보유 DNA 바이러스이고 호흡기 및 각막염을 일으킨다.

답 1)

12.
Varicella-Zoster(수두, 대상포진) 바이러스는 외피 보유 DNA 바이러스이며 Herpes viridae에 속한다. 두창(variola) 병변을 축소한 듯한 작은 크기의 수포(varicella)를 형성한다.

답 5)

13. 전염성 단핵구증 환자의 말초혈액표본이다. 설명으로 옳지 않은 것은?

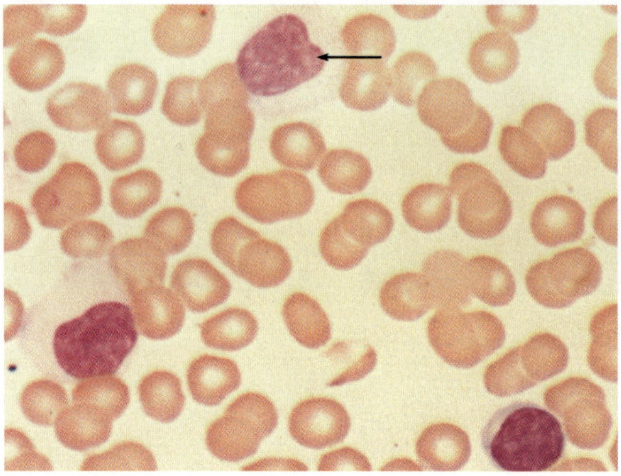

1) CPE로도 진단이 가능하다.
2) 화살표는 비정형 림프구이다.
3) 외피 보유 RNA 바이러스에 속한다.
4) 병원체는 Epstein-barr virus (EBV)이다.
5) Burkitt's 림프종, 비인두암을 일으키는 종양 바이러스이다.

14. 그림의 설명으로 옳지 않은 것은?

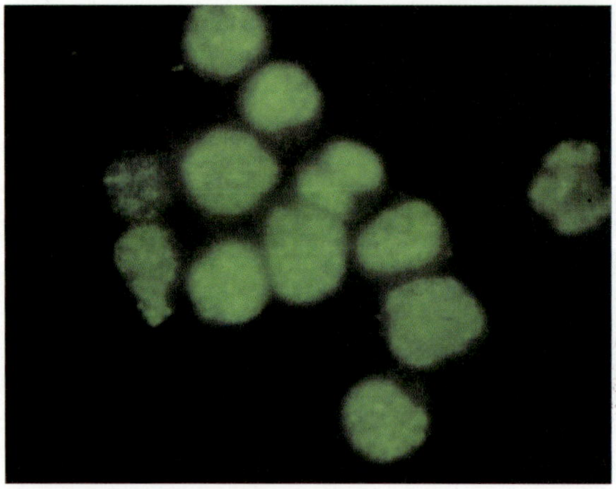

1) 특이 항체를 사용한다.
2) 면역 형광 염색된 림프구이다.
3) 형광현미경으로 경검해야 한다.
4) 음성대조는 핵과 세포질이 녹색형광을 나타낸다.
5) Epstein-barr virus (EBV) 진단에 유용하게 사용된다.

13.
Epstein-barr virus (EBV)는 전염성 단핵구증의 병원체로 외피보유 DNA 바이러스이다. B 림프구에는 보체 수용체인 CD21 세포막 단백이 존재하는데, EBV의 수용체로 작용하여 미성숙 또는 비정형 림프구가 발생한다.

답 3)

14.
Epstein-barr virus (EBV)는 대개 혈액검사를 통해 감염여부를 진단하며 혈액검사결과에 따라 조직검사를 통해 확진을 한다. 일반적으로 엡스타인바 바이러스 감염 여부는 체액에서 엡스타인바 바이러스 항체를 측정하는 것으로 진단한다.

답 4)

15. 바이러스의 전자현미경 결과이다. <u>옳지 않은</u> 것은?

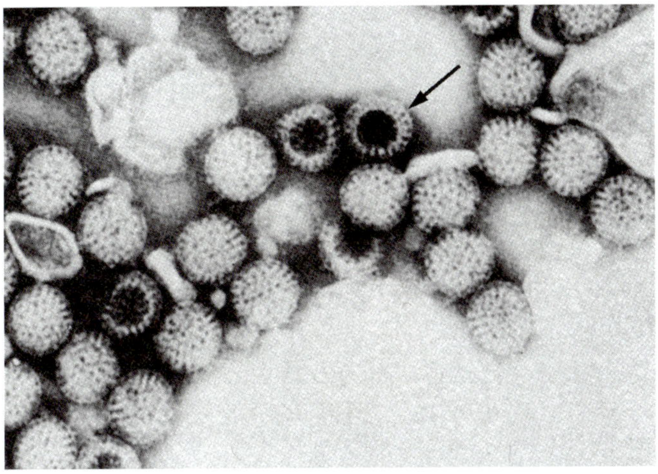

1) 수레바퀴 모양이다.
2) Reoviridae에 속한다.
3) Rotavirus의 형태이다.
4) 스파이크가 방사형이다.
5) 외피 비보유 DNA 바이러스이다.

16. Coronavirus에 대한 설명으로 옳은 것은?

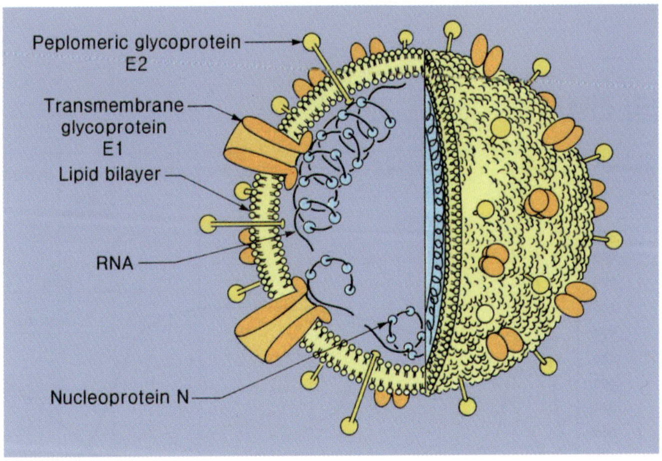

1) DNA 바이러스이다.
2) 겨울철 감기를 일으킨다.
3) 여름철 식중독을 일으킨다.
4) DNA 바이러스 중 가장 크다.
5) 외피가 없고 불규칙한 스파이크가 있다.

15.
Reoviridae에는 외피 비보유 RNA 바이러스이며, Reovirus, Rotavirus 등이 있다.

답 5)

16.
코로나 바이러스는 외피 보유 RNA 바이러스이며 겨울철 감기를 유발하는 호흡기 바이러스이다.

답 2)

바이러스학

17.
HIV는 RNA 바이러스이며 역전사 효소를 가지는 레트로 바이러스이며 후천성면역결핍증(acquired immunodiffeciency syndrom, AIDS)의 원인 바이러스이다. HIV는 인체의 CD4+ T림프구에 특이적으로 감염한다. CD4+ T림프구 표면 단백인 CD4 수용체에 HIV의 외피(envelope) 항원인 gp120이 결합하여 숙주세포에 침투하는데, 이로 인하여 CD4+ T림프구가 선택적으로 사멸하게 되어 치명적인 세포성 면역체계의 부전이 유발된다.

답 1)

18.
HIV는 긴 잠복기를 가지는 AIDS의 원인 바이러스이다.

답 3)

17. 바이러스 입자 구조이다. 옳은 것은?

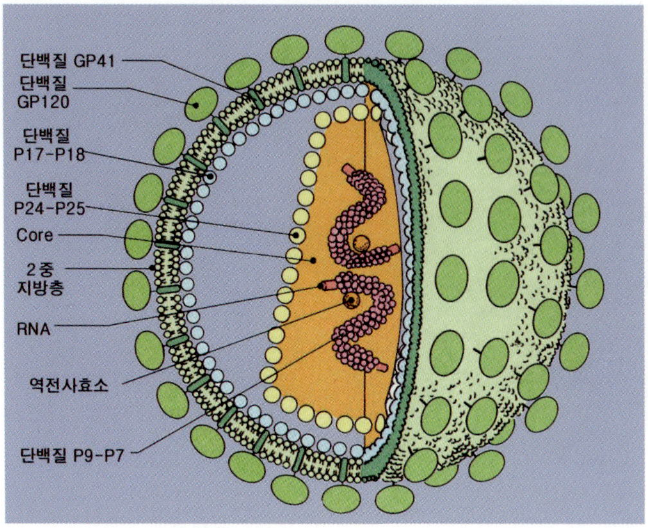

1) HIV의 단면구조이다.
2) HBV의 단면구조이다.
3) HCV의 단면구조이다.
4) 외피 비보유 RNA 바이러스이다.
5) RNA, DNA 모두를 가지고 있다.

18. 질병의 진행과정이다. 옳은 것은?

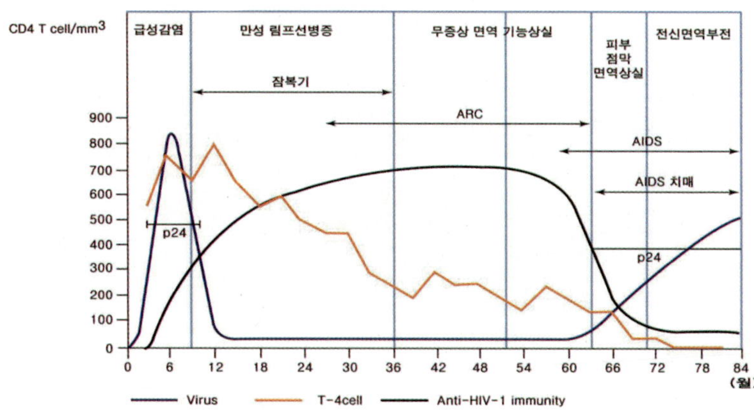

1) 홍역
2) 독감
3) AIDS
4) 광견병
5) B형 간염

19. 구강 내 코플릭 반점(Koplik's spot)이다. 옳은 것은?

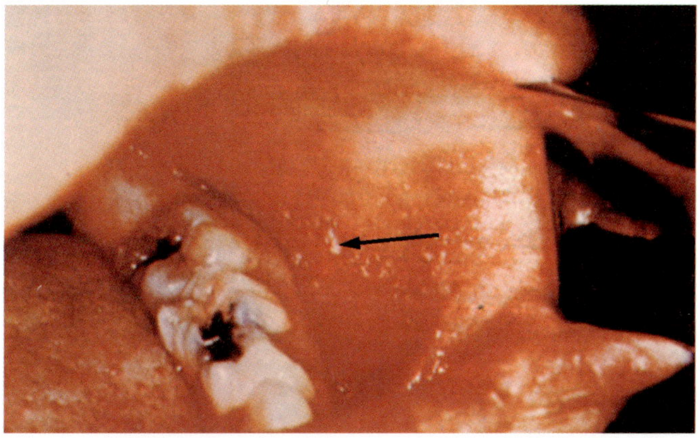

1) 독감 바이러스 감염에 의한 특징이다.
2) 홍역 바이러스 감염에 의한 특징이다.
3) 코로나 바이러스 감염에 의한 특징이다.
4) 광견병 바이러스 감염에 의한 특징이다.
5) 이하선염 바이러스 감염에 의한 특징이다.

20. 바이러스의 전자 현미경 결과이다. 해당하는 것은?

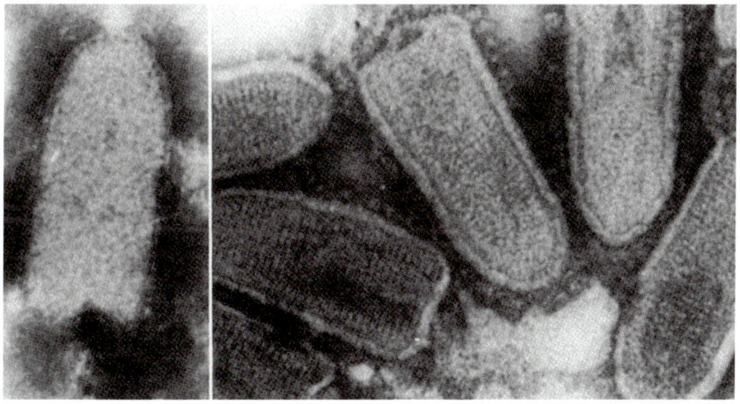

1) Filoviridae
2) Myxoviridae
3) Retroviridae
4) Herpesviridae
5) Rhabdoviridae

19.
Measles(홍역) 바이러스는 외피보유 RNA 바이러스이며 구강점막에 koplik spot(소백반)을 나타내며 감염 수년 후 SSPE(아급성 경화성 범뇌염)를 발생한다.

답 2)

20.
Rabies virus(광견병 바이러스)는 Rhabdoviridae에 속하며 전자현미경에서 총알 모양을 나타낸다.

답 5)

21.
Rabies virus(광견병 바이러스)는 신경세포에 Negri bodies를 나타낸다. Owl's eyes는 CMV 감염에서 핵내봉입체이다.
답 3)

21. 광견병 바이러스의 진단에서 화살표가 나타내는 것은?

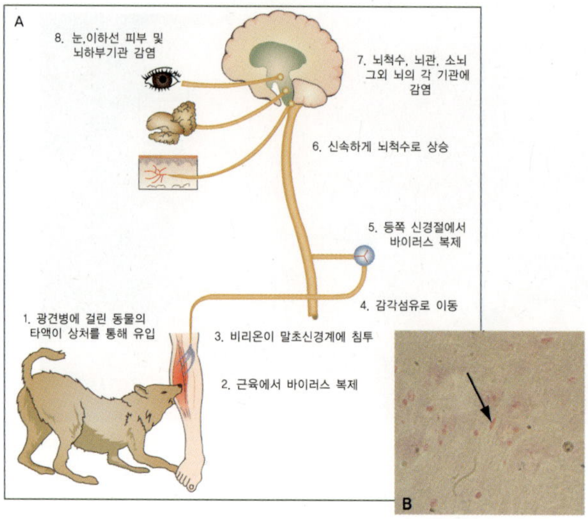

1) 탐식 세포
2) Owl's eyes
3) Negri body
4) Koplick's spot
5) 상피세포에 감염된 바이러스

22.
Hepatitis B virus는 간염 바이러스 중 유일하게 외피보유 DNA 바이러스이다.
답 1)

22. 바이러스 입자의 모식도이다. 해당하는 것은?

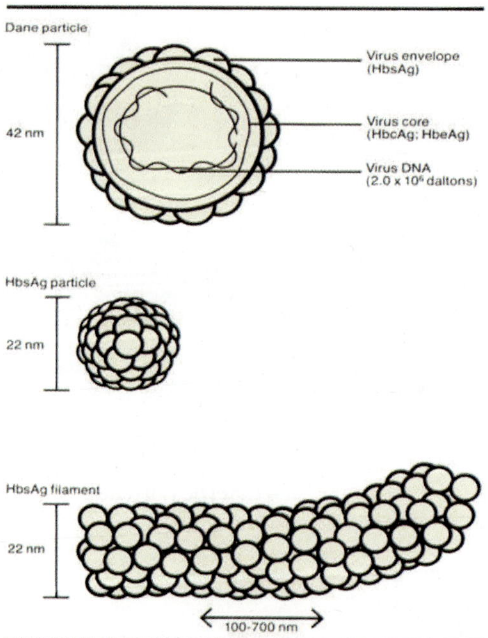

1) 외피 보유 DNA 바이러스
2) 외피 보유 RNA 바이러스
3) 외피 비보유 DNA 바이러스
4) 외피 비보유 RNA 바이러스
5) 두 가지 핵산을 가지는 바이러스

23. 사진에 대한 설명 중 <u>옳지 않은</u> 것은?

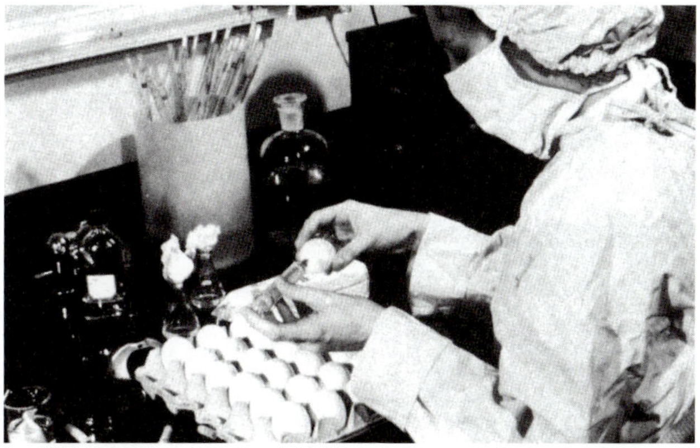

1) 백신개발 제조에 사용한다.
2) 부화란에 바이러스 배양액 접종한다.
3) 난황에는 바이러스를 접종하지 않는다.
4) 바이러스 종류에 따라 접종부위가 다르다.
5) Air sac 부위에는 바이러스가 증식하지 않는다.

24. Shell vial culture과정이다. 옳은 것은?

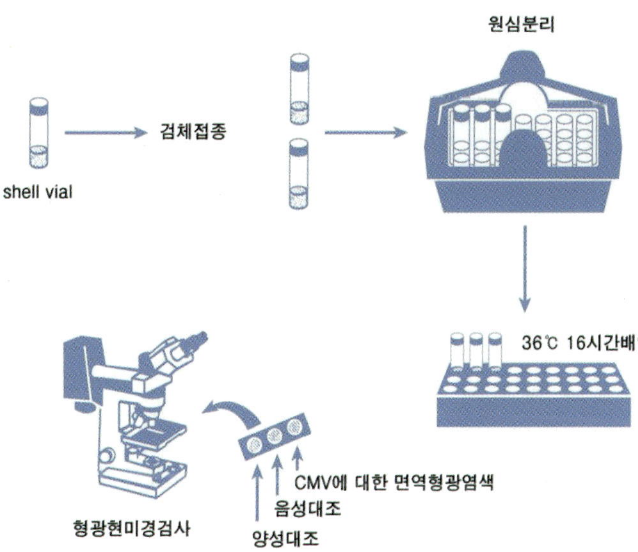

1) 형광항체로 검출한다.
2) Shell vial은 냉장 보관한다.
3) Shell vial에는 항생제가 들어 있다.
4) Shell vial에는 항응고제가 들어 있다.
5) 주로 까다로운 세균 진단을 위한 검사이다.

23.
바이러스의 실험실 내 배양법에는 실험동물 사용법, 생세포 배양법, 부화란(발육계란)을 사용하는 방법이 있다.
답 3)

24.
Shell vial culture는 세포병변효과가 발현되기 전에 바이러스 증식을 확인하는 신속동정배양법이다. 원형의 덮개유리(cover glass)가 담겨진 작은 유리병에 세포를 가하여 덮개유리 표면에 단층세포를 만든 후 검체를 접종하고 원심분리한다. 원심분리 과정을 통해 바이러스의 세포부착을 증가시켜 1~3일 배양 후 바이러스 특이 단클론항체를 이용하여 세포 내 바이러스 항원을 형광항체법으로 확인 하여 바이러스를 동정한다. Shell vial culture의 장점은 배양 기간이 짧아 바이러스 감염을 신속 진단할 수 있다. 단점은 검출을 위한 바이러스마다 shell vial이 필요하므로 다수의 바이러스 검사가 불가능하다.
답 1)

25. 바이러스 진단에 사용되는 방법 중 아래 사진은?

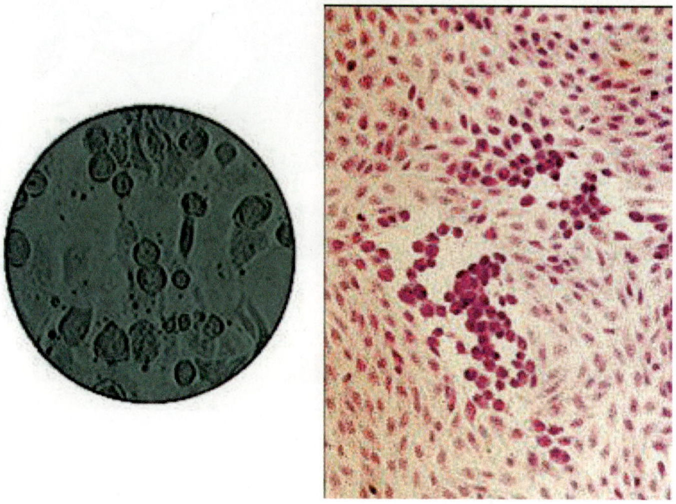

1) 효소면역법
2) 혈구응집 반응시험
3) 세포변성 효과시험
4) 간접면역 형광항체법
5) 혈구응집저지 반응시험

25.
세포변성 효과(CPE) 시험에서 세포 구조의 변화, 혈구흡착 현상, 세포 융합, 봉입체 형성, 세포 용해 등을 관찰할 수 있다.
답 3)

26. 바이러스의 역가를 측정하기 위한 아래 그림의 방법은?

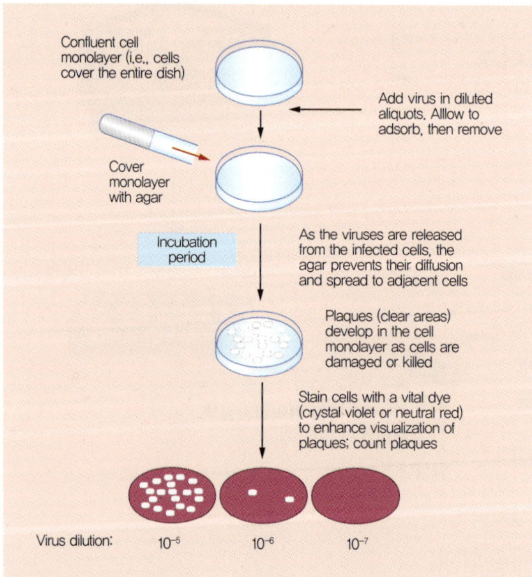

1) Plaque assay
2) 혈구응집 반응시험
3) 세포병변 효과시험
4) 간접면역 형광항체법
5) 혈구응집저지 반응시험

26.
플라크를 이용하여 바이러스의 역가를 정확하게 측정할 수 있으며 직접 관찰과 형광염색법으로 관찰가능하다.
답 1)

27. 바이러스 검사 결과이다. 옳은 것은?

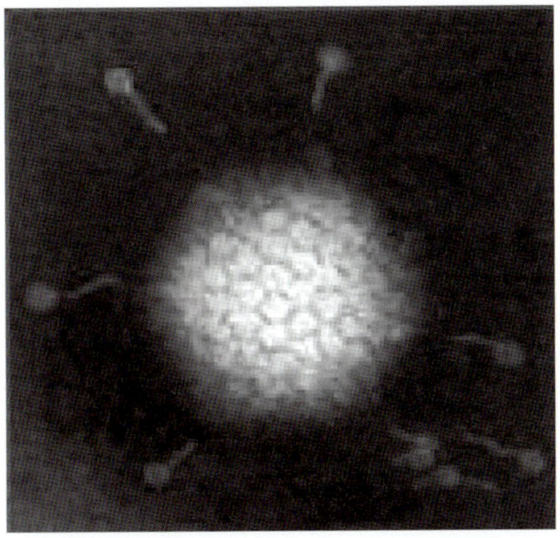

1) 외피를 가진다.
2) RNA 바이러스이다.
3) 아데노 바이러스이다.
4) 간염을 유발하는 바이러스이다.
5) 12개의 꼭지점마다 축사가 있다.

28. 아래 그림의 박테리오파지 생활환에 대한 설명으로 옳은 것은?

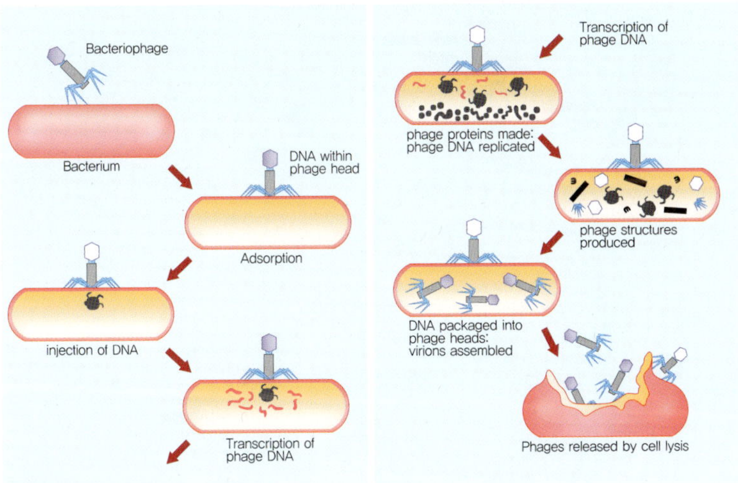

1) 용원성 생활환이다.
2) 동물세포에 기생하는 바이러스이다.
3) 파지의 효소계를 사용하여 증식한다.
4) 병독성 파지(virulent phage)를 가진다.
5) 자신의 유전체를 세균의 유전체에 삽입시키지 않는다.

27.
아데노 바이러스는 외피 비보유 DNA 바이러스로 12개의 fiber로 이루어진 정20면체이다.

답 3)

28.
박테리오파지의 생활환에서 Lytic cycle(용균성)에서는 virulent phage를 가지고 Lysogenic cycle(용원성)에서는 temperate phage, 즉 pro-phage를 가진다.

답 4)

29.
박테리오파지는 두부와 꼬리로 구분되며 숙주세포인 세균에 고정되는 부위는 꼬리부분의 Base plate이다.

답 4)

30.
부화난 배양법은 주로 백신 제조에 많이 사용되며 air sac(기낭) 부위에는 접종하지 않는다.

답 3)

29. 박테리오파지가 숙주세포에 고정되는 부위는?

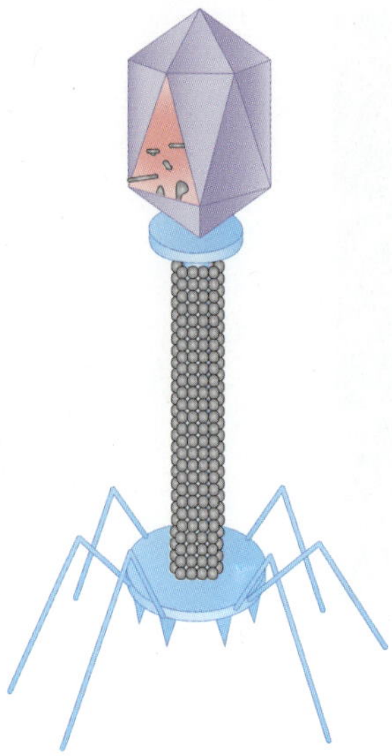

1) 목(Collar)
2) 머리(Head)
3) 섬유(Fiber)
4) Base plate(기저판)
5) Nucleic acid(핵산)

30. 바이러스 배양방법이다. 해당하는 것은?

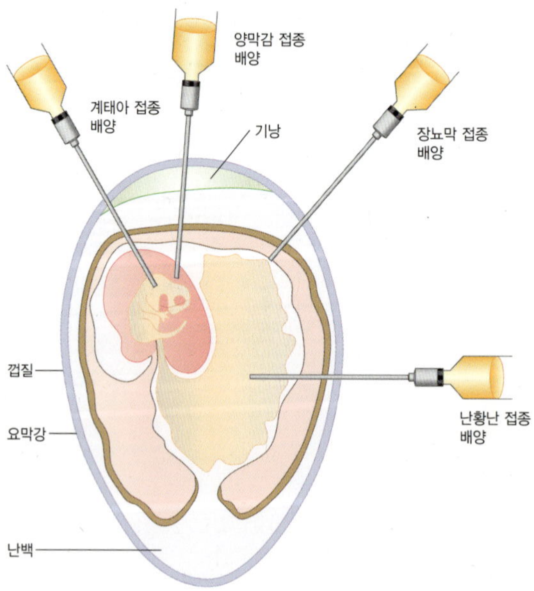

1) 세포 배양
2) 조직 내 배양
3) 부화란 배양법
4) 계란배지 배양
5) 복강 내 배양법

31. 사진에 대한 설명으로 옳지 않은 것은?

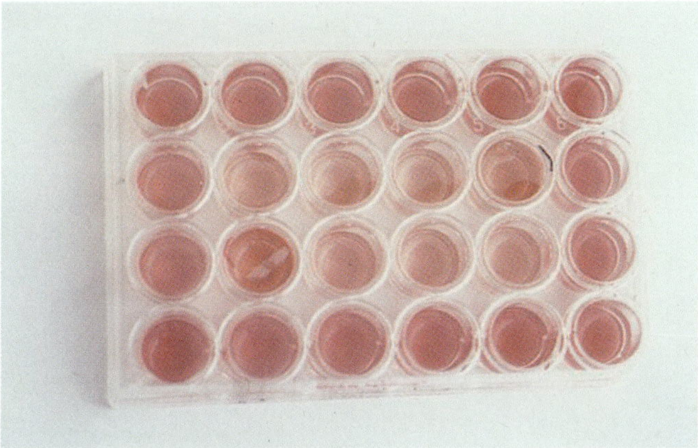

1) 면역형광법으로 동정한다.
2) Multiple well plates이다.
3) 혈구응집 억제반응시험이다.
4) 호흡기 바이러스 배양 등에 사용한다.
5) Monolayer cell line culture (CMV, HSV, V-Z)에 사용한다.

32. 바이러스 배양에 대한 사진의 설명으로 옳은 것은?

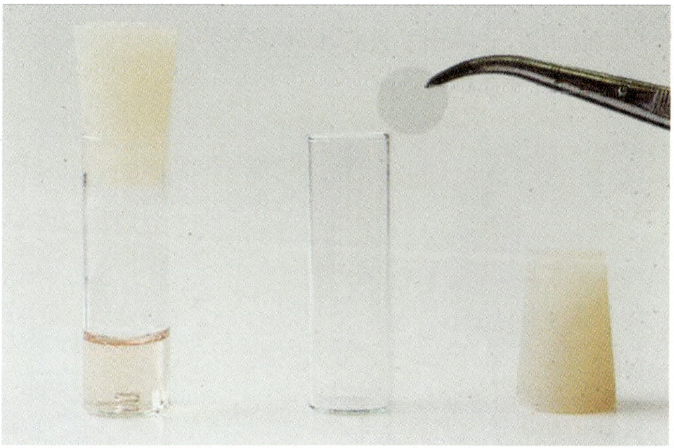

1) 세포주배양 플라스크이다.
2) 세포병변 효과 관찰에 사용한다.
3) 사용하지 않은 배지는 노란색이다.
4) 바이러스 관찰을 위하여 지시약을 첨가한다.
5) 바이러스나 클라미디아의 단층 배양에 사용한다.

31.
Macroplate를 이용한 혈구 응집 억제반응은 일본뇌염 바이러스 등과 같은 외피 보유 바이러스 진단에 사용된다.

답 3)

32.
원형의 덮개유리(cover glass)가 담겨진 작은 유리병에 세포를 가하여 덮개유리 표면에 단층세포를 만든 후 검체를 접종하고 원심분리 한다. 원심분리 과정을 통해 바이러스의 세포부착을 증가시켜 1~3일 배양 후 바이러스 특이 단클론항체를 이용하여 세포 내 바이러스 항원을 형광항체법으로 확인한다. 이 검사법은 Shell vial assay이다.

답 5)

33.
Cell line culture flask를 이용한 바이러스나 세포 배양에서 판독은 주로 면역 형광염색법으로 관찰한다.
답 5)

34.
Envelope는 바이러스의 외피를 의미하며 바이러스 중에는 외피가 있는 것도 있고, 없는 것도 있다. 박테리오파지는 외피가 없다.
답 3)

33. 사진에 대한 설명으로 옳지 않은 것은?

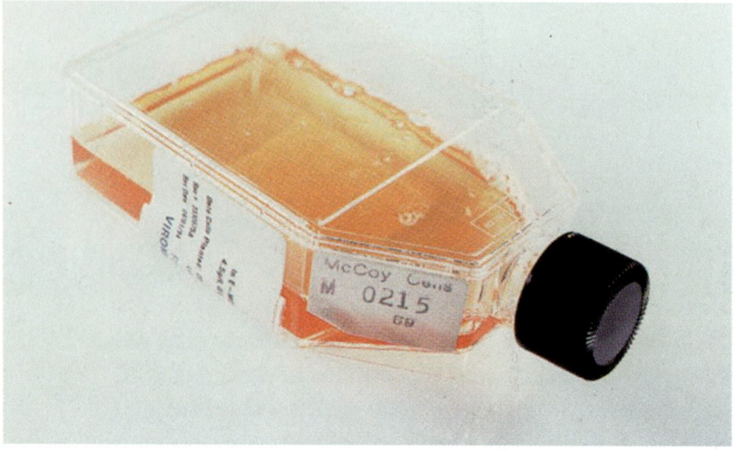

1) 세포주배양 플라스크이다.
2) MRC-5를 사용하여 배양한다.
3) 세포병변 효과 관찰에 사용한다.
4) 바이러스나 세포배양에 사용한다.
5) 바이러스 감염을 흡광도로 측정한다.

34. Bacteriophage를 구성하는 성분이 아닌 것은?

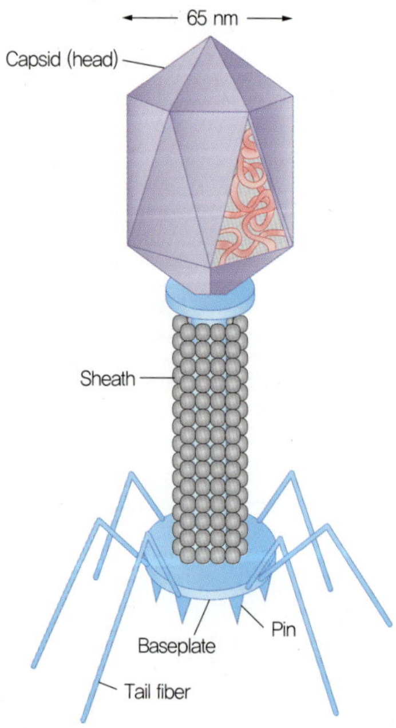

1) 목(Collar)
2) 머리(Head)
3) 외피(Envelope)
4) 핵산(Nucleic acid)
5) 꼬리섬유(Tail fiber)

35. 외피 보유 RNA 바이러스이다. 태양(Crown like shape) 모양의 형태와 구조로 보아 예상되는 바이러스는?

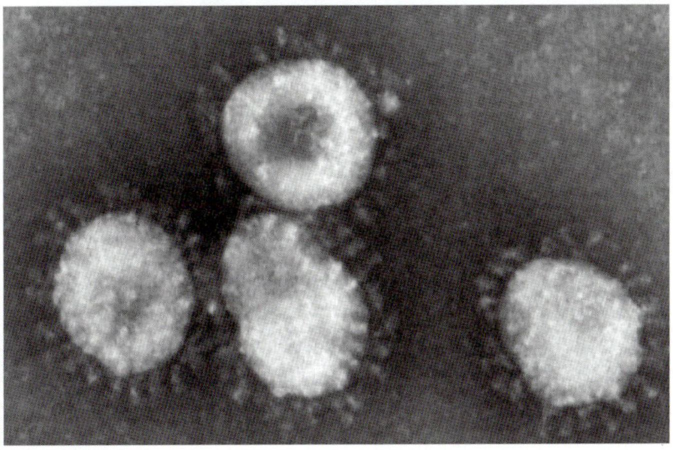

1) 로타 바이러스(Rotavirus)
2) 한타 바이러스(Hantavirus)
3) 코로나 바이러스(Coronavirus)
4) B형 간염 바이러스(Hepatitis B virus)
5) 수두 대상포진 바이러스(Varicella－zoster)

36. 액화질소 용기이다. 용도는?

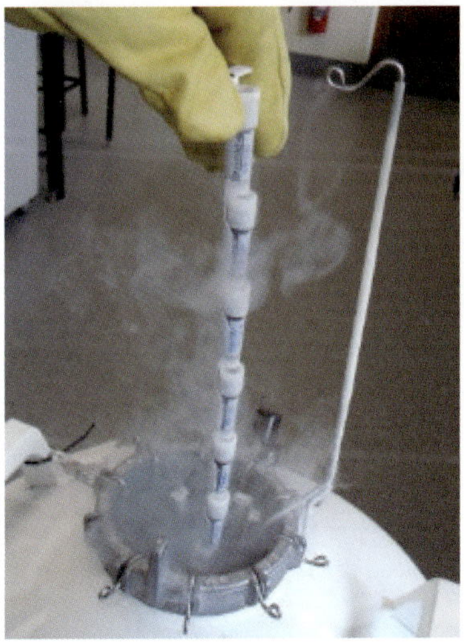

1) 세포주 보관
2) 바이러스 멸균
3) 액체배지 보관
4) 오염세균 사멸
5) 바이러스 배양액 보관

35.
코로나 바이러스는 전자현미경 관찰에서 태양 모양 혹은 왕관 모양으로 보이며 사스, 메르스, COVID-19 등이 이에 속한다.

답 3)

36.
-70℃ 이하의 질소 기스통은 주로 세포주 보관, 바이러스의 장기 보관 등에 사용된다.

답 1)

37. 사진의 장비에 대하여 설명이 옳은 것은?

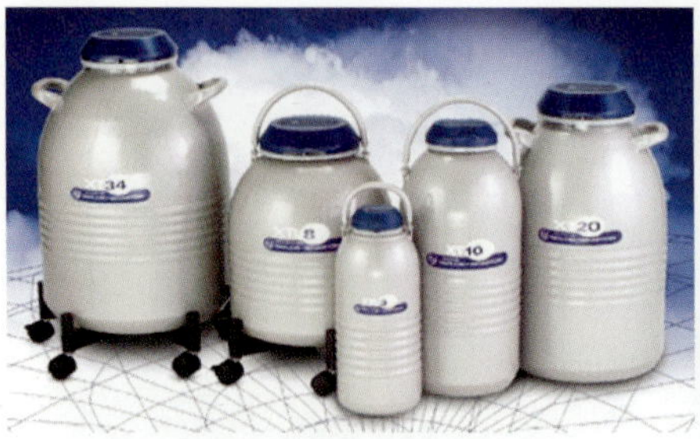

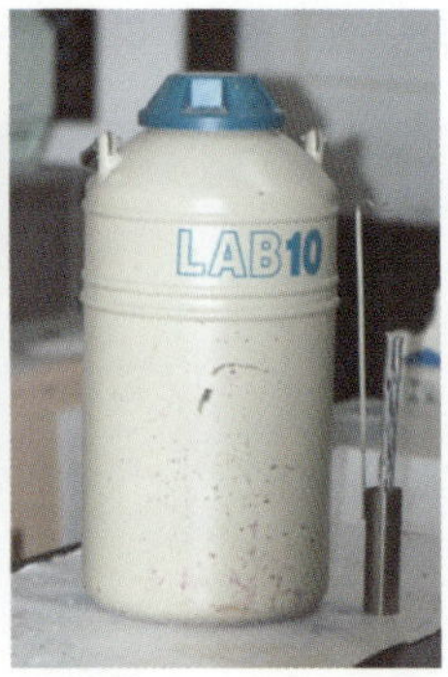

1) 37℃를 유지한다.
2) 액화산소가스통이다.
3) 누구나 안전하게 사용할 수 있다.
4) 조직이나 세포주 보관에 사용한다.
5) 세포주는 1~2년 이상은 보존이 안 된다.

37.
질소 가스통은 주로 조직이나 세포주 보관 등에 사용된다.

답 4)

38. 뇌신경세포의 세포질에 보이는 호산성 봉입체(Negri body)는 어느 질환의 특성인가?

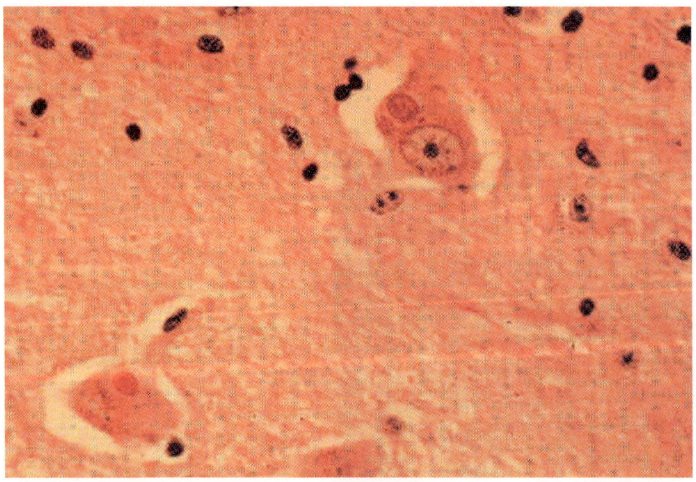

1) 프리온(Prion)
2) 풍진(Rubella)
3) 광견병(Rabies)
4) 유두종(Human papilloma)
5) 수두-대상포진(Varicella-Zoster)

38.
광견병, 공수병을 일으키는 Rabies virus는 신경세포에서 네그리소체가 보이며 한 번 손상된 신경세포는 복구되지 않는다.

답 3)

39. 사진과 같은 바이러스 배양법에 대한 설명으로 옳은 것은?

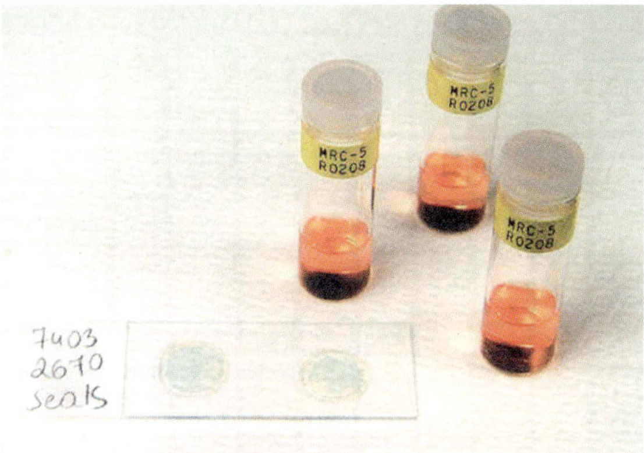

1) 혈구응집 억제시험을 원리로 한다.
2) 실온에서 배양하며 신속하게 진단할 수 있다.
3) Tube culture법으로 바이러스만을 직접 배양한다.
4) 대부분은 접종 후 6시간 이내에 검출이 가능하다.
5) 거대세포 바이러스(CMV)나 홍역(mealses) 바이러스 배양에 사용한다.

39.
Shell vial culture는 CMV, HSV, Measles, Adenovirus, Influenzae virus, RSV 등 배양에 사용한다.

답 5)

40. 그림과 같은 바이러스 진단 결과를 보이는 검사법은?

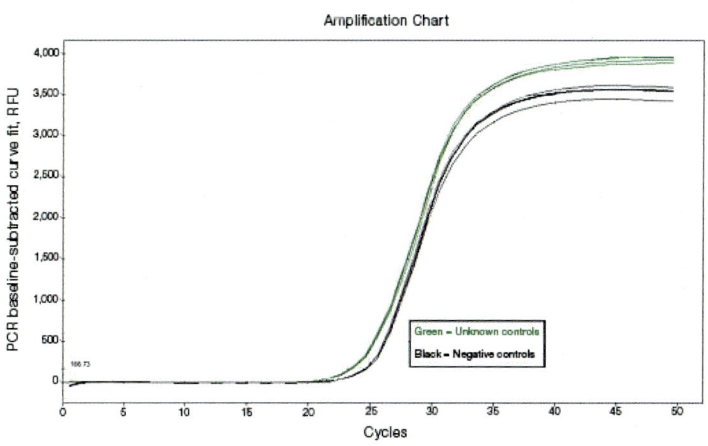

1) 보체결합반응법
2) 효소면역측정법
3) Real-time PCR법
4) Western blot법
5) 가스크로마토그래피 분석법

40.
최근 신종 플루 등 다양한 바이러스 진단에 Real time PCR 검사가 증가하고 있다. Western blot법은 HIV의 최종 확진검사이다.

답 3)

41.
Western blot법은 HIV의 확진 검사로 단백질을 검출하는 검사이다.
답 3)

42.
Influenzae virus는 호흡기 관련 외피 보유 RNA 바이러스로 검체 채취는 주로 코인두 면봉검체를 사용한다.
답 3)

41. 그림과 같은 단백질을 검출하는 바이러스 진단법은?

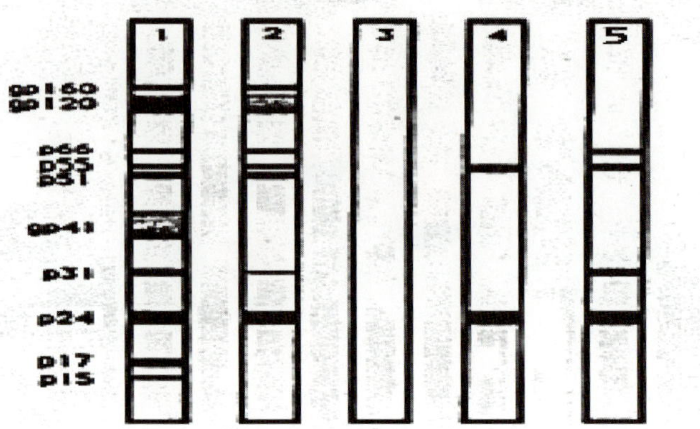

1) HCV 확진검사
2) 효소면역 측정법
3) Western blot법
4) HIV 예비동정검사
5) 바이러스를 직접 검출하는 검사

42. Influenzae virus 진단에 사용되는 kit이다. 옳은 것은?

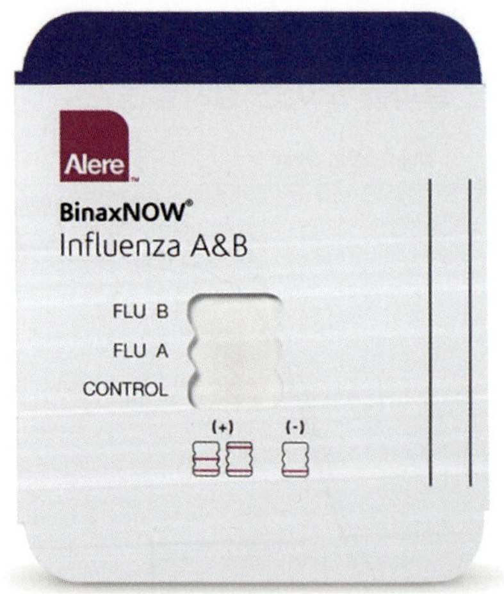

1) Western blot법이다.
2) 식중독에 관련된 검사이다.
3) 코인두 면봉검체를 사용하여 검사한다.
4) 검체는 아침 첫뇨를 사용하여 검사한다.
5) 바이러스성 수막염 진단에 사용하는 kit이다.

43. A에 해당하는 구조물의 명칭은?

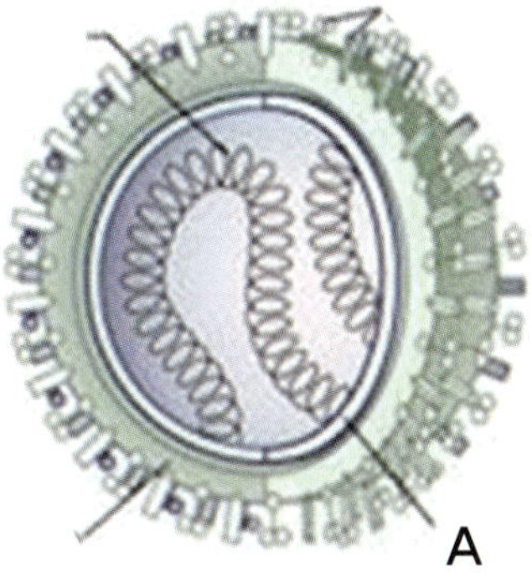

1) Capsid　　2) Envelop
3) Protein　　4) Nucleic acid
5) Core

44. 아래의 구조를 가진 바이러스는?

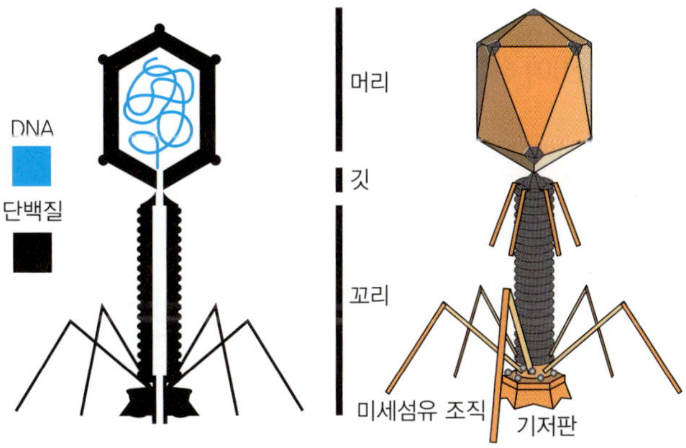

1) Virion　　2) Capsid
3) Envelop　　4) Nucleocapsid
5) Bacteriophage

43.
비리온(Virion)의 기본 구조는 중심부(core)에 핵산(DNA 혹은 RNA)이 있고 그 주위를 단백질 외각(protein coat)이 싸고 있어 핵산을 보호하고 바이러스마다 고유의 일정한 입체적인 형태를 유지하고 있다. 이 단백질을 캡시드(capsid)라 하고 캡소미어(capsomere)로 구성되어 있다.

답 1)

44.

답 5)

45.

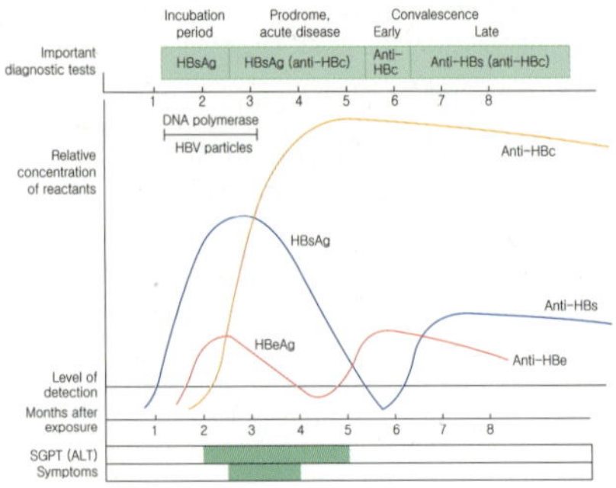

답 5)

46.

답 4)

45. [ ] 에 해당하는 것은?

HBV antigens and antibodies in the blood
(B형간염 바이러스의 항원과 각각의 항체의 혈액내 농도 변화)

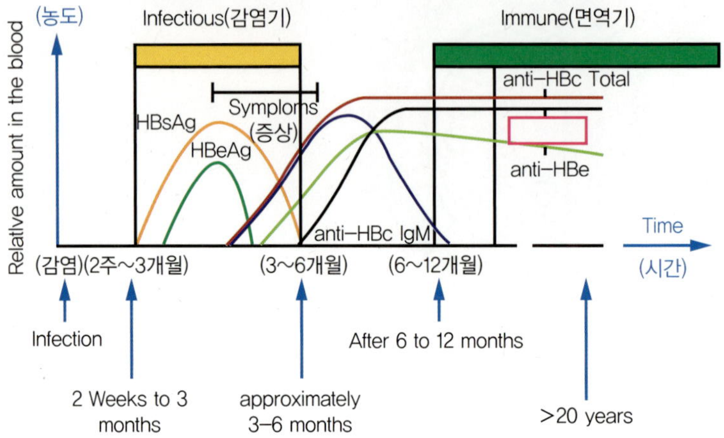

1) HBV
2) HBc Ag
3) HBe Ag
4) HBs Ag
5) anti-HBs

46. [ ] (노란선)에 해당하는 것은?

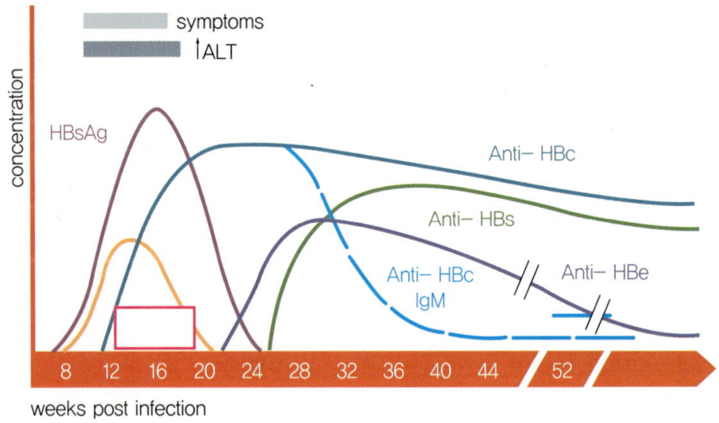

1) HBV
2) HAV
3) HBc Ag
4) HBe Ag
5) anti-HBs

47. 다음 사진과 같이 구내염을 유발하는 바이러스는?

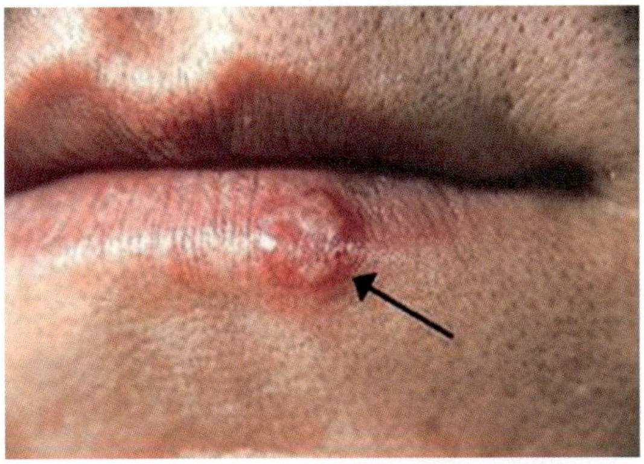

1) HPV
2) HAV
3) HSV type Ⅰ
4) HSV type Ⅱ
5) influenza virus

48. 다음 사진은 소 뇌조직 병변이다. 어떤 질환이 의심되는가?

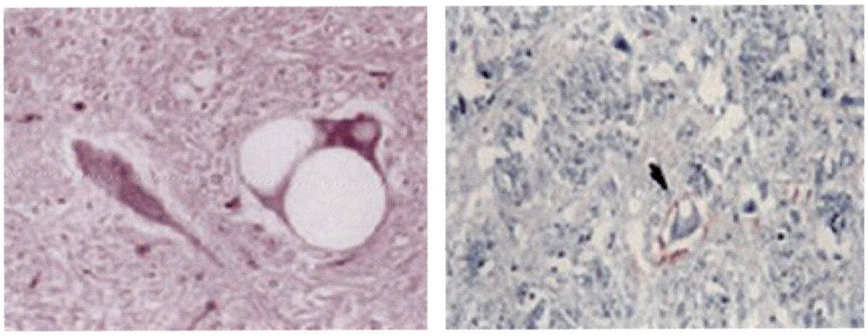

1) 간염
2) 구내염
3) 구제역
4) 광견병
5) 광우병

47.

답 3)

48.
소에서 발생하는 만성 신경성 질병으로 일명 광우병 또는 프리온 질병(Prion Diseases)으로 불린다. 이 질병은 변형 프리온 단백질 감염에 의한 신경세포의 공포변성과 중추신경조직의 해면상 변화가 특징이다.

답 5)

49.
대표적으로는 CMV를 배양하기 위해 MRC-5(human embryonic lung fibroblasts)의 사용이 해당된다.
답 2)

50.
RSV, Adeno virus, influenza virus 등은 하기도감염을 일으키므로 비인두 흡인물 또는 비인두 면봉 검체를 주로 사용한다.
답 4)

49. 아래는 감염된 세포에서 핵내 봉입체(owl eye inclusion)가 관찰되어 MRC-5 세포에 배양 후 형광염색한 사진이다. 예상되는 것은?

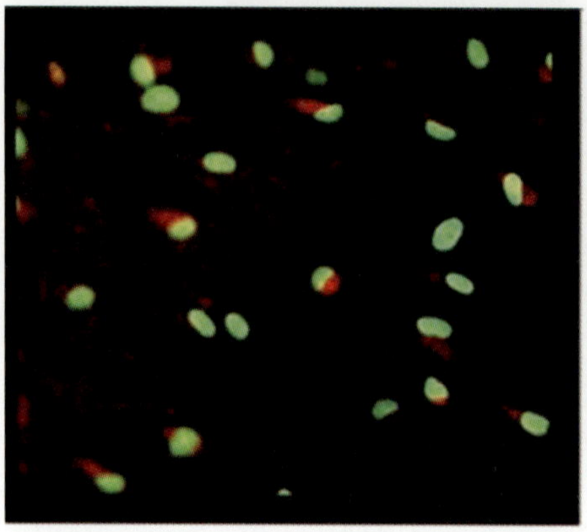

1) VZV
2) CMV
3) HPV
4) HIV
5) HSV

50. 아래와 같은 방법으로 검체를 채취하는 급성기 감염증 바이러스는?

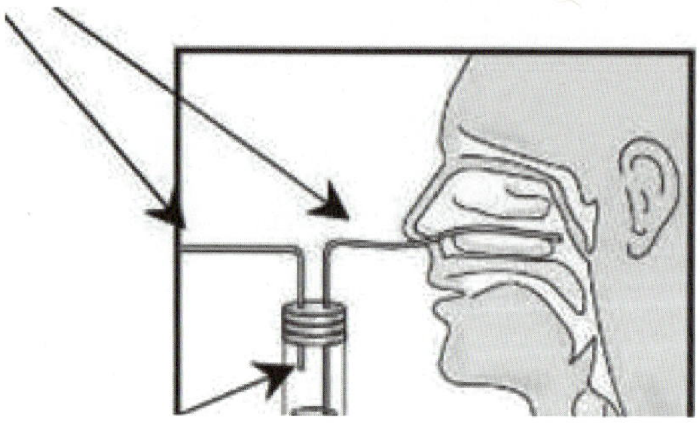

1) VZV
2) CMV
3) HPV
4) RSV
5) HSV

4편 임상진균학

01 총론

01. 진균 세포벽의 주요성분은?

1) 키틴(chitin)
2) 케라틴(keratin)
3) 콜레스테롤(cholesterol)
4) 펩티드글리칸(peptidoglycan)
5) 지질다당질(lipopolysaccharide)

01.

답 1)

02. 사상균(mold)의 형태를 관찰할 때 적합한 염색법은?

1) Gram
2) Albert
3) Giemsa
4) Neisser
5) Lactophenol cotton blue (LPCB)

02.
염색 시약 성분 중 phenol은 세포를 사멸시키는 역할을 하며 lactic acid는 진균의 구조를 보존하는 역할을 한다. Cotton blue 염색액은 진균 세포벽의 키틴을 염색한다. 그러므로 lactophenol cotton blue (LPCB)는 사상균의 형태 관찰에 가장 적합하다.

답 5)

03. 포자낭 포자(sporangiospore)를 갖는 진균은?

1) *Candida*
2) *Nocardia*
3) *Rhizopus*
4) *Aspergillus*
5) *Cryptococcus*

03.

답 3)

04. 두형태곰팡이(dimorphic fungus)의 특징은?

1) pH에 따라 두 형태를 보임
2) 염의 농도에 따라 두 형태를 보임
3) 산소요구도에 따라 집락이 다르게 보임
4) 배양온도에 따라 사상형과 효모형으로 자람
5) 영양요구성에 따라 대분생자와 소분생자를 형성함

04.
실온(room temperaure)에서 사상균(molds) 형태로 존재하며 35~37℃ (body temperature) 에서는 효모(yeast)형으로 존재하는 경우 두형태 (이형성, 이상성) 진균이라고 한다.

답 4)

05. 불완전균류의 설명으로 옳은 것은?

1) 유성생식기가 없거나 밝혀지지 않은 진균이다.
2) 인체 병원성이 불완전하게 나타나는 진균이다.
3) 균사 또는 가성균사를 형성하지 못하는 진균이다.
4) 까다로운 배양조건으로 불완전한 집락을 형성하는 진균이다.
5) 생체 내와 시험관 내 배양 시 집락의 형태가 다른 진균이다.

05.
불완전균류는 유성생식이 이루어지지 않거나 혹은 아직 유성생식기가 발견되지 않음을 의미한다. Rhodotorula, Trichosporon, Malassezia를 포함한 병원성 효모와 Coccidioides, Sporothrix, Alternaria, Fusarium이 대표적이다.

답 1)

06. 유성생식에 의해 만들어지는 포자는?

1) 접합포자(zygospore)
2) 분절포자(arthrospore)
3) 분생포자(conidium)
4) 분아포자(blastospore)
5) 후막포자(chlamydospore)

06.
유성생식을 하는 진균류는 접합균류, 자낭균류, 담자균류이다.
답 1)

07. 두형태진균으로 25℃에서 사상형을 보이며, 37℃에서 두꺼운 세포벽을 가진 한 개의 분아 딸세포는 모세포와의 결합부위가 넓은 효모형인 진균을 보인다면?

1) *Fusarium*
2) *Chrysosporium*
3) *Aspergillus niger*
4) *Candida tropicalis*
5) *Blastomyces dermatitidis*

07.
답 5)

08. Corn meal-Tween 80 agar에서 가성균사를 만드는 진균은?

1) *Sporothrix*
2) *Blastomyces*
3) *Rhodotorula*
4) *Cryptococcus*
5) *Candida albicans*

08.
Corn meal-Tween 80 agar에서(25℃) 72시간 배양하면 가성균사에 원형의 분아포자가 덩어리져 나타난다. 끝에는 크고, 두꺼운 후막포자를 형성한다.
답 5)

09. 두형태진균(dimorphic fungi)은?

1) *Nocardia asteroides*
2) *Aspergillus fumigatus*
3) *Microsporum audouinii*
4) *Blastomyces dermatitidis*
5) *Epidermophyton floccosum*

09.
Blastomyces dermatitidis, Histoplasma capsulatum, Paracoccidioides brasiliensis, Coccidioides immitis, Sporothrix schenckii은 두형태 진균이다.
답 4)

10. 분절포자(arthroconidia)를 만드는 것은?

1) *Candida*
2) *Penicillium*
3) *Aspergillus*
4) *Geotrichum*
5) *Trichophyton*

10.
답 4)

11. 접합균류에서 관찰할 수 있는 포자는?

1) 분생자(conidium)
2) 분아포자(blastospore)
3) 분절포자(arthrospore)
4) 후막포자(chlamydospore)
5) 포자낭포자(sporangiospore)

11.
접합균류(Zygomycetes)의 무성생식은 포자낭 안에 포자낭 포자 생산하여 이루어지며, 유성생식은 접합포자를 생산함으로서 이루어진다. *Rhizopus, Mucor, Lichtheimia (Absidia)*는 대표적인 접합균류이다.

답 5)

12. 혈액 및 골수(Blood, Bone marrow) 검체로부터 Wright stain하여 진균을 검사하는 것은?

1) *Nocardia asteroides*
2) *Sporothrix schenckii*
3) *Aspergillus fumigatus*
4) *Blastomyces dermatitidis*
5) *Histoplasma capsulatum*

12.
파종성 질환에서 *H. capsulatum*과 *C. neoformans*가 가장 흔하게 검출되는데 골수 또는 말초혈액으로 Wright stain 하여 검사한다.

답 5)

13. *Mycobacterium tuberculosis*와 동일한 생물안전상자(biological safety cabinet) 장치 안에서 검사를 실시해야 하는 것은?

1) *Nocardia asteroides*
2) *Aspergillus fumigatus*
3) *Microsporum audouinii*
4) *Histoplasma capsulatum*
5) *Epidermophyton floccosum*

13.
Histoplasma capsulatum, Coccidioides immitis 등을 취급할 때는 *Mycobacterium tuberculosis*와 마찬가지로 생물안전상자(biological safety cabinet) 장치 안에서 실시해야 한다.

답 4)

14. SDA 표면에 olive oil을 덮어 주어 검사하는 것은?

1) *Malassezia furfur*
2) *Aspergillus fumigatus*
3) *Microsporum audouinii*
4) *Histoplasma capsulatum*
5) *Epidermophyton floccosum*

14.
*M. furfur*는 무지방의 보통 우무배지에서는 자라지 않기 때문에 검체를 배지에 접종 후, 배지 위에 멸균된 olive oil을 얇게 덮고 37℃에서 1~2주간 배양하면 백색, 크림색의 효모양 집락을 형성한다.

답 1)

15. 무산소성 상태(N_2 95%, CO_2 5%)에서 배양하는 것은?

1) *Nocardia*
2) *Histoplasma*
3) *Actinomyces*
4) *Microsporum*
5) *Epidermophyton*

15.
무산소성 방선균류는 비항산성으로 배양 7~10일 만에 집락을 형성한다. Brain heart infusion agar에 접종하고 95% N_2, 5% CO_2 조건에서 37℃에 배양하면 작고 납작하거나 중앙부가 톱니 모양을 나타내고, 어금니 모양(molar tooth)의 흰색 집락을 나타낸다.

답 3)

16. 부분적 항산성을 보여 항산성 염색(Acid-fast stain) 검사를 실시하는 것은?

1) *Nocardia*
2) *Histoplasma*
3) *Actinomyces*
4) *Microsporum*
5) *Epidermophyton*

16.
Nocardia 균속은 부분적으로 항산성을 나타낸다. 7H10과 7H11 배지에서 항산성의 특성이 더 잘 나타나지만 Sabouraud dextrose agar, brain heart infusion agar 및 혈액한천배지에서 배양하면 항산성이 없어진다.

답 1)

17. 모균증(Mucormycosis, Phycomycosis)을 유발하고 균사는 주로 무격막으로 분지하지 않은 포자낭자루는 가근(rhizoid)의 바로 반대편에 위치하는 것은?

1) *Mucor*
2) *Rhizopus*
3) *Fusarium*
4) *Alternaria*
5) *Lichtheimia* (Absidia)

17.
Rhizopus 의 형태는 넓고 얇은 세포벽을 가진 다세포균사(Coenocytic hyphae) 포자낭에 포자가 들어있다. 가근(rhizoids) 이라고 하는 뿌리구조는 포자낭자루의 반대편에 위치한다.

답 2)

18. 조직표본에서 두꺼운 세포벽으로 된 구상체(spherule)와 작은 내생포자(endospore)를 관찰하고, 실온에서 12주 이상 장기간 배양하는 것은?

1) *Coccidioides immitis*
2) *Sporothrix schenckii*
3) *Blastomyces dermatitidis*
4) *Paracoccidioides brasiliensis*
5) *Malassezia furfur* (*Pityrosporum ovale, Pityrosporum orbiculare*)

18.
Coccidioides immitis 의 현미경적 소견은 원형이고, 두꺼운 세포벽으로 된 구상체(spherules)에는 작은 내생포자가 관찰된다.

답 1)

19. 어금니 모양(molar tooth)의 흰색 집락을 나타내며, 현미경적으로 균사가 곤봉 모양의 유황과립(sulfur granules)을 보이는 것은?

1) *Nocardia*
2) *Histoplasma*
3) *Actinomyces*
4) *Microsporum*
5) *Epidermophyton*

20. 집락은 분필처럼 부서지기 쉽고 사마귀 모양 발견되고, 비가 온 후의 진흙 같은 냄새가 나는 것이 특징으로 주로 궤양 부위, 육아종부위, 특히 폐 검체로부터 분리되는 것은?

1) *Nocardia*
2) *Histoplasma*
3) *Actinomyces*
4) *Microsporum*
5) *Epidermophyton*

21. *Candida albicans*가 생성하는 것은?

1) 가근(rhizoid)
2) 발아관(germ tube)
3) 분절포자(arthrospore)
4) 대분생포자(macroconidia)
5) 포자낭포자(sporangiospore)

22. 어루러기(전풍)의 원인균으로 배양할 때 olive oil을 첨가한 배지에서 자라는 것은?

1) *Malassezia furfur*
2) *Microsporum canis*
3) *Trichophyton rubrum*
4) *Trichosporon cutaneum*
5) *Epidermophyton floccosum*

19.
*Actinomyces*를 37℃에 배양하면 작고 납작하거나 중앙부가 톱니 모양을 나타내고, 어금니 모양(molar tooth)의 흰색 집락이 나타난다.

답 3)

20.

답 1)

21.
발아관은 *Candida albicans*, *Candida stellatoidea*가 형성하며 발아관은 숙주에 저항성을 나타내므로 병원성을 규정하는 요인이 된다. 다른 *Candida*속은 발아관을 형성하지 않는다.

답 2)

22.
어루러기(전풍)의 원인균인 *M. furfur*는 무지방의 보통 우무배지에서는 자라지 않기 때문에 검체를 배지에 접종 후, 배지 위에 멸균된 olive oil을 얇게 덮고 37℃에서 1~2주간 배양하면 백색, 크림색의 효모양 집락을 형성한다.

답 1)

02 각론

01.
*Microsporum canis*는 Sabouraud dextrose agar에서 실온 배양하면 1주 내에 백색, 양털 모양의 집락으로 중앙부는 담황색 내지 갈색을 띠며, 가장자리는 밝은 황색을 띤다. 배지 뒷면은 밝은 황색 내지 오렌지색이다. 현미경적 소견은 거칠고, 두꺼운 벽의 방추상 대분생자를 많이 형성하며, 그 안에는 6~15개의 세포가 들어 있고 끝이 구부러진 것이 특징이다. 곤봉 모양의 소분생자는 소수 관찰되며, 균사를 따라 한 개씩 존재한다. 주로 감염된 개나 고양이와 접촉하여 체부 백선(tinea corporis)과 모발감염을 일으킨다.

답 2)

02.

답 5)

03.

답 5)

01. 개나 고양이에 의해 감염되며 주로 두부백선(Tinea capitis)의 병원체로 두피에 침투하고 끝이 가늘어지는 방추형 대분생자(macroconidia)를 많이 형성하고, 소분생자(microconidia)는 드물게 관찰되는 현미경적 소견을 보이는 것은?

1) *Aspergillus niger*
2) *Microsporum canis*
3) *Trichophyton rubrum*
4) *Blastomyces dermatitidis*
5) *Epidermophyton floccosum*

02. 피부, 모발, 각질로부터 분리되며 발백선증(athlete's foot)의 원인균으로 형태학적 소견은 대분생자(Macroconidia)는 드물게 형성되며, 소분생자(Microconidia)는 구형의 포도송이모양(grape-like clusters)을 보였다. 추정되는 것은?

1) *Malassezia furfur*
2) *Microsporum canis*
3) *Sporothrix schenckii*
4) *Epidermophyton floccosum*
5) *Trichophyton mentagrophytes*

03. 피부와 각질(손발톱)에 감염되어 족부백선(Tinea pedis)의 병원체로 피부진균증을 유발하며, SDA 슬라이드 배양에서 곤봉모양의 대분생자(macroconidia)가 관찰되고, 소분생자 (microconidia)가 없는 것은?

1) *Aspergillus niger*
2) *Malassezia furfur*
3) *Microsporum canis*
4) *Trichophyton rubrum*
5) *Epidermophyton floccosum*

04. 전풍(Tinea versicolor, 어루러기)의 원인으로 피부검체를 10% KOH와 parker ink 혼합용액에서 직접도말검사로 관찰되며, 배양시 오일(Olive oil)을 첨가한 배지에서 자라는 것은?

1) *Malassezia furfur*
2) *Microsporum canis*
3) *Trichophyton rubrum*
4) *Trichosporon cutaneum*
5) *Epidermophyton floccosum*

04.

답 1)

05. 두형태의 곰팡이 중 실온배양에서 균사의 옆과 끝부분이 톱니모양 또는 꽃잎모양의 심포디오형 분생자를 형성하는 것은?

1) *Candida albicans*
2) *Penicillium marneffei*
3) *Aspergillus fumigatus*
4) *Sporothrix schenckii*
5) *Cryptococcus neoformans*

05.

답 4)

06. 어금니 모양의 집락을 나타내는 무산소성 방선균은?

1) *Nocardia* spp.
2) *Actinomyces* spp.
3) *Streptomyces* spp.
4) *Sporothrix schenckii*
5) *Aspergillus fumigatus*

06.

	Actinomyces	*Nocardia*
Gram stain	+	+
AFB	−	+
O_2 요구성(유)	−	+
O_2 요구성(무)	+	−

답 2)

07. 두형태진균은?

1) *Penicillium notatum*
2) *Microsporum canis*
3) *Sporothrix schenckii*
4) *Aspergillus fumigatus*
5) *Trichophyton mentagrophytes*

07.

답 3)

08. 모세포 주위에 다수의 딸세포 분아포자가 형성되는 두형태진균은?

1) *Coccidiodes immitis*
2) *Cladosporium carrionii*
3) *Histoplasma capsulatum*
4) *Blastomyces dermatitidis*
5) *Paracoccidioides brasiliensis*

08.

답 5)

09.

답 3)

09. 작고 타원형인 서양배 모양의 효모세포와 결절성 후막포자를 형성하는 두형태진균은?

1) *Coccidiodes immitis*
2) *Microsporum audouini*
3) *Histoplasma capsulatum*
4) *Blastomyces dermatitidis*
5) *Paracoccidioides brasiliensis*

10.

답 2)

10. 내생포자로 가득 찬 소구체(spherules)를 생성하는 두형태진균은?

1) *Aspergillus flavus*
2) *Coccidiodes immitis*
3) *Histoplasma capsulatum*
4) *Blastomyces dermatitidis*
5) *Paracoccidioides brasiliensis*

11.
모균증(mucormycosis)이란 접합균류에 속해 있는 진균에 의해 발생되는 급성 감염증이다.

답 1)

11. 모균증(mucormycosis)을 일으키는 진균은?

1) *Absidia* spp.
2) *Candida* spp.
3) *Alternaria* spp.
4) *Geotrichum* spp.
5) *Cryptococcus* spp.

12.

답 1)

12. 격막이 있고 빗자루(브러쉬) 모양의 분지된 경자를 이루고 피아로분생자가 연쇄를 이룬 것은?

1) *Penicillium* spp.
2) *Candida albicans*
3) *Trichophyton rubrum*
4) *Aspergillus fumigatus*
5) *Epidermophyton floccosum*

13.

답 3)

13. 격막을 갖고 경자는 정낭의 2/3위치에 한줄의 경자를 연결하고 분생자 자루와 수평을 이루며 czapek-dox agar에서 청녹색을 보인다면?

1) *Penicillium notatum*
2) *Trichophyton rubrum*
3) *Aspergillus fumigatus*
4) *Cryptococcus neoformans*
5) *Epidermophyton floccosum*

14. 격막이 있고 LPCB 염색에서 큰 포자는 낫 모양으로 여러 개의 세포로 분절된 것은?

1) *Fusarium* spp.
2) *Malassezia furfur*
3) *Sporothrix schenckii*
4) *Histoplasma capsulatum*
5) *Trichophyton schoenleinii*

15. *Lichithemia* 속의 설명으로 옳은 것은?

1) 가근이 없다.
2) 격막을 갖는다.
3) 두형태진균이다.
4) 가근은 포자낭병의 양쪽에 존재한다.
5) 포자낭병은 가근의 바로 반대편에 위치한다.

16. 25℃에서 3일간 배양한 결과 검은색 균사를 보이는 것은?

1) *Aspergillus niger*
2) *Aspergillus flavus*
3) *Aspergillus nidulans*
4) *Aspergillus versicolor*
5) *Aspergillus fumigatus*

17. 기회감염 진균은?

1) *Rhizopus oryzae*
2) *Coccidiodes immitis*
3) *Histoplasma capsulatum*
4) *Blastomyces dermatitidis*
5) *Paracoccidiodes brasiliensis*

18. *Candida albicans*로 동정할 수 있는 구성 요소는?

1) 대분생자와 분절포자
2) 분생포자와 가성균사
3) 소분생자와 대분생자
4) 후막포자와 발아관 형성능
5) 색소생성능과 urease 생성능

14.
답 1)

15.
답 4)

16.
답 1)

17.
답 1)

18.
corn meal Tween 80 agar, chlamydospore agar, rice extract-Tween 80 agar에서 후막포자, 분아포자 및 가성균사(pseudohyphae)가 발견될 시 *Candida albicans*를 의심할 수 있다.
답 4)

19. SDA(Sabouraud dextrose agar)에서 점액성 집락을 보이고, corn meal Tween 80 agar에서 균사를 보이지 않고, 두꺼운 협막을 형성하며 요소분해효소(Urease)가 양성인 균은?

1) *Candida albicans*
2) *Penicillium notatum*
3) *Aspergillus fumigatus*
4) *Geotrichum candidum*
5) *Cryptococcus neoformans*

20. 토끼나 사람의 혈청에 균을 혼합하여 37℃에서 2~4시간 배양하였더니 발아관(germ tube)을 관찰하였다면?

1) *Candida albicans*
2) *Rhodotorula glutinis*
3) *Geotrichum candidum*
4) *Tichosporon cutaneum*
5) *Cryptococcus neoformans*

21. Cycloheximide에 억제되지 않는 진균은?

1) *Rhizopus* spp.
2) *Candida albicans*
3) *Actinomyces* spp.
4) *Aspergillus fumigatus*
5) *Cryptococcus neoformans*

22. *Cryptococcus neoformans* 동정에서 먹물법(india ink)으로 관찰하는 것은?

1) 과립(granule)
2) 협막(capsule)
3) 세포벽(cell wall)
4) 유성포자(sexual spore)
5) 무성포자(asexual spore)

23. 병원성 진균의 분리에 적합한 배지는?

1) Chocolate agar
2) Thayer−Martin agar
3) Mueller−Hinton agar
4) Bordet−Gengou배지
5) Sabouraud dextrose agar (pH5.6)

19.
*Cryptococcus neoformans*는 SDA배지에서 3일만에 성숙한 집락으로 신속발육하며, 납작하거나 약간 융기되었고, 광택, 습윤, 점액성을 띈다. Corn meal−Tween 80 agar에서 협막을 형성하며, India ink 표본검사로 구분한다.
답 5)

20.
답 1)

21.
*Candida albicans*의 통상적인 분리배양을 위해 chloramphenicol과 cycloheximide를 함유한 Sabouraud dextrose agar를 선택배지로 사용한다. chloramphenicol과 cycloheximide에 의해 잡균은 배양이 억제되나 *Candida albicans*는 억제되지 않고 배양이 가능하다.
답 2)

22.
답 2)

23.
답 5)

24. 효모양 진균으로 당을 발효하지 않고, urease를 생성하였다면?

1) *Candida albicans*
2) *Sporothrix schenckii*
3) *Geotrichum candidum*
4) *Histoplasma capsulatum*
5) *Cryptococcus neoformans*

24.
답 5)

25. *Candida albicans*의 후막포자와 가성균사를 관찰하는데 적합한 배지로 옳은 것은?

1) Bordet–Gengou
2) Corn meal Tween 80 agar
3) Sabouraud dextrose agar
4) SDA–chlorampenicol
5) SDA–cycloheximide

25.
답 2)

26. Lactophenol cotton blue에 염색이 되는 진균의 세포벽 성분은?

1) lipid
2) chitin
3) peptone
4) mannan
5) peptidoglycan

26.
답 2)

27. Corn meal Tween 80 agar에서 25℃/72 hrs 배양 시 가성균사 및 크고 두꺼운 후막포자를 형성하는 것은?

1) *Nigrospora*
2) *Candida albicans*
3) *Penicillium notatum*
4) *Aspergillus fumigatus*
5) *Cryptococcus neoformans*

27.
답 2)

28. 검체에서 후막포자를 관찰하기에 좋은 배지로 옳은 것은?

1) Kortho cow 배지
2) Brain heart infusion
3) Potato dextrose agar
4) Maltose extrase agar
5) Corn meal tween 80 agar

28.
답 5)

29. 답 5)

30. 답 3)

31. 답 1)

32. 답 1)

33. 답 1)

29. 뇌척수액의 분리 진균 중 india ink 염색으로 관찰되는 진균으로 옳은 것은?

1) *Rhizopus*
2) *Geotrichum*
3) *Coccidioides*
4) *Candida albicans*
5) *Cryptococcus neoformans*

30. 접합균류(Zygomycetes) 중 가근을 볼 수 있는 진균의 조합으로 옳은 것은?

1) *Absidia*와 *Mucor*
2) *Rhizopus*와 *Mucor*
3) *Rhizopus*와 *Lichithemia*
4) *Cladosporium*와 *Absidia*
5) *Cladosporium*와 *Rhizopus*

31. 진균의 동정 시 검토해야 할 설명으로 옳은 것은?

1) 동정에는 형태학적 특징이 중요하다.
2) 털곰팡이(Mucor)속의 균사는 격벽이 있다.
3) 배양은 35℃와 47℃에서 실시하는 것이 좋다.
4) 진균포자는 세균 아포와 같이 생식에 관여한다.
5) 페니실린이나 스트렙도마이신에 감수성인 것이 많다.

32. 무격막 초자양 진균으로 옳은 것은?

1) *Lichithemia* spp.
2) *Nigrospora* spp.
3) *Fonsecaea* spp.
4) *Histoplasma* spp.
5) *Blastomyces* spp.

33. 포자낭 포자를 만드는 무격막 진균으로 옳은 것은?

1) 접합균류(Zygomycetes)
2) 자낭균류(Ascomycetes)
3) 담자균류(Basidiomycetes)
4) 불완전균류(Deuteromycetes)
5) 피부사상균류(Dermatophytes)

34. 모세포에 다수의 딸세포가 달려 있는 두 형태 진균으로 옳은 것은?

1) *Coccidioides immitis*
2) *Sporothrix schenckii*
3) *Phialophora jeanselmei*
4) *Blastomyces dermatitidis*
5) *Paracoccidioides brasiliensis*

35. 수류탄 모양의 포로형 분생자를 가진 흑색진균으로 옳은 것은?

1) *Alternaria* spp.
2) *Curvularia* spp.
3) *Nigrospora* spp.
4) *Petrielidium* spp.
5) *Aureobasidium* spp.

36. 접합균류인 것은?

1) *Mucor* spp.
2) *Histoplasma* spp.
3) *Microsporum* spp.
4) *Trichophyton* spp.
5) *Epidermophyton* spp.

37. 피부사상균으로 연필 모양의 대분생자를 갖는 것은?

1) *Geotrichum* spp.
2) *Aspergillus* spp.
3) *Trichophyton* spp.
4) *Mycrosporum* spp.
5) *Epidermophyton* spp.

38. 대분생자만 있고 소분생자가 없는 피부사상균은?

1) *Microsporum cannis*
2) *Trichophyton rubrum*
3) *Microsporum gypseum*
4) *Epidermophyton floccosum*
5) *Trichophyton mentagrophytes*

34. 답 5)

35. 답 1)

36. 답 1)

37. 답 3)

38. 답 4)

39.

답 4)

40.

답 5)

39. 전신성 진균증의 원인은?

1) *Mucor* spp.
2) *Lichithemia* spp.
3) *Rhizopus* spp.
4) *Coccidioides* spp.
5) *Trichophyton* spp.

40. 피부사상균이나 *Candida albicans* 등이 의심될 때 사용하는 배지는?

1) Czapek Dox agar
2) Mueller−Hinton agar
3) Corn meal Tween 80 agar
4) Sabouraud Dextrose Agar
5) Sabouraud Dextrose Agar−cycloheximide & chloramphenicol

실기문제

01. 혈청이 첨가된 시험관에 효모양 진균을 접종하여 37℃, 2시간 배양한 후 현미경(X400)으로 관찰한 사진이다. 예상되는 것은?

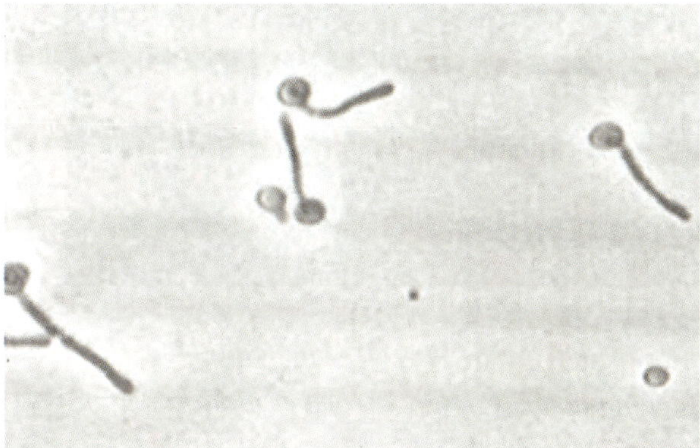

1) *Malassezia furfur*
2) *Candida albicans*
3) *Cryptococcus neoformans*
4) *Saccharomyces cerevisiae*
5) *Trichophyton mentagrophytes*

01.

답 2)

02. 개나 고양이로부터 감염된 환자의 두피 검체를 LPCB 염색하여 얻은 결과이다. 예상되는 것은?

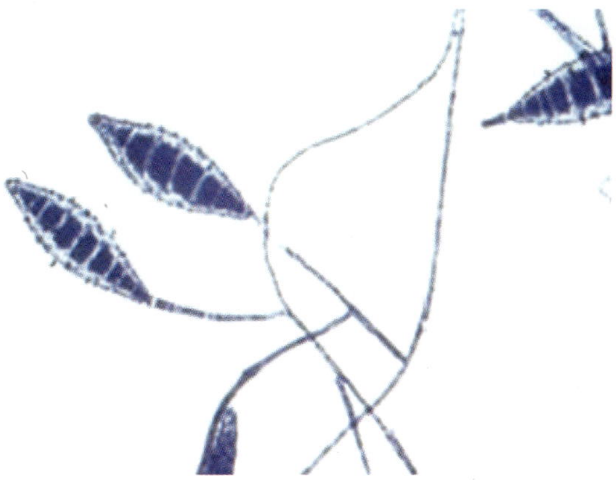

1) *Microsporum canis*
2) *Trichophyton rubrum*
3) *Aspergillus fumigatus*
4) *Epidermophyton floccosum*
5) *Trichophyton mentagrophytes*

02.

답 1)

03.

답 5)

04.

답 2)

03. 뇌척수액을 먹물염색(India ink)한 결과이다. 예상되는 것은?

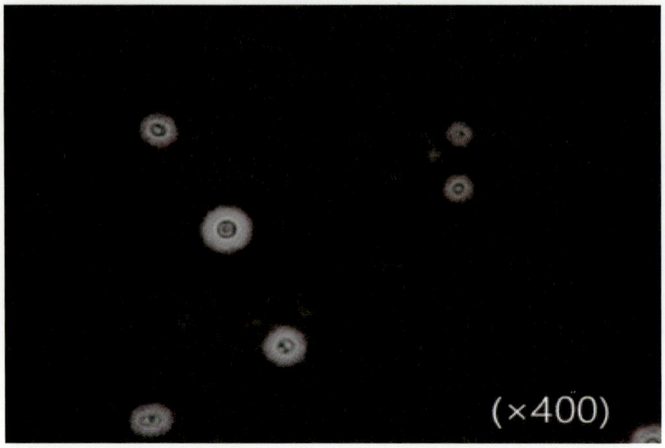

1) *Malassezia furfur*
2) *Candida albicans*
3) *Penicillium notatum*
4) *Aspergillus fumigatus*
5) *Cryptococcus neoformans*

04. Lactophenol cotton blue(LPCB)로 염색한 결과이다. 예상되는 것은?

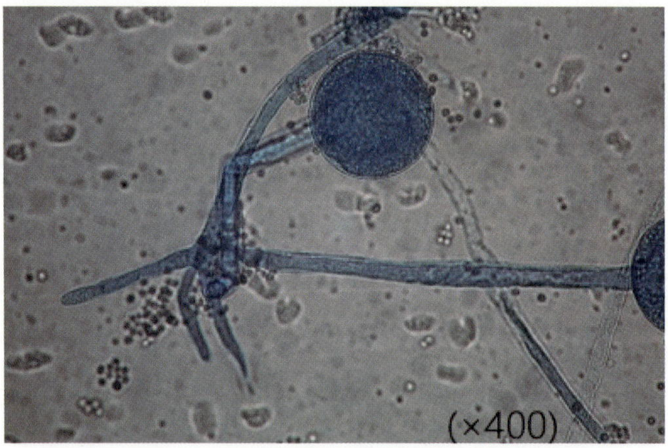

1) *Mucor* spp.
2) *Rhizopus* spp.
3) *Penicillium* spp.
4) *Aspergillus* spp.
5) *Microsporum* spp.

05. SDA 배양한 사진(좌), LPCB 염색한 사진(우, ×400) 결과이다. 예상되는 기회감염 진균은?

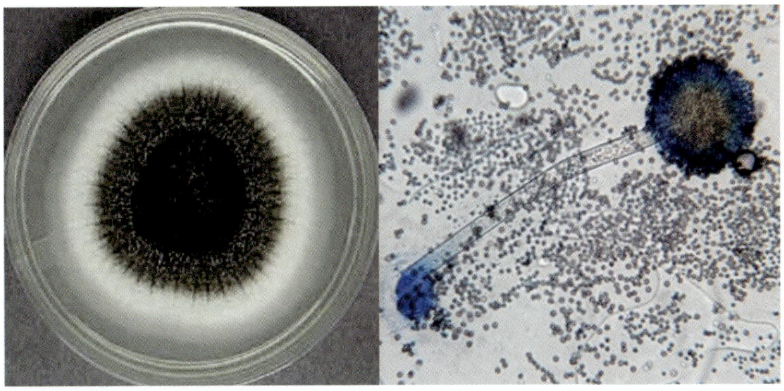

1) *Malassezia furfur*
2) *Candida albicans*
3) *Aspergillus niger*
4) *Penicillium notatum*
5) *Cryptococcus neoformans*

06. 구강의 염증 부위 검체에서 발아관시험 결과 사진(좌, ×400), BAP 배양 결과 사진(우) 결과이다. 예상되는 것은?

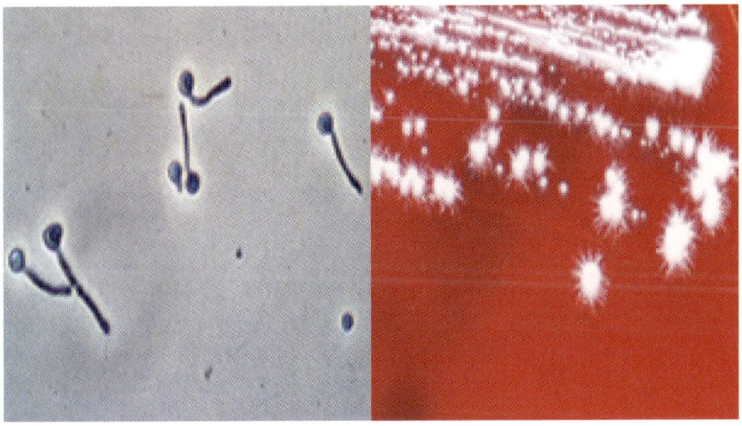

1) *Malassezia furfur*
2) *Candida albicans*
3) *Aspergillus niger*
4) *Penicillium notatum*
5) *Cryptococcus neoformans*

05.

답 3)

06.

답 2)

07.
*Trichophyton*은 작은 구형의 소분 생자가 포도송이처럼 보인다. 연필모양의 매끈하고 얇은 세포벽 5~8개의 세포를 가진 대분생자가 있다.

답 5)

08.

답 2)

07. 백선증 환자의 검체를 LPCB 염색한 결과(×400)이다. 예상되는 것은?

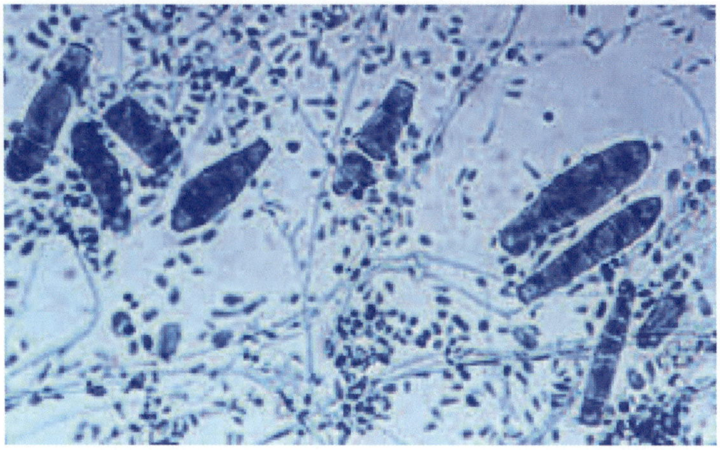

1) *Malassezia furfur*
2) *Microsporum canis*
3) *Cryptococcus neoformans*
4) *Epidermophyton floccosum*
5) *Trichophyton mentagrophytes*

08. 무격막 진균의 LPCB염색 결과이다(×400). 예상되는 것은?

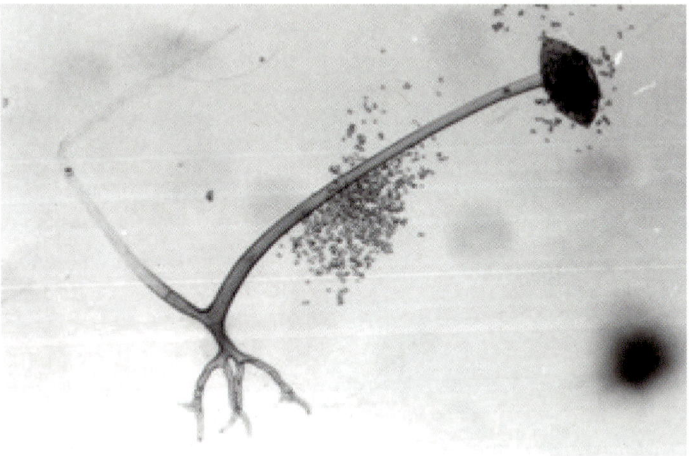

1) *Mucor* spp.
2) *Rhizopus* spp.
3) *Penicillium* spp.
4) *Aspergillus* spp.
5) *Microsporum* spp.

09. 뇌척수액에서 먹물법(A: india ink, ×400), SDA 배양(B), 요소분해 시험(C: urease, 화살표) 결과이다. 예상되는 것은?

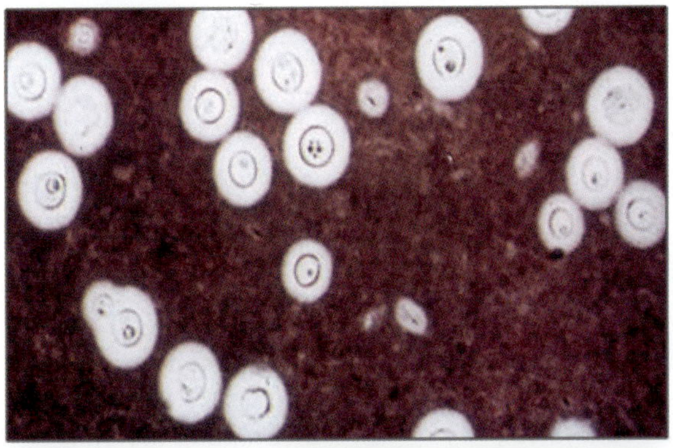

A

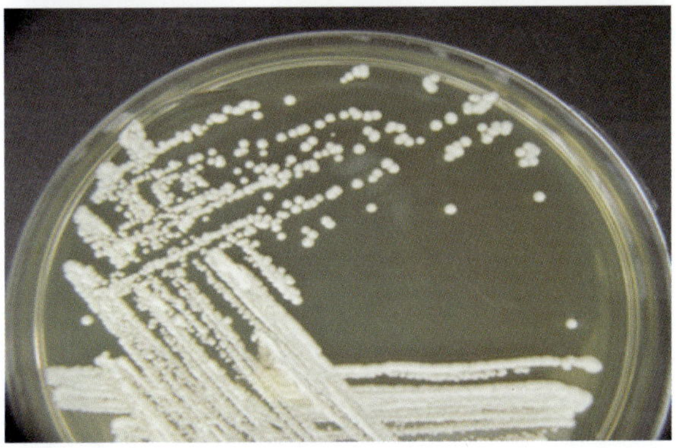

B

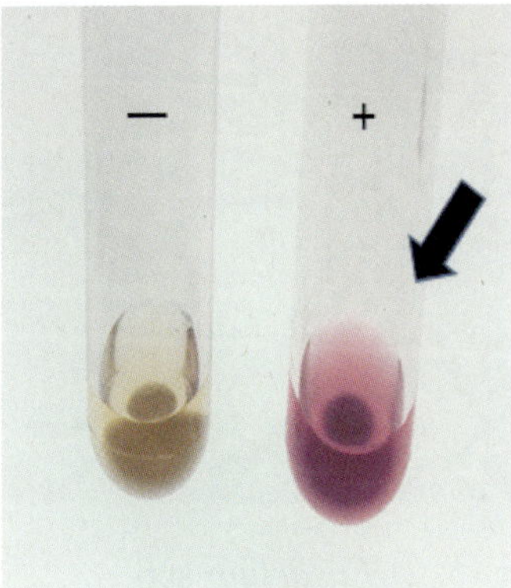

C

1) *Malassezia furfur*
2) *Microsporum canis*
3) *Cryptococcus neoformans*
4) *Epidermophyton floccosum*
5) *Trichophyton mentagrophytes*

09.

답 3)

10.

답 2)

10. 발아관시험 결과이다(×400). A 결과로 예상되는 것은?

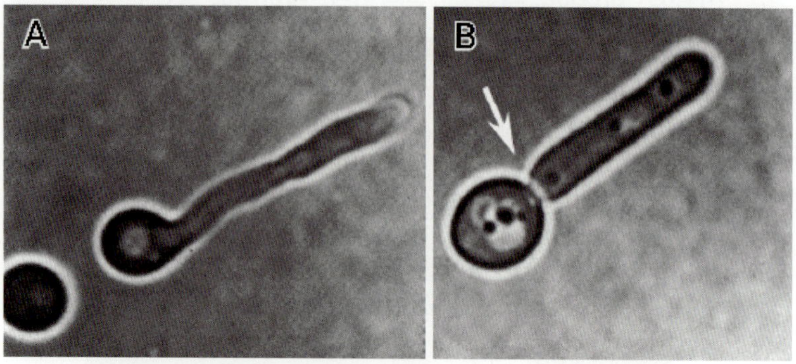

1) *Malassezia furfur*
2) *Candida albicans*
3) *Aspergillus niger*
4) *Candida tropicalis*
5) *Cryptococcus neoformans*

11.

답 2)

11. LPCB 염색한 결과이다(×300). 예상되는 것은?

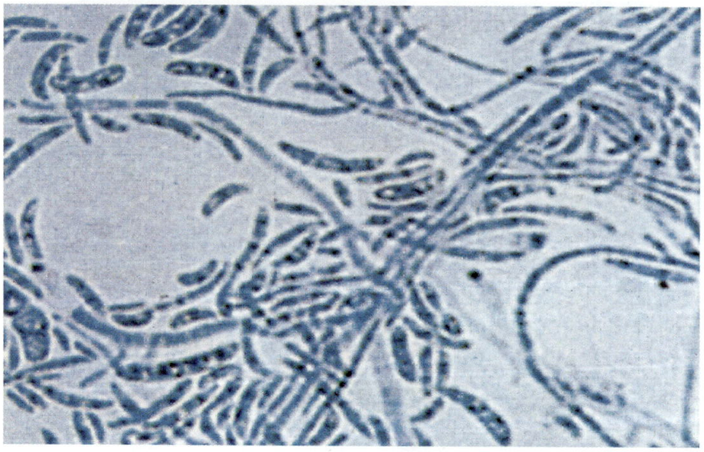

1) *Mucor* spp.
2) *Fusarium* spp.
3) *Penicillium* spp.
4) *Aspergillus* spp.
5) *Microsporum* spp.

12. 뇌척수액 검체의 먹물법(india ink) 결과이다(×400). 해당하는 것은?

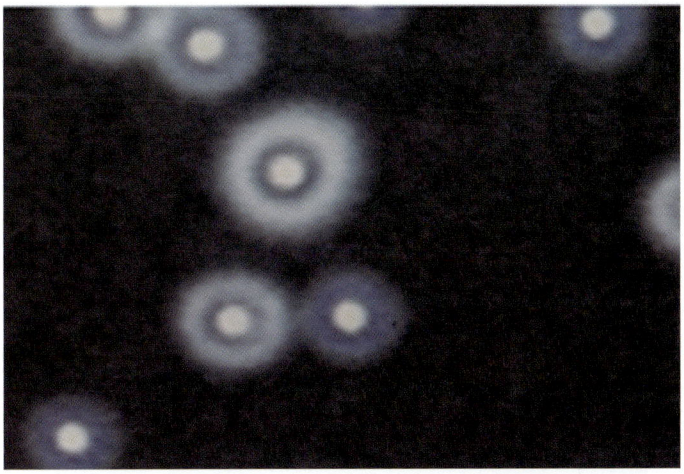

1) 가근(rhizoid)
2) 협막(capsule)
3) 발아관(germ tube)
4) 대분생자(macroconidia)
5) 소분생자(microconidia)

12.
답 2)

13. LPCB 염색 결과(A, ×400)와 Sabouraud dextrose agar에서 배양된 결과(B)이다. 예상되는 것은?

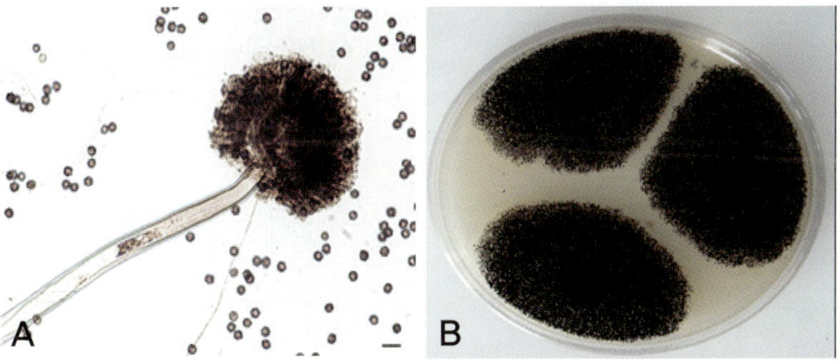

1) *Aspergilus niger*
2) *Candida albicans*
3) *Microsporum canis*
4) *Sporothrix schenkii*
5) *Penicillium notatum*

13.
답 1)

14.

답 2)

14. 발아관 시험결과(A, ×400)와 BAP에서 배양된 결과(B)이다. 예상되는 것은?

A

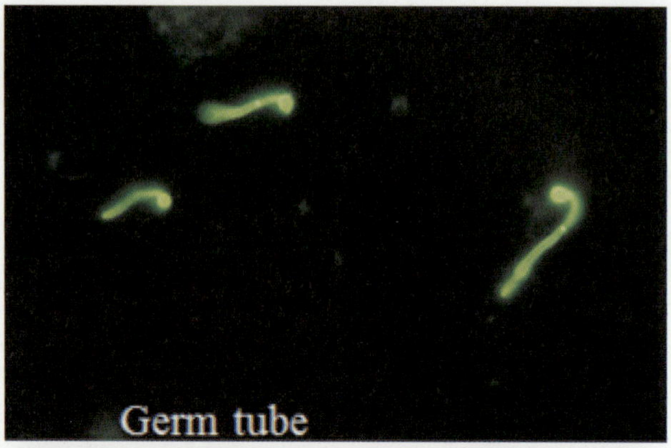

B

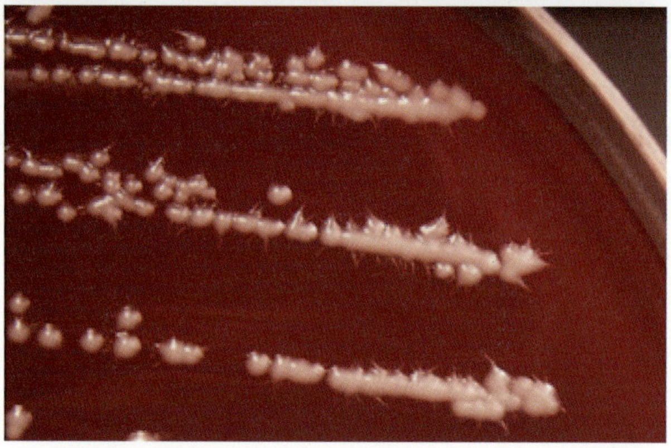

1) *Fusarium* spp.
2) *Candida albicans*
3) *Aspergilus flavus*
4) *Histoplasma capsulatum*
5) *Cryptococcus neoformans*

15. 뇌수막염으로 의심되는 환자의 CSF를 채취하여 India Ink 검사한 결과이다(×400). 예상되는 것은?

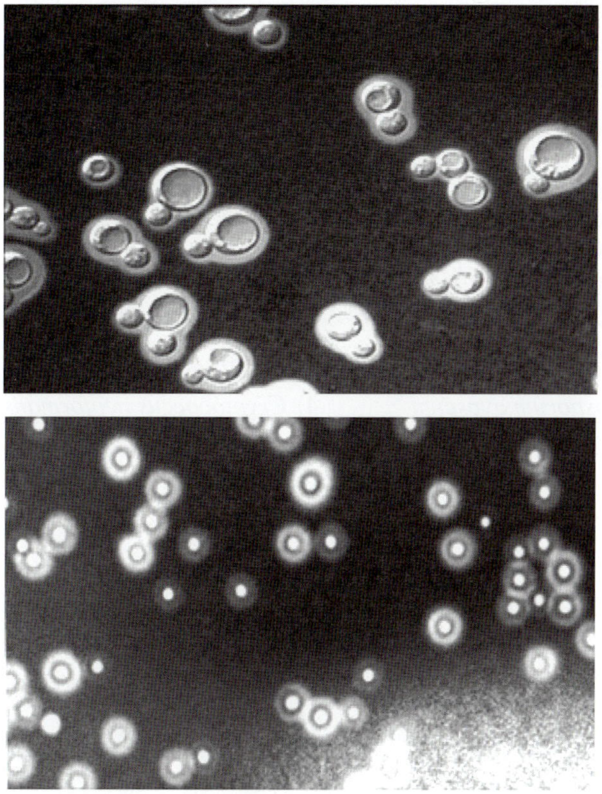

1) *Candida albicans*
2) *Penicillium notatum*
3) *Coccidioides immitis*
4) *Aspergillus fumigatus*
5) *Cryptococcus neoformans*

15.

답 5)

16.

답 2)

17.

*Sporothrix schenkii*의 균사는 격막이 있고 말단에 구형 또는 타원형의 소분생자가 국화꽃 모양으로 생성된다.

답 4)

16. LPCB 염색 결과이다(×400). 예상되는 것은?

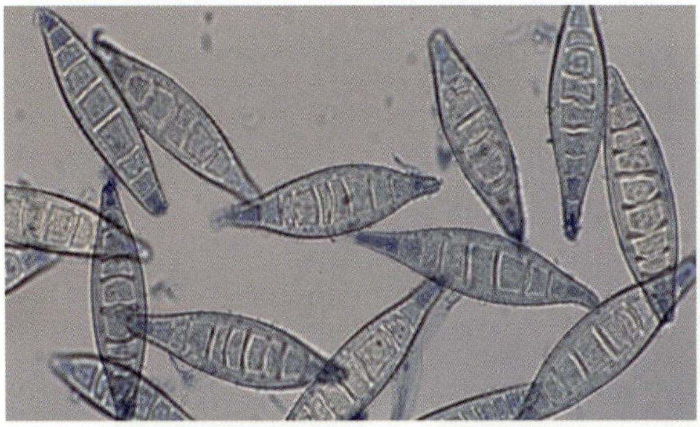

1) *Candida albicans*
2) *Microsporum canis*
3) *Microsporum gypseum*
4) *Cryptococcus neoformans*
5) *Epidermophyton floccosum*

17. 피부 감염 검체에서 LPCB 염색 결과이다(×200). 예상되는 것은?

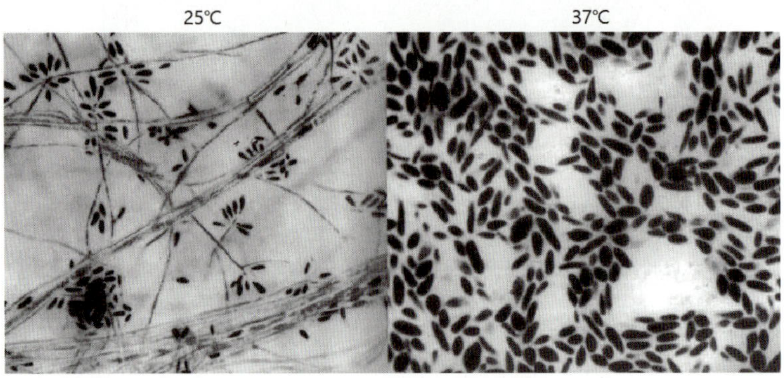

1) *Malassezia furfur*
2) *Aspergilus flavus*
3) *Microsporum canis*
4) *Sporothrix schenkii*
5) *Trichophyton mentagrophytes*

18. 모발에 Wood's lamp를 쪼인 결과이다. 예상되는 것은?

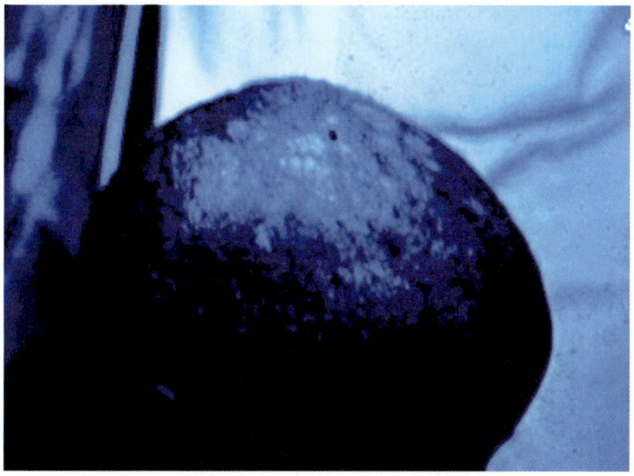

1) *Microsporum canis*
2) *Exophialla weneckii*
3) *Trichophyton tonsurans*
4) *Epidermophyton floccosum*
5) *Trichophyton mentagrophytes*

19. 진균 배양기구의 사용 목적으로 옳은 것은?

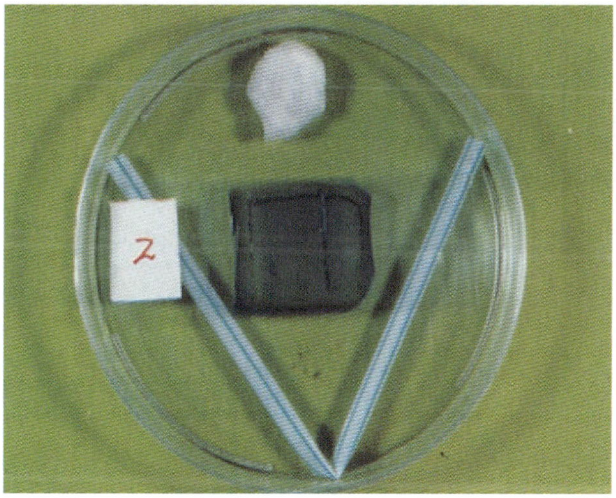

1) 많은 진균을 분리할 수 있다.
2) 전문적인 기술을 요구하지 않는다.
3) 진균의 형태학적 특징을 상세히 관찰할 수 있다.
4) 처음 분리 배지에서 진균 집락이 자란 후 직접 검사할 수 있다.
5) 균사가 엉켜서 분생자의 구조 관찰을 방해하여 정확한 구조를 식별할 수 없다.

18.

답 1)

19.
슬라이드 배양방법은 습윤 표본이나 스카치테이프법에서 동정될 수 없을 때 사용한다. 형태학적으로 진균을 동정하기에 용이하다.

답 3)

20. LPCB 염색 결과이다(×400). 예상되는 것은?

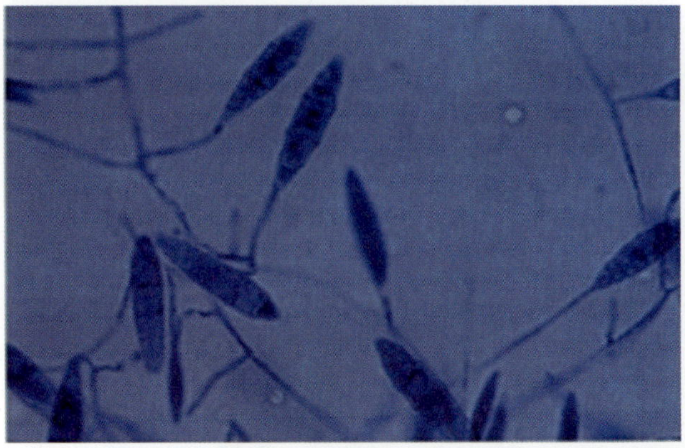

1) *Microsporum canis*
2) *Trichophyton rubrum*
3) *Microsporum gypseum*
4) *Trichophyton tonsurans*
5) *Epidermophyton floccosum*

20.
*Microsporum canis*는 대분생자를 많이 형성하고(6~15개) 끝이 구부러져 있다. 반면에 *Microsporum gypseum* 대분생자가 다수 존재(4~6개) 하는 엽상체이다.

답 3)

21. LPCB 염색 결과이다(×400). 예상되는 것은?

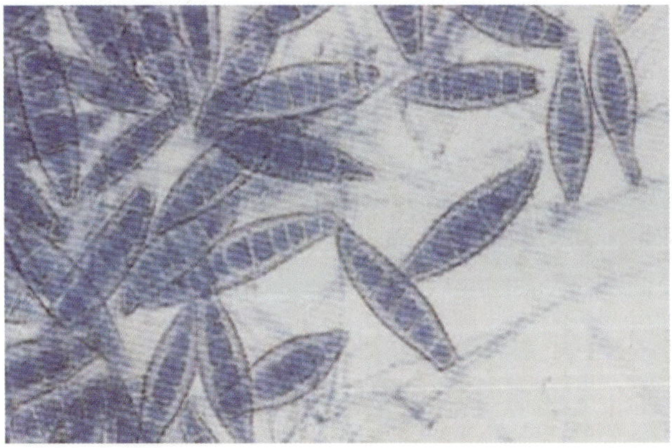

1) *Malassezia furfur*
2) *Microsporum canis*
3) *Trichophyton rubrum*
4) *Microsporum gypseum*
5) *Epidermophyton floccosum*

21.

답 2)

22. LPCB 염색 결과이다(×400). 예상되는 것은?

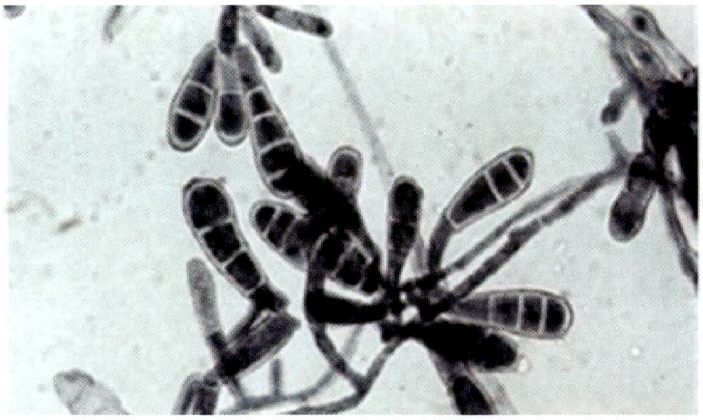

1) *Microsporum canis*
2) *Penicillium notatum*
3) *Trichophyton rubrum*
4) *Aspergillus fumigatus*
5) *Epidermophyton floccoum*

23. LPCB 염색 결과이다(×400). 예상되는 것은?

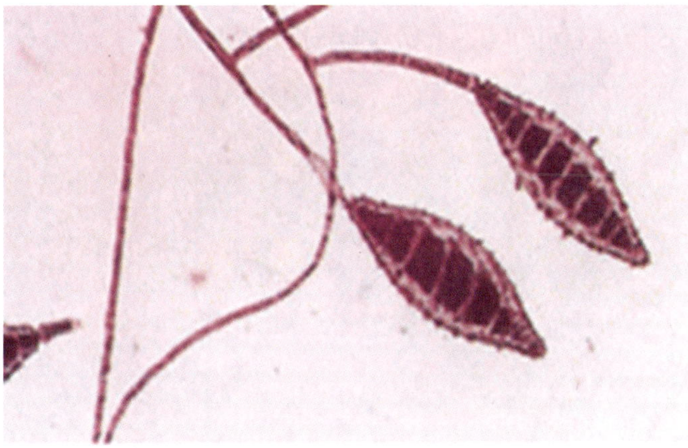

1) *Aspergillus* spp.
2) *Histoplasma* spp.
3) *Microsporum* spp.
4) *Trichophyton* spp.
5) *Epidermophyton* spp.

22.
*Epidermophyton floccoum*은 다수의 곤봉모양의 매끈하고 얇은 벽으로 된 대분생자 안에 2~4개의 세포가 들어 있다.

답 5)

23.
Microsporum spp.는 두꺼운 방추상의 대분생자를 많이 형성한다. 그 안에 2~10개의 세포가 들어 있다.

답 3)

24.

답 2)

25.

답 3)

24. Potato dextrose agar에 25℃, 5일간 배양된 집락이다. 예상되는 것은?

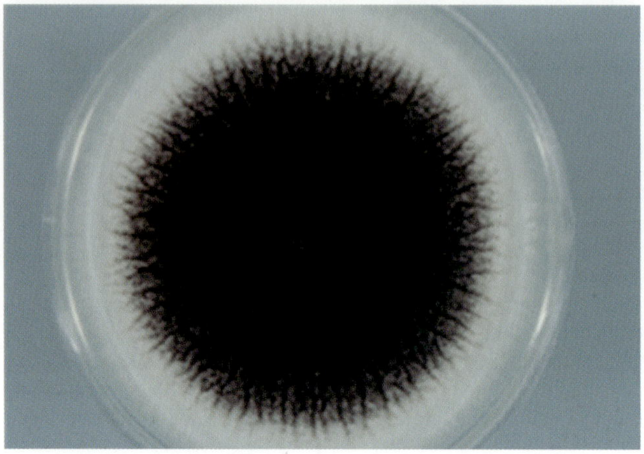

1) *Penucillium* spp.
2) *Aspergillus niger*
3) *Aspergillus terreus*
4) *Aspergillus nidulans*
5) *Pneumnocystis jiroveci*

25. LPCB 염색 결과이다(×400). 예상되는 것은?

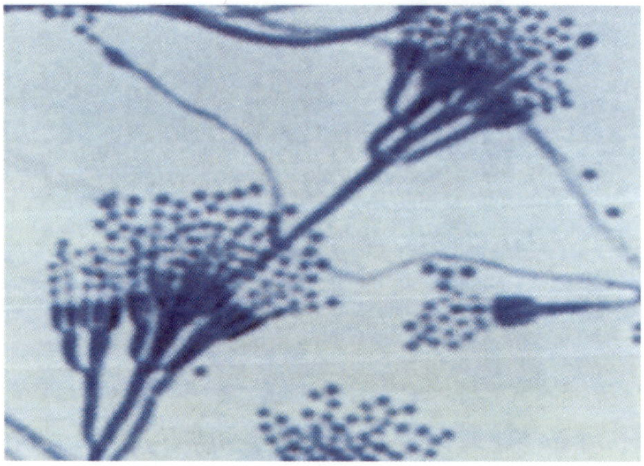

1) *Fusarium* spp.
2) *Aspergillus* spp.
3) *Penicillium* spp.
4) *Histoplasma* spp.
5) *Epidermophyton* spp.

26. LPCB 염색 결과이다(×400). 예상되는 것은?

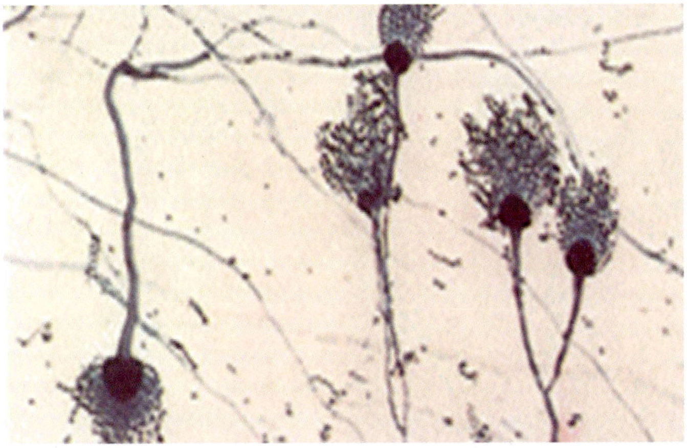

1) *Microsporum canis*
2) *Penicillium notatum*
3) *Sporothrix schenckii*
4) *Aspergillus fumigatus*
5) *Trichophyton rubrum*

27. 연한조직에 감염된 검체에서 LPCB 염색 결과이다(×400). 가근과 가근사이에 포자낭포자가 위치하고 있다. 예상되는 것은?

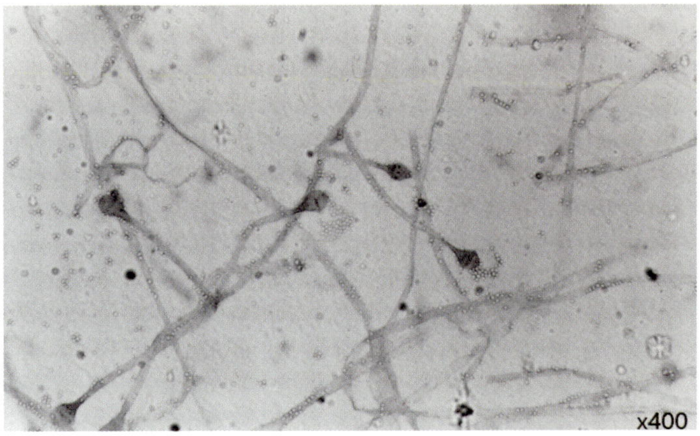

1) *Mucor* spp.
2) *Absidia (Lichtheimia)* spp.
3) *Rhizopus* spp.
4) *Rhizomucor* spp.
5) *Microsporum* spp.

26.

답 4)

27.

Absidia (Lichtheimia) spp.의 사진으로 균사체는 주로 무격막이고, 가근은 포자낭자루(포자낭포자)의 양쪽에 존재한다.

답 2)

28. 무격막으로 포자낭자루가 가근(rhizoid)의 바로 반대편에 위치하고 있다. 예상되는 것은?

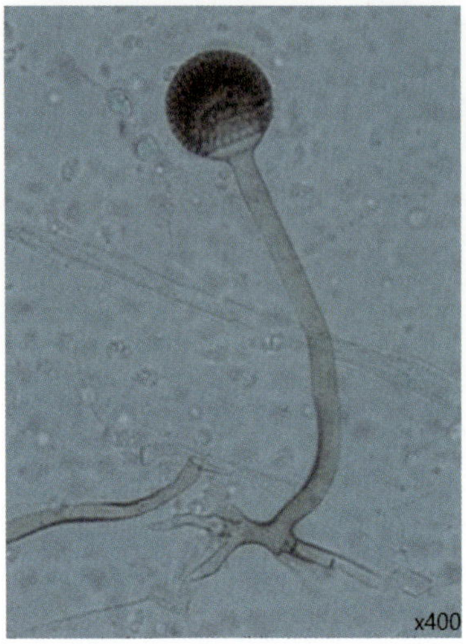

1) *Mucor* spp.
2) *Absidia (Lichtheimia)* spp.
3) *Rhizopus* spp.
4) *Penicillium* spp.
5) *Microsporum* spp.

28.
Rhizopus 속으로 흑색의 포자낭이 형성되고 가근이 1개 있다.
답 3)

29. LPCB 염색 결과이다(×400). 예상되는 것은?

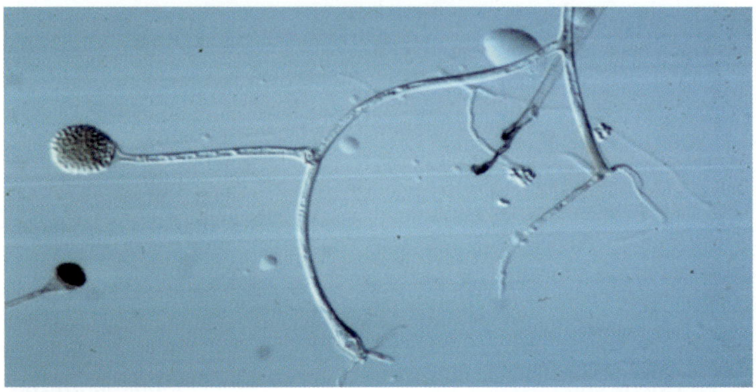

1) *Mucor* spp.
2) *Absidia (Lichtheimia)* spp.
3) *Rhizopus* spp.
4) *Penicillium* spp.
5) *Microsporum* spp.

29.
답 2)

30. 무격벽이고 가근이 없다. 예상되는 것은?

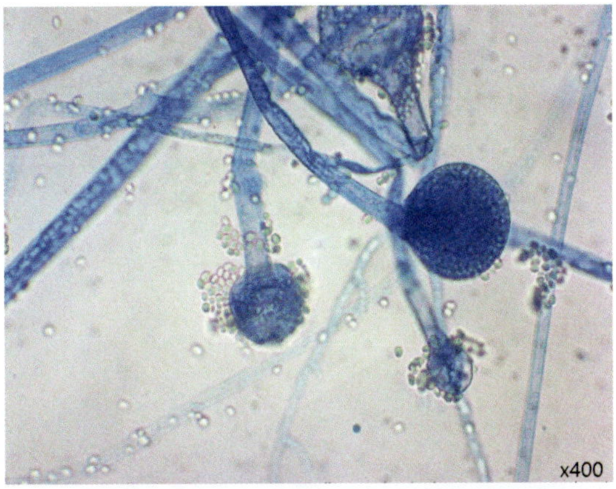

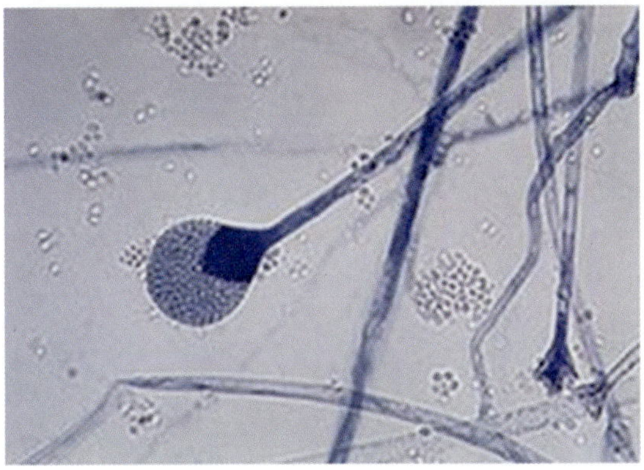

1) *Mucor* spp.
2) *Absidia (Lichtheimia)* spp.
3) *Rhizopus* spp.
4) *Penicillium* spp.
5) *Microsporum* spp.

30.
*Mucor*속은 Sabouraud dextrose agar 배지에서 실온에 배양하면 백색, 솜털 모양의 균사체를 빠르게 형성하며 가근이 존재하지 않는다.

답 1)

31. LPCB 염색 결과이다(×400). 예상되는 것은?

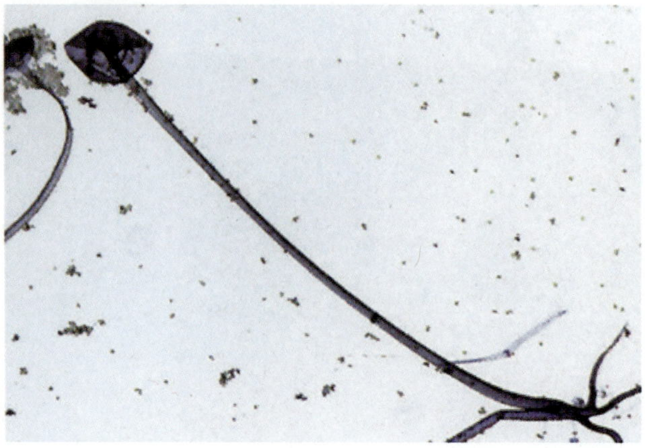

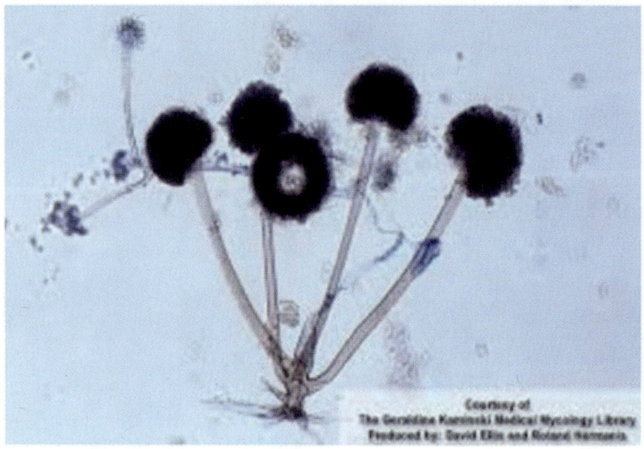

1) *Mucor* spp.
2) *Lichtheimia* spp.
3) *Rhizopus* spp.
4) *Penicillium* spp.
5) *Microsporum* spp.

31.
Rhizopus속은 Sabouraud dextrose agar 배지에서 실온에 배양하면 무격막 기회 감염균이다.

답 3)

32. 뇌척수액으로 먹물법(A, india ink, ×1,000)과 요소분해시험(B, urease, 화살표) 결과이다. 예상되는 것은?

A
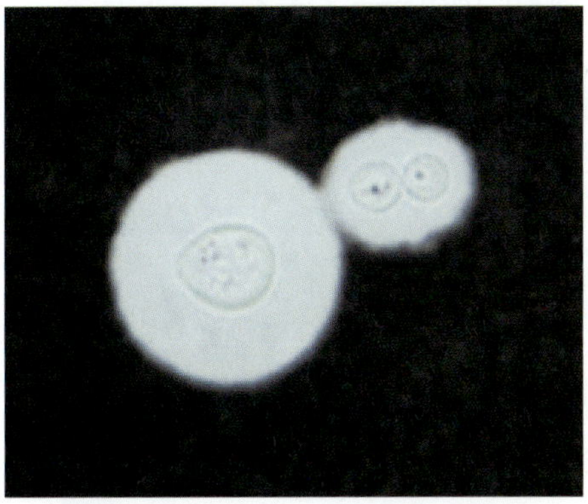

B
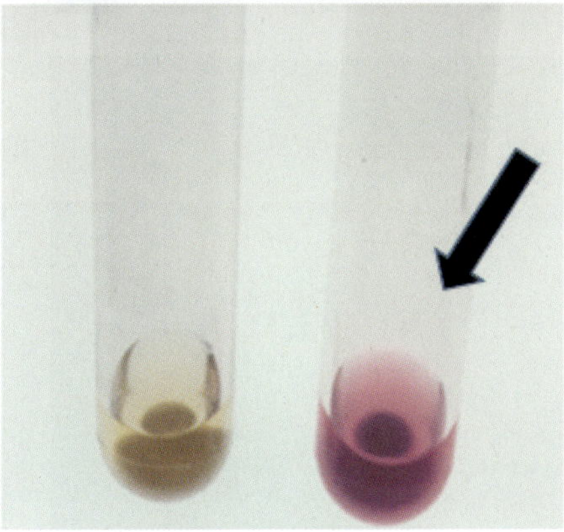

1) *Geotrichum* spp.
2) *Candida albicans*
3) *Malassezia furfur*
4) *Sporothrix schenckii*
5) *Cryptococcus neoformans*

32.

답 5)

33.
Cornmeal-Tween 80 agar에서는 후막포자를 관찰한다.
답 2)

33. Sabouraud dextrose agar 배지에서 25℃, 3일간 배양한 집락(A)이고, Corn meal-Tween 80 agar에서 25℃, 48시간 배양 후 현미경 관찰 결과이다(B, ×400). 예상되는 것은?

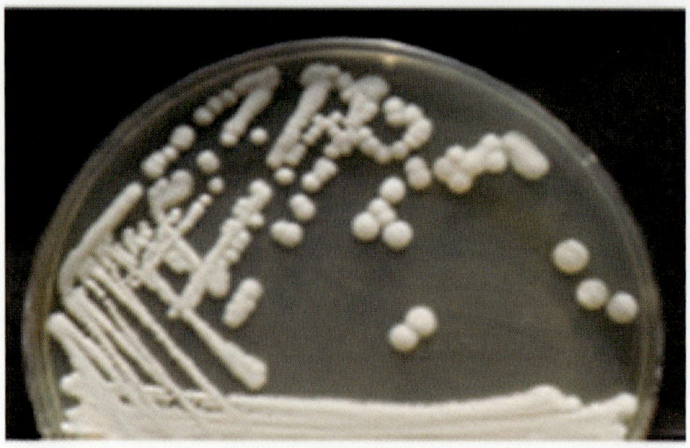
A

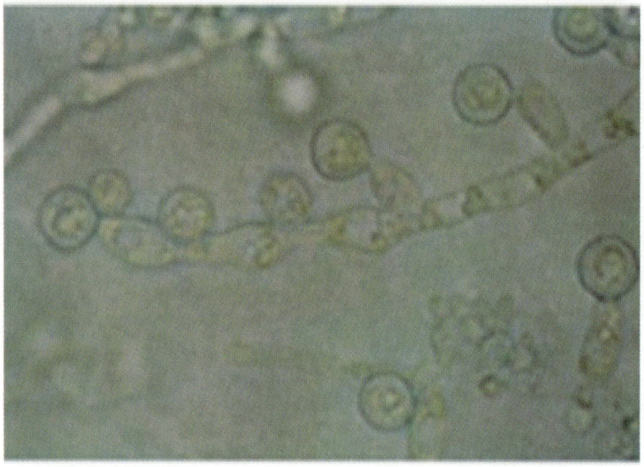
B

1) *Geotrichum* spp.
2) *Candida albicans*
3) *Malassezia furfur*
4) *Sporothrix schenckii*
5) *Cryptococcus neoformans*

34. 혈청에 진균을 접종하여 37℃에 3시간 배양 후 현미경 관찰 결과이다. 예상 되는것은?

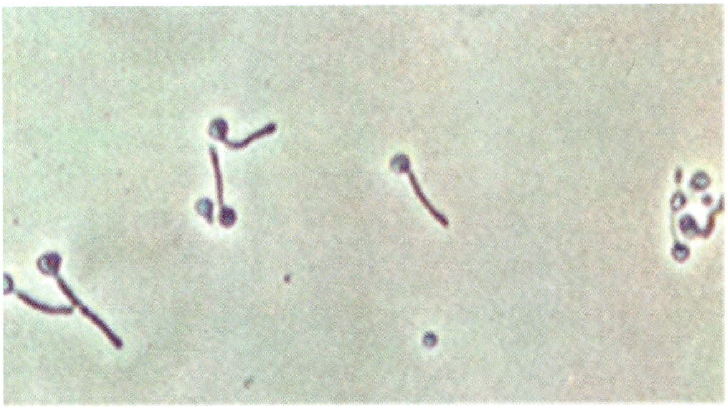

1) *Geotrichum* spp.
2) *Candida albicans*
3) *Malassezia furfur*
4) *Sporothrix schenckii*
5) *Cryptococcus neoformans*

35. *Candida albicans*의 현미경 관찰결과이다(×400). 해당하는 것은?

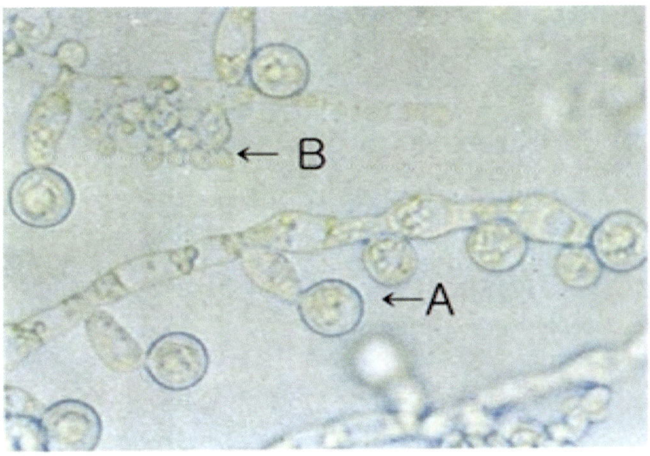

	A	B
1)	가성균사	균사
2)	가성균사	균사체
3)	후막포자	분아포자
4)	분아포자	후막포자
5)	균사체	가성균사

34.
발아관 시험 양성으로 *Candida albicans*의 특징이다.

답 2)

35.
*Candida albicans*는 후막포자를 형성한다. 그 밑에 가성균사를 지닌다.

답 3)

36.
두형태진균으로 전신성질환을 유발하고 배핸들(조타) 모양이다.

답 5)

36. BHI blood agar에서 37℃, 5일간 배양한 후 LPCB 염색 결과이다 (×400). 예상되는 것은?

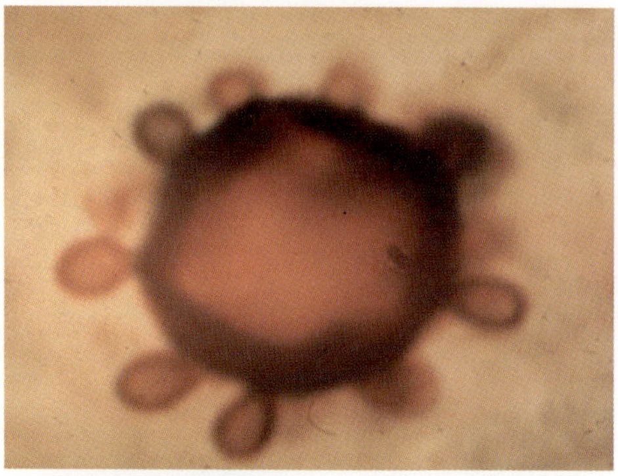

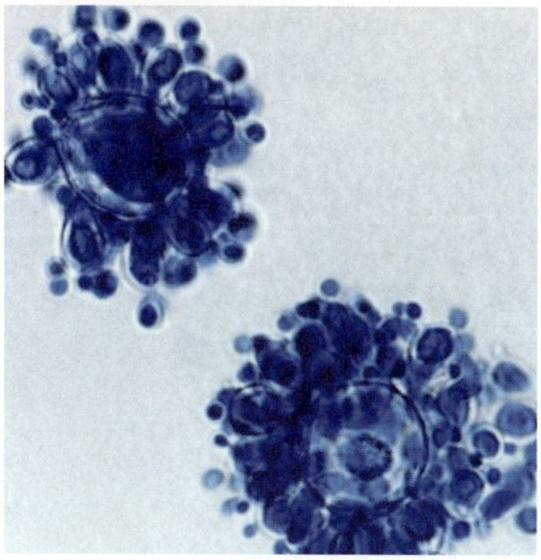

1) *Penicillium* spp.
2) *Candida albicans*
3) *Malassezia furfur*
4) *Histoplasma capsulatum*
5) *Paracoccidioides brasiliensis*

37. 피부 검체를 25℃(A), 37℃(B)에서 배양 후 LPCB 염색 결과이다 (×400). 예상되는 것은?

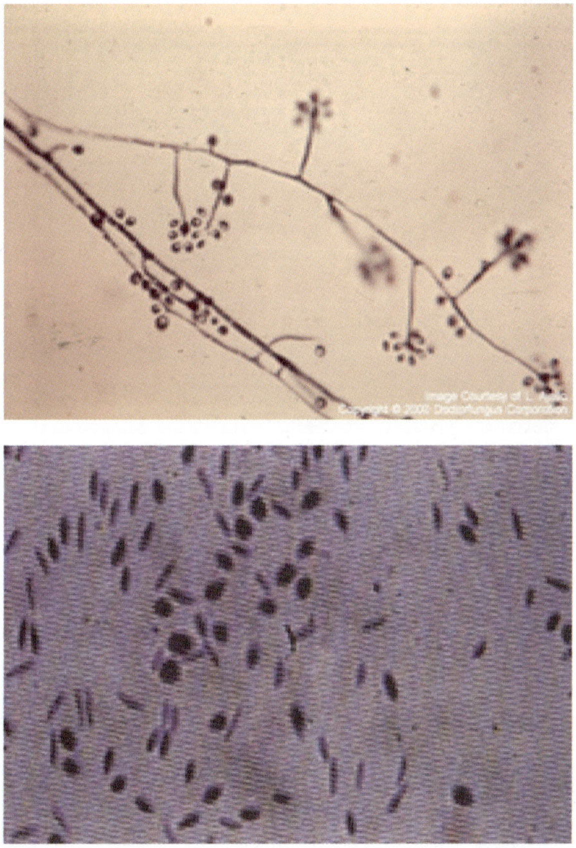

A

B

1) *Nocardia* spp.
2) *Candida albicans*
3) *Sporothrix schenckii*
4) *Histoplasma capsulatum*
5) *Cryptococcus neoformans*

37.
*Sporothrix schenckii*는 두형태곰팡이로 전신성질환을 일으킨다.

답 3)

38. Corn meal-Tween 80 agar에서 25℃, 4일간 배양 후 LPCB 염색 결과이다(×400). 예상되는 것은?

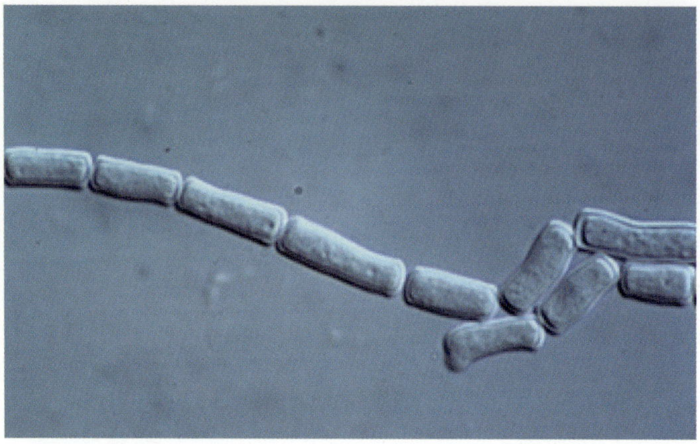

1) *Penicillium* spp.
2) *Geotrichum* spp.
3) *Candida albicans*
4) *Malassezia furfur*
5) *Cryptococcus neoformans*

38.
Geotrichum spp.는 분절포자를 형성하는 효모이다.
답 2)

39. 골수 검체에서 배양 후 LPCB 염색 결과이다(×400). 예상되는 것은?

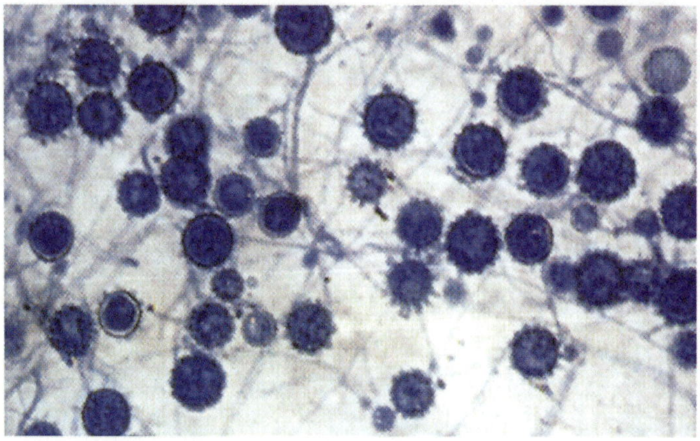

1) *Nocardia* spp.
2) *Candida albicans*
3) *Sporothrix schenckii*
4) *Histoplasma capsulatum*
5) *Cryptococcus neoformans*

39.
풍토병 지역에서 출현하며 폐질환 환자의 혈액을 통해 세망내피계 및 중추신경계에 치명적인 질병을 유발한다.
답 4)

40. 폐렴환자 검체로부터 37℃(A), 25℃(B)에서 배양 후 LPCB 염색 결과이다(×400). 예상되는 것은?

A
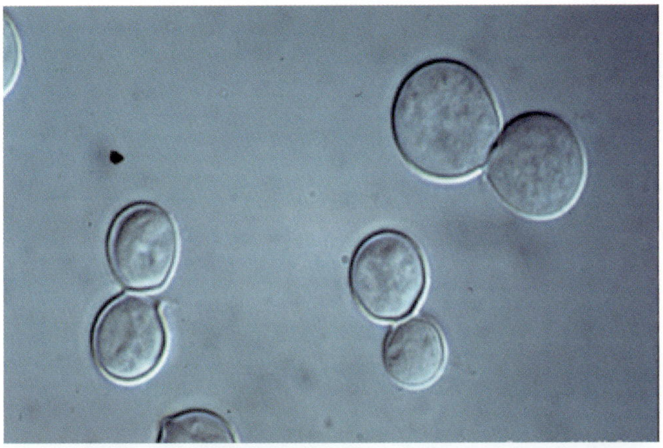

B
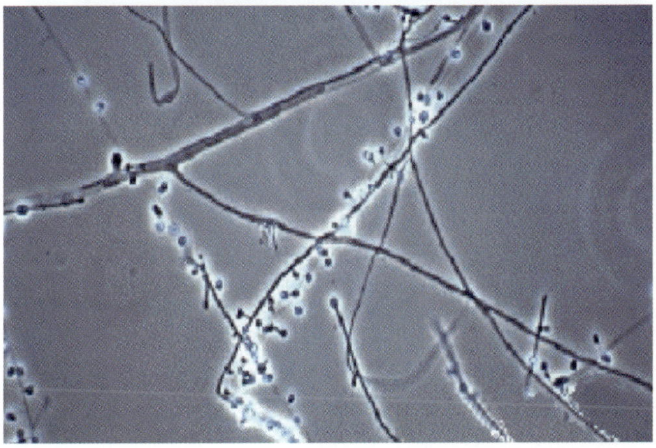

1) *Malassezia furfur*
2) *Sporothrix schenckii*
3) *Blastomyces dermatitidis*
4) *Histoplasma capsulatum*
5) *Paracoccidioides brasiliensis*

40.
효모형에서 딸세포와 기저부위가 넓은 두형태성진균으로 전신성 질환을 일으킨다.

답 3)

41.
*Coocidiodes immitis*는 내생포자가 들어있는 구상체가 관찰된다.

답 1)

41. 전신성 폐렴환자의 조직 염색 결과이다(×400). 예상되는 것은?

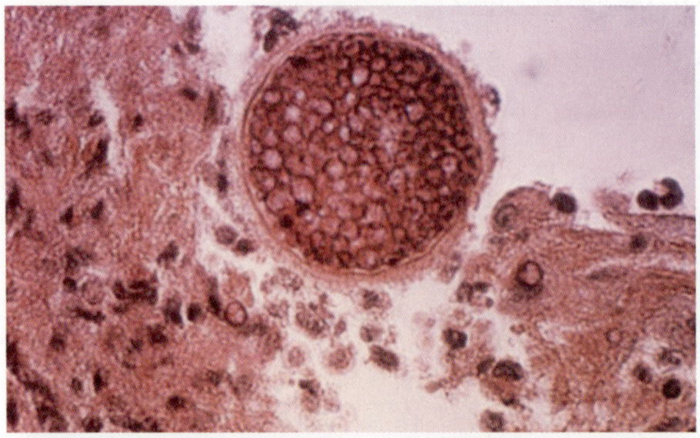

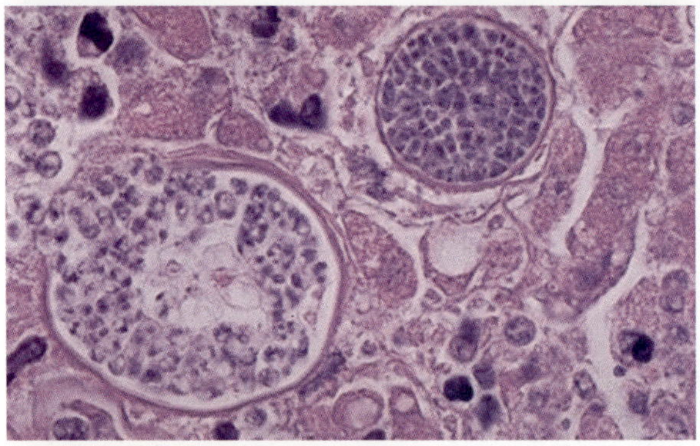

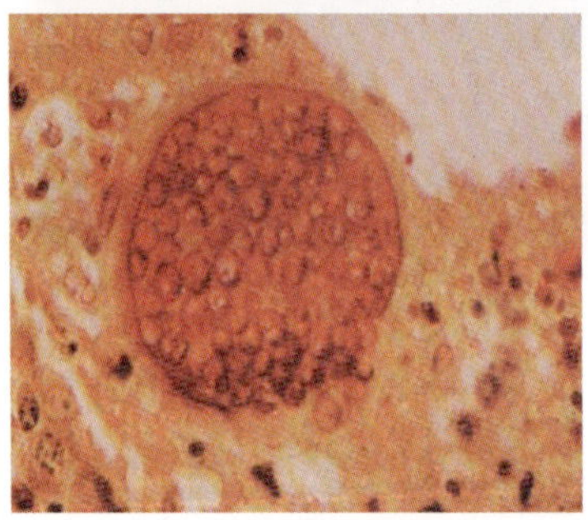

1) *Coccidiodes immitis*
2) *Sporothrix schenckii*
3) *Histoplasma capsulatum*
4) *Blastomyces dermatitidis*
5) Paracoccidioides brasiliensis

42. 폐렴환자의 검체에서 배양 후 LPCB 염색 결과(A, B, ×400), 조직 염색결과이다(C, ×400). 예상되는 것은?

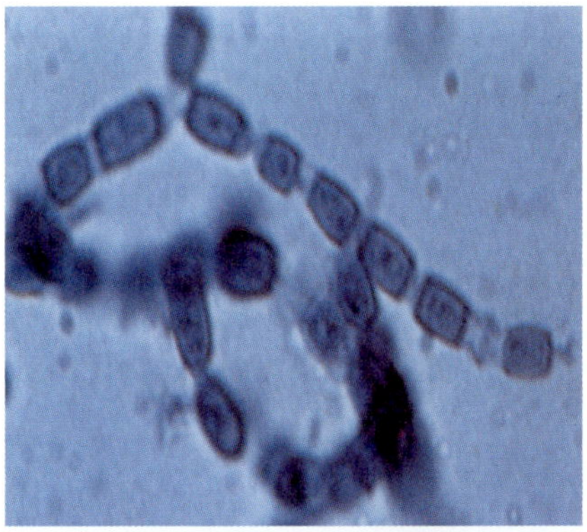
A

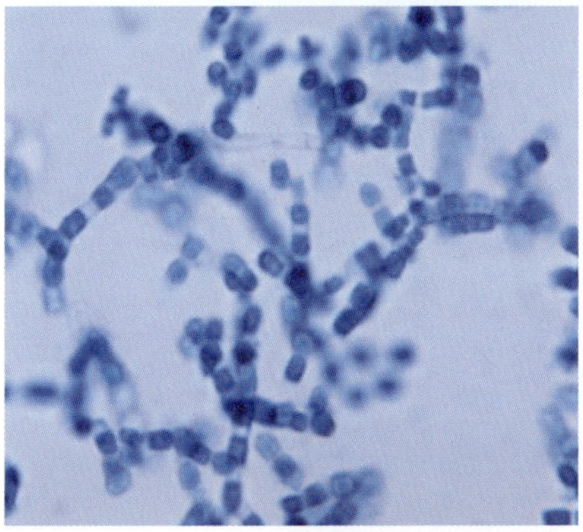
B

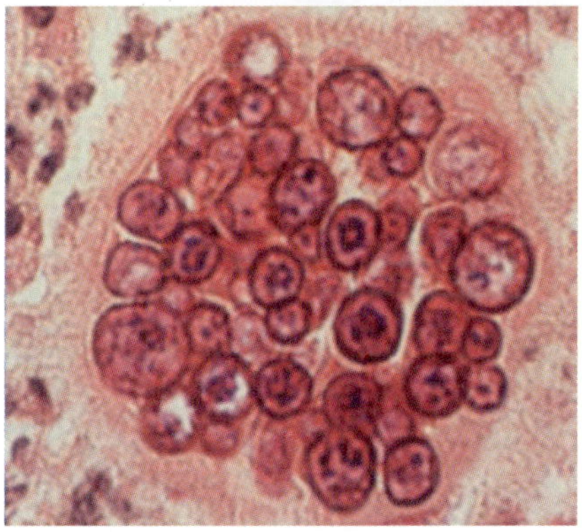
C

1) *Coccidiodes immitis*
2) *Sporothrix schenckii*
3) *Blastomyces dermatitidis*
4) *Histoplasma capsulatum*
5) *Paracoccidioides brasiliensis*

42.

1) *Malassezia furfur* : 스파게티와 고기 덩어리 같은 형태
2) *Coocidiodes immitis* : 사방형 분절포자 바둑판 모양의 포자로 빈 공간이 있다.

답 1)

43.
Fusarium spp.는 낫 또는 카누 배모양의 세포를 보인다.

답 1)

43. 안구내염 환자로부터 얻은 LPCB 염색결과이다(×400). 예상되는 것은?

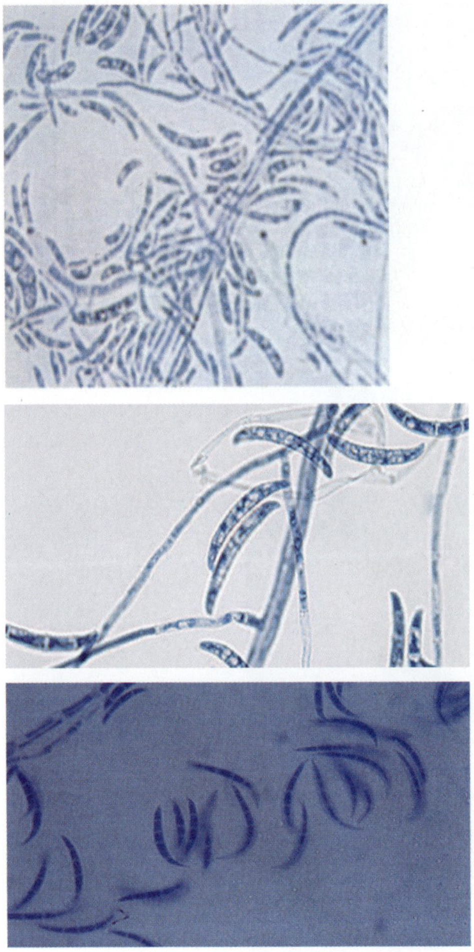

1) *Fusarium* spp.
2) *Malassezia furfur*
3) *Aspergillus fumigatus*
4) *Histoplasma capsulatum*
5) *Trichophyton schoenleinii*

44. 10% KOH 습윤 표본 결과이다(×400). 예상되는 것은?

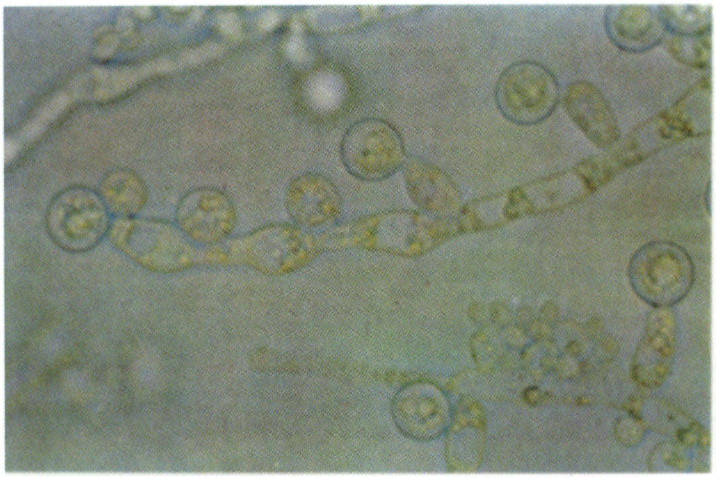

1) *Nocardia* spp.
2) *Candida albicans*
3) *Sporothrix schenckii*
4) *Histoplasma capsulatum*
5) *Cryptococcus neoformans*

44.
10% KOH 습윤 표본에서 후막포자와 가성균사가 관찰되면 *C. albicans*를 의심할 수 있다.

답 2)

45.

답 3)

45. 구강점막 검체를 배양한 후 그람 염색(A, ×400), 10% KOH(B, ×400) 결과이다. 예상되는 것은?

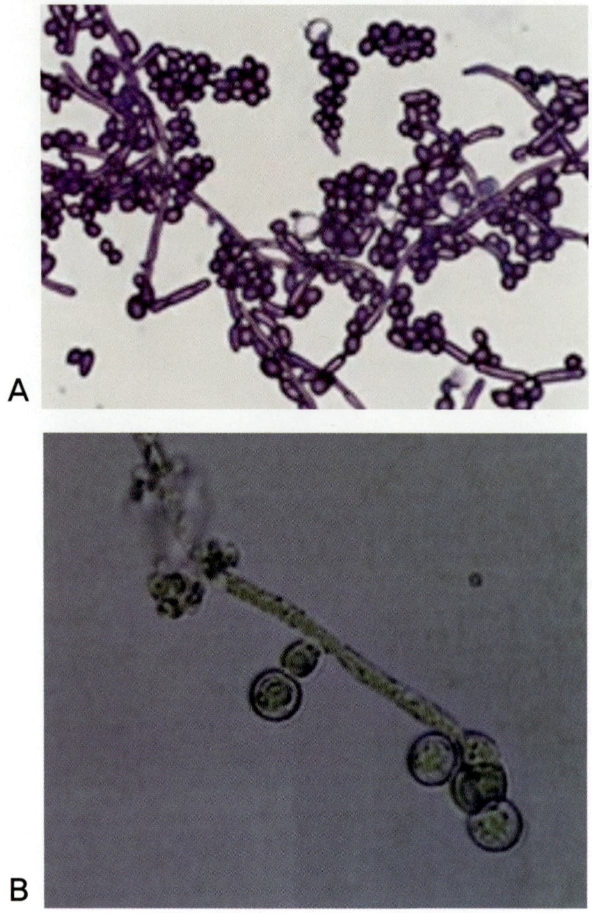

1) *Fusarium* spp.
2) *Geotrichum* spp.
3) *Candida albicans*
4) *Sporothrix schenckii*
5) *Cryptococcus neoformans*

46. 질분비물을 Corn meal-Tween 80 agar에서 25℃, 72시간 배양한 결과(A), 10% KOH(B, ×400) 결과이다. 예상되는 것은?

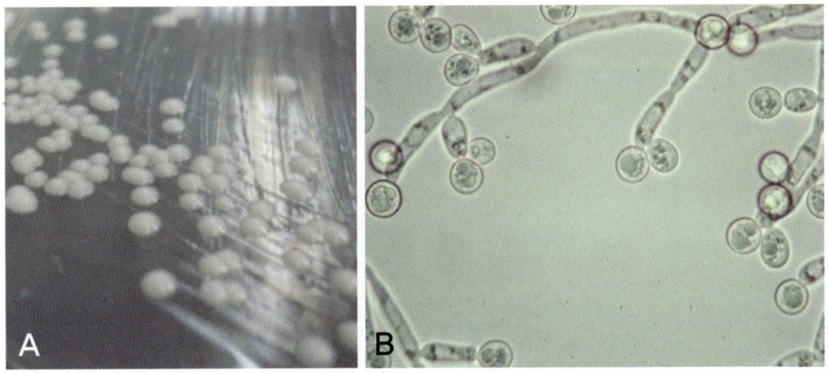

1) *Fusarium* spp.
2) *Geotrichum* spp.
3) *Candida albicans*
4) *Sporothrix schenckii*
5) *Cryptococcus neoformans*

46.
Cornmeal-Tween 80 agar에서는 *Candida albicans*의 후막포자가 잘 관찰된다.

답 3)

47. 어루러기(tinea versicolor)로부터 Parker ink법(A), 10% KOH법(B) 결과이다. 예상되는 것은?

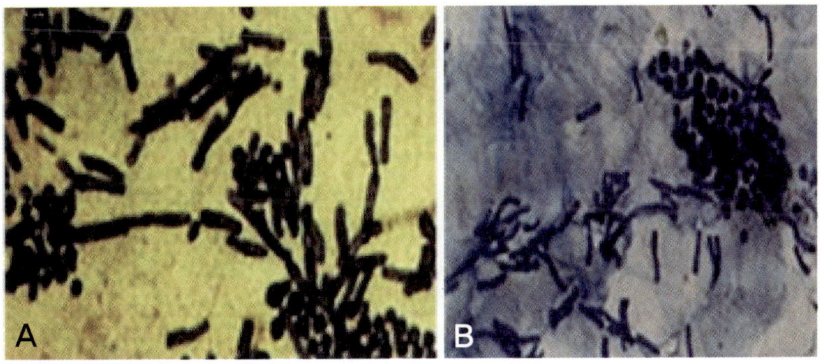

1) *Fusarium* spp.
2) *Malassezia furfur*
3) *Aspergillus fumigatus*
4) *Histoplasma capsulatum*
5) *Trichophyton schoenleinii*

47.
Malassezia furfur 지질을 요구하는 균주로 Olive oil 필요, 전풍, 어루러기, 지루성 피부염 증상을 보인다.

답 2)

48.

답 2)

48. 피부 어루러기 환자(A)로부터 얻은 검체를 Dikshit modified culture medium(with cotton seed oil)(B), LPCB 염색결과이다(C, ×400). 예상되는 것은?

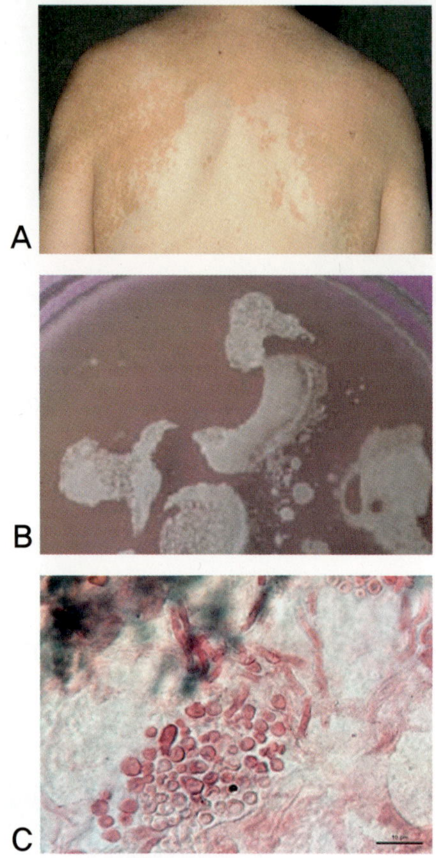

1) *Fusarium* spp.
2) *Malassezia furfur*
3) *Aspergillus fumigatus*
4) *Histoplasma capsulatum*
5) *Trichophyton schoenleinii*

49. Sabouraud dextrose agar 배지에서 25℃, 5일간 배양 후 집락(A), LPCB 염색결과이다(B, ×400). 예상되는 것은?

A
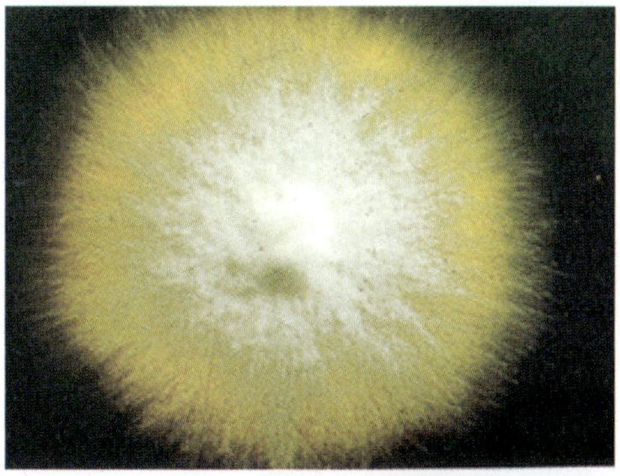
B
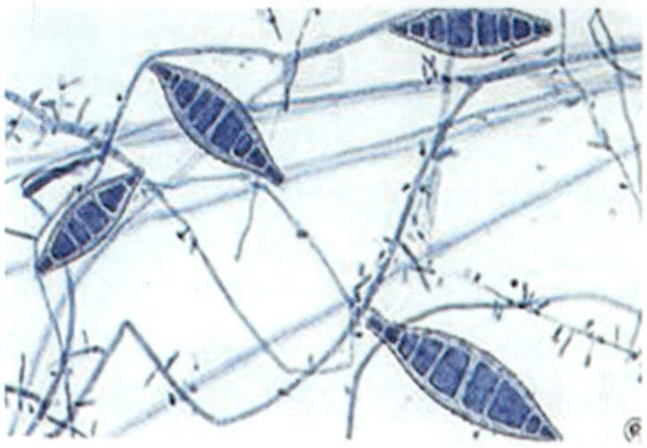

1) *Microsporum canis*
2) *Exophiala werenckii*
3) *Trichophyton beigelii*
4) *Microsporum gypseum*
5) *Epidermorphyton floccosum*

49.

답 1)

50.
대분생자가 곤봉형태를 이룬다.

답 4)

50. LPCB 염색결과이다(C, ×400). 예상되는 것은?

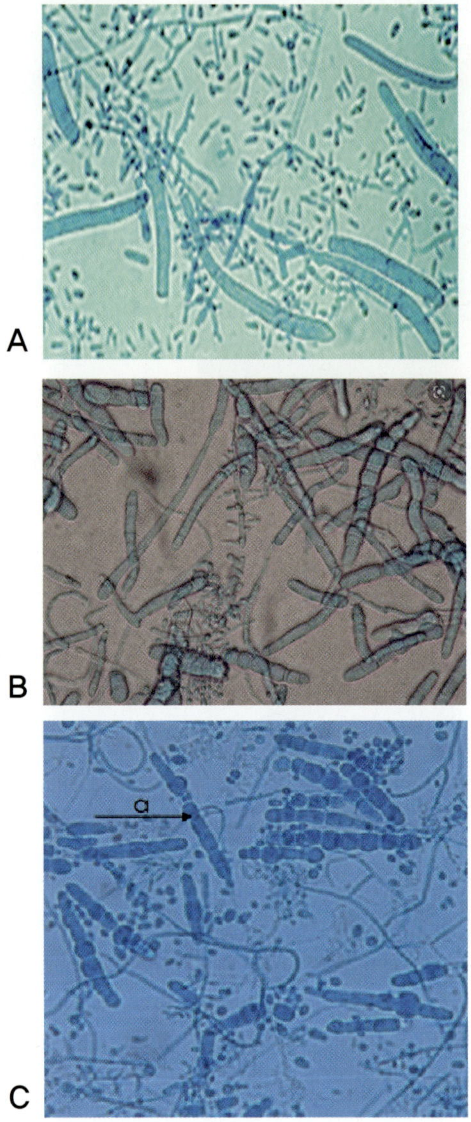

1) *Malassezia furfur*
2) *Microsporum canis*
3) *Aspergillus fumigatus*
4) *Trichophyton rubrum*
5) *Epidermorphyton floccosum*

51. 효모형 집락의 습윤표본 결과이다(×400). 예상되는 것은?

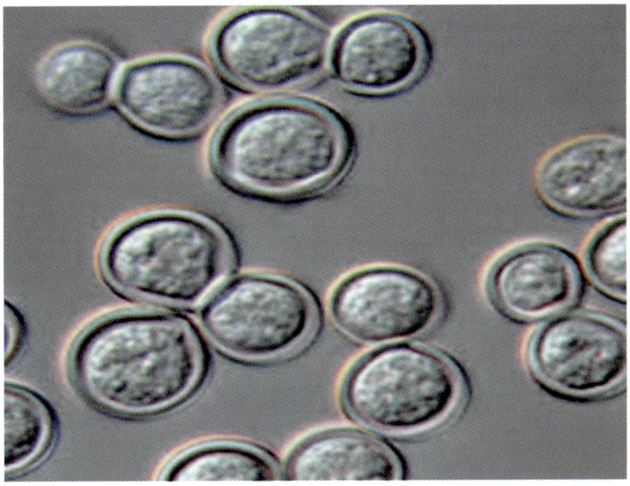

1) *Coccidiodes immitis*
2) *Sporothrix schenckii*
3) *Histoplasma capsulatum*
4) *Blastomyces dermatitidis*
5) *Paracoccidioides brasiliensis*

52. 사상형의 LPCB 염색결과이다(×400). 예상되는 것은?

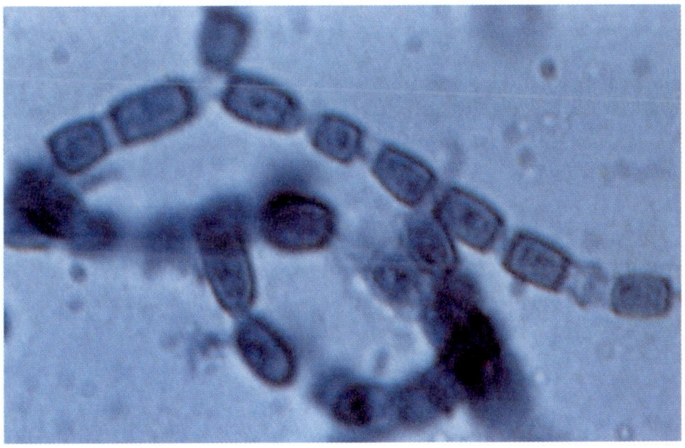

1) *Malassezia furfur*
2) *Microsporum canis*
3) *Coccidioides immitis*
4) *Trichophyton rubrum*
5) *Paracoccidioides brasiliensis*

51.
*Blastomyces dermatitidis*는 25℃ 배양 시 초기-효모형 집락, 중앙부가 융기 사상형 집락이 된다. 매끈한 세포벽, 나무젓가락에 꽂은, 알사탕(lollipop) 모양 분생자 형성한다. 혈액 함유 BHI 배지 37℃ 배양 시 광택성, 주름형 집락, 크림색 황갈색 효모형 전환은 약 4~5일 소요, 효모세포-2중 외막 딸세포의 접착부위가 넓다.

답 4)

52.
*Coccidioides immitis*는 실온 Sabouraud dextrose agar 배양 시 초기-습윤형 백색집락 후기-솜털 모양의 백색 균사, 2주 소요-분절포자 형성, 90° 각도로 균사 분지 두꺼운 세포벽의 술통모양 또는 사방형 분절포자 구상체(spherules) 조직 내에서 관찰, 37℃ 배양 시 효모형, 인체 감염형

답 3)

53.
Histoplasma 실온 Sabouraud Dextrose Agar 배양 시 둥글거나 서양배 모양의 결절이 있다. *Coccidioides*는 술통 모양, *Malassezia*는 분생자가 없다. *Trichophyton*은 연필 모양, *Blastomyces* 롤리 팝 모양이다.

답 3)

53. LPCB 염색결과이다(×400). 예상되는 것은?

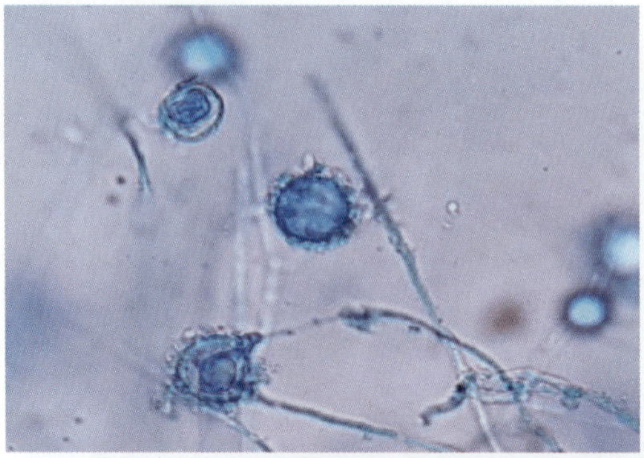

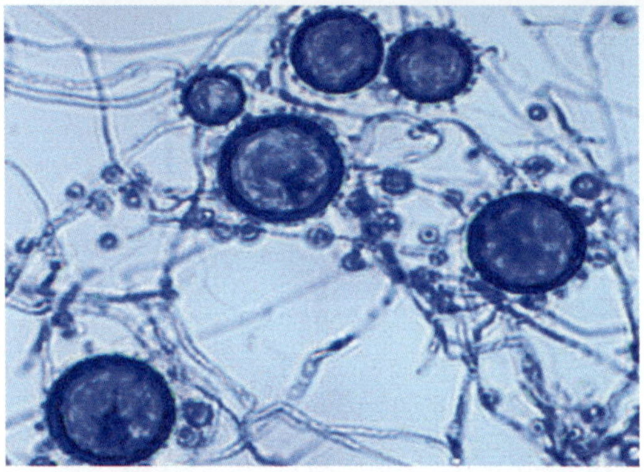

1) *Coccidiodes immitis*
2) *Sporothrix schenckii*
3) *Histoplasma capsulatum*
4) *Blastomyces dermatitidis*
5) *Paracoccidioides brasiliensis*

54. 환자의 손(상단)에서 사상형(A, flower-like petals, ×400), 효모형 (B, ×400) LPCB 염색결과(×400), PDA 배양 결과(C, D)이다. 예상되는 것은?

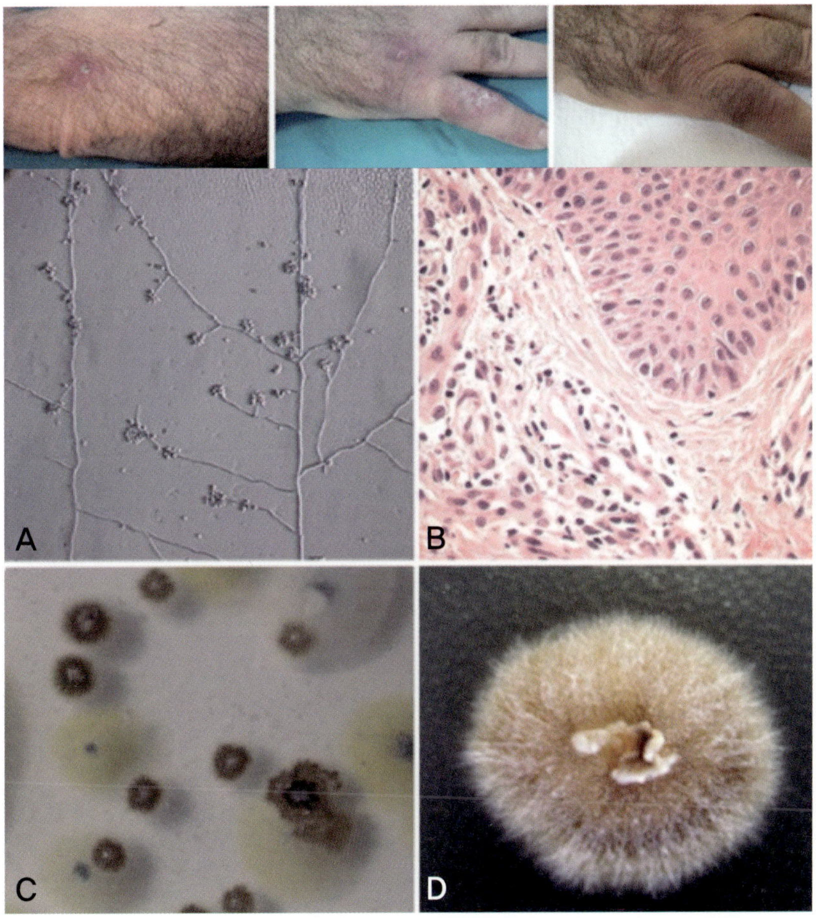

1) *Coccidiodes immitis*
2) *Sporothrix schenckii*
3) *Histoplasma capsulatum*
4) *Blastomyces dermatitidis*
5) *Paracoccidioides brasiliensis*

54.
실온에서 사상형 진균은 작은 난원형의 논자양 분생포자 또는 섬세한 효모형 분생포자가 균사를 따라 한 개씩 또는 daisy head, 국화꽃 모양의 배열을 한다.
답 2)

55.

답 4)

55. Potato dextrose agar에 25℃, 시간 경과별 배양 결과(a~d), LPCB 염색결과(e~g, ×400)이다. 예상되는 것은?

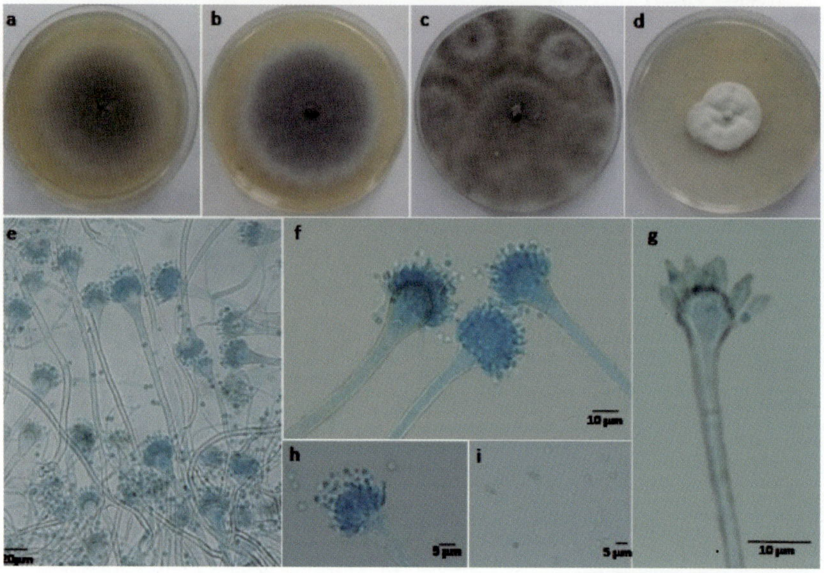

1) *Penucillium* spp.
2) *Aspergillus niger*
3) *Sporothrix schenckii*
4) *Aspergillus fumigatus*
5) *Paracoccidioides brasiliensis*

56. Potato dextrose agar에 25℃, 5일간 배양 결과(A), LPCB 염색결과 (B, ×400)이다. 예상되는 것은?

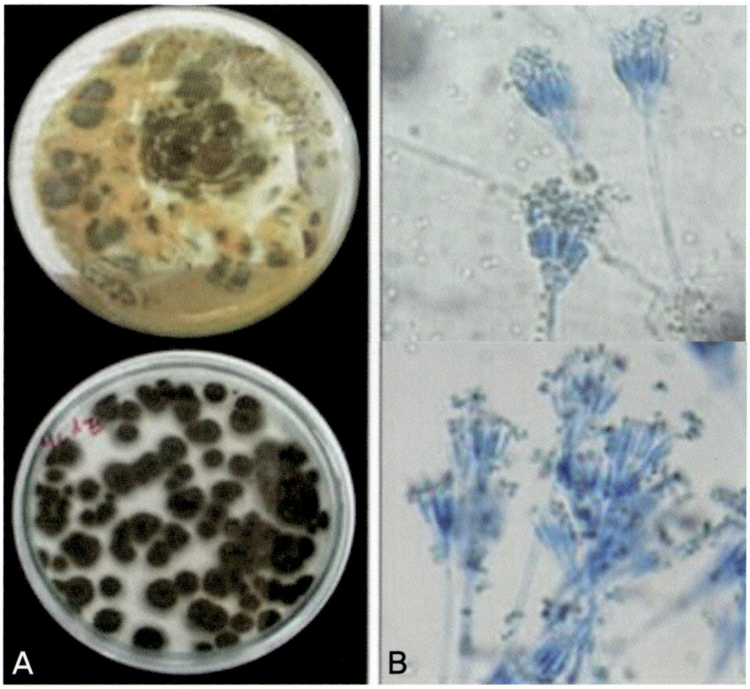

1) *Penicillium* spp.
2) *Aspergillus niger*
3) *Sporothrix schenckii*
4) *Aspergillus fumigatus*
5) *Paracoccidioides brasiliensis*

56.

답 1)

5편 인체기생충학

01 총론

01. 인체기생 원충류(Protozoa)에 포함되지 않은 것은?

1) 섬모충류(Ciliata)
2) 선충류(Nematoda)
3) 포자충류(Sporozoa)
4) 근족충류(Rhizopoda)
5) 편모충류(Mastigophora)

02. 기생충과 중간숙주의 연결로 옳은 것은?

1) 유구조충 – 소
2) 무구조충 – 돼지
3) 폐흡충 – 제1중간숙주 : 가재 – 제2중간숙주 : 다슬기
4) 간흡충 – 제1중간숙주 : 왜우렁이 – 제2중간숙주 : 참붕어
5) 광절열두조충 – 제1중간숙주 : 물벼룩 – 제2중간숙주 : 수초

01.

답 2)

02.

답 4)

02 인체 원충학

01.
영양형은 대사위주의 세포로 핵은 하나이다. 포낭형은 휴지기 세포로 크로마틴 양체와 4핵성, 두꺼운 포낭벽이 특징이다.

답 1)

01. 이질아메바 영양형의 형태학적 설명으로 <u>옳지 않은</u> 것은?

1) 보통 4핵성
2) 중심성 핵소체
3) 활발한 운동성
4) 크로마틴과립이 규칙적
5) 세포질 내에 탐식된 적혈구

02.

답 4)

02. 신선한 설사 변에서 이질아메바를 동정하는데 중요한 성상은?

1) 편재성 핵소체
2) 완만한 운동성
3) 적혈구 내 윤상체
4) 세포질 내 탐식된 적혈구
5) 침상의 크로마틴 양체(chromatoidal body)

03.

답 2)

03. 이질아메바 포낭형의 특징은?

1) 핵소체가 편재성이다.
2) 1~4개의 핵이 관찰된다.
3) 탐식한 적혈구들이 존재한다.
4) 핵 주위 염색질이 불규칙적이다.
5) 크로마틴 양체의 외연이 거칠다.

04.
포낭형(cyst)은 휴지기세포로 먹이섭취 및 운동성이 없거나 완만하다.

답 1)

04. 대장아메바의 포낭형 설명으로 옳은 것은?

1) 4개 이상의 핵
2) 중심성의 핵소체
3) 둥근 크로마틴 구조
4) 활발한 위족의 운동성
5) 세포질 내 탐식된 적혈구

05. 분변의 요오드(iodine) 염색에서 아래의 특징을 보이는 것은?

4핵성, 둥근 크로마틴 양체, 중심성 핵소체

1) 람블편모충 영양형
2) 이질아메바 영양형
3) 이질아메바 포낭형
4) 대장아메바 영양형
5) 대장아메바 포낭형

05.

답 3)

06. 질편모충(*Trichomonas vaginalis*)의 형태학적 설명으로 옳은 것은?

1) 포낭형은 4핵성이다.
2) 세포질 내에 탐식된 적혈구가 많다.
3) 두개의 핵과 많은 섬모로 싸여있다.
4) 전편모 2개와 1개의 후편모가 있다.
5) 파동막의 크기는 체장의 1/3 정도이다.

06.
영양형만 존재하며, 파동막은 체장의 1/3, 전편모 4개, 세포질 내에 철과립이 많다.

답 5)

07. 검체에서 질편모충의 운동성을 관찰하는 방법은?

1) Lugol 용액으로 염색한다.
2) 채취 즉시 MGL법으로 검사한다.
3) PVA 용액으로 고정 후 염색한다.
4) 채취 즉시 4℃ 냉장고에 보관한다.
5) 37℃ 생리식염수에 도말하여 검경한다.

07.
작열감과 냉이 많은 여성, 그리고 무증상 남성의 전립선 및 요도분비물에서 흔히 검출된다. 젖은 도말(wet smear)에서 PMN cell과 유사하나 운동성으로 감별되며 검사 시 온도 유지가 중요하다.

답 5)

08. 원충류의 영양형이 아래의 특징을 보이는 것은?

2개의 흡반과 2개의 핵, 4쌍의 편모, 좌우대칭, 웃는 얼굴모양

1) 람블편모충(*Giardia lamblia*)
2) 대장섬모충(*Balantidium coli*)
3) 구강편모충(*Trichomonas tenax*)
4) 질편모충(*Trichomonas vaginalis*)
5) 피부리슈만편모충(*Leishmania tropica*)

08.

답 1)

09.

답 5)

09. 열원충의 중간숙주는 사람이고 종숙주는 모기이다. 그 이유로 옳은 것은?

1) 무성생식 과정이 사람 몸속에서 일어난다.
2) 무성생식 과정이 모기 몸속에서 일어난다.
3) 생식모세포의 생성이 사람 적혈구 내에서 일어난다.
4) 유성생식 또는 포자생식 과정이 사람 몸속에서 일어난다.
5) 유성생식 또는 포자생식 과정이 모기 몸속에서 일어난다.

10.
삼일열원충 : 큰 윤상체(ring form), 감염 RBC의 크기 증가, 혈색소 감소, 붉은 Schuffner's dot
사일열원충 : 영양형(band form), 국화꽃 배열의 분열체, 담홍색의 Ziemann's dot
열대열원충 : 2개 이상의 윤상체, 담청색의 Maurer's dot, 바나나 모양의 생식모세포, 다른 종에서는 모든 발육단계의 세포를 볼 수 있으나 열대열원충에서 윤상체와 생식모세포만 출현

답 5)

10. 혈액도말표본 상에서 삼일열원충(*Plasmodium vivax*)의 특징은?

1) 분열체가 띠 모양(band form)이다.
2) 적혈구내 윤상체가 2개 이상 관찰된다.
3) 적혈구의 크기가 정상이고 혈색소가 증가한다.
4) 소시지 모양의 생식모세포(gametocyte)가 나타난다.
5) 감염된 적혈구가 정상보다 크고 붉은 반점(Schuffner's dot)이 있다.

11.

답 5)

11. 열대열원충(*Plasmodium falciparum*)의 특징적인 형태는?

1) 적혈구 속의 Schuffner's 반점
2) 반지 모양(ring form)의 초기 영양형
3) 국화꽃 모양 배열의 분열체(schizont)
4) 밴드 모양의 영양형(trophozoite form)
5) 바나나 모양의 생식모세포(gametocyte)

12. 아래의 특징을 보이는 원충류는?

감염된 RBC에서 대상체(band form) 형성, 국화꽃 모양 배열의 분열체, Ziemann's dot

1) 삼일열원충(*Plasmodium vivax*)
2) 난형열원충(*Plasmodium ovale*)
3) 쥐바베스열원충(*Babesia microti*)
4) 사일열원충(*Plasmodium malariae*)
5) 열대열원충(*Plasmodium falciparum*)

12.

답 4)

13. 삼일열원충(*Plasmodium vivax*)의 무성분열에 소요되는 시간은?

1) 24시간
2) 36시간
3) 48시간
4) 72시간
5) 24~48시간

13.
분열소체(merozoite)는 적혈구에 침입하여 무성생식으로 분열한다. 윤상체(ring form)의 영양형 → 분열체(schizont) → 많은 분열소체가 적혈구 파괴하고 혈류로 방출된다. 이때 소요시간은 삼일열원충은 48시간, 사일열원충은 72시간, 열대열원충은 24~48시간이다.

답 3)

14. 하나의 적혈구 속에 여러 개의 윤상체(ring form)의 세포가 관찰되었다면?

1) 모두
2) 삼일열원충(*Plasmodium vivax*)
3) 난형열원충(*Plasmodium ovale*)
4) 사일열원충(*Plasmodium malariae*)
5) 열대열원충(*Plasmodium falciparum*)

14.

답 5)

15. 열원충의 생활사 중 모기 몸속에서 만들어지는 유성생식의 최종단계는?

1) Zygote(접합체)
2) Schizont(분열체)
3) Merozoite(분열소체)
4) Sporozoite(포자소체)
5) Gametocyte(생식모세포)

15.
흡혈할 때 모기 체내로 들어간 암수 생식모세포는 암수 생식세포(gamete)로 분화 후 위에서 수정 → 접합체(zygote) → 운동접합체(Ookinate) → 난포낭(Oocyst) → 포자낭포자(sporocyst) →포자소체(Sporozoite)로 성숙 후 모기침샘으로 이동

답 4)

16.

답 4)

17.

답 3)

18.

답 1)

16. 열원충(malaria)의 인체 감염형은?

1) 접합체(zygote)
2) 분열체(schizont)
3) 윤상체(ring form)
4) 포자소체(sporozoite)
5) 생식모세포(gametocyte)

17. 열원충의 생활사 중 매개모기가 피를 빨 때 인체에 주입되는 감염형은?

1) 접합체(zygote)
2) 분열체(schizont)
3) 포자소체(sporozoite)
4) 잠복소체(cryptozoite)
5) 암생식모세포(macrogametocyte)

18. 열원충에 감염된 적혈구가 아래의 특징을 보였다면?

정상 RBC보다 크다. 붉은 색의 Schuffner's 반점

1) 삼일열원충(*Plasmodium vivax*)
2) 난형열원충(*Plasmodium ovale*)
3) 쥐바베스열원충(*Babesia microti*)
4) 사일열원충(*Plasmodium malariae*)
5) 열대열원충(*Plasmodium falciparum*)

03 인체 윤충학(선충류)

01. 회충란이나 편충란이 황갈색으로 보이는 이유는?

1) 단백막 자체의 색깔
2) 섭취한 음식물의 색소에 염색되어
3) 충란 바깥층이 담즙에 착색되어서
4) 난황의 색이 피막을 통해 나타나서
5) 난황이 분할해서 유충으로 변태하여

01.
회충란은 단백막, 키틴막, 지질막으로 구성되며 바깥의 단백질층이 담즙에 착색되어 황갈색을 띤다.

답 3)

02. 회충의 미수정란(불수정란) 설명으로 옳은 것은?

1) 난세포 대신 유충이 들어 있다.
2) 크기는 수정란과 유사하거나 작다.
3) 수컷은 없고 암컷 단독기생 때문이다.
4) 수정란과 달리 무색인 것은 단백막이 없기 때문이다.
5) 다른 기생충보다 소수의 회충이 감염되었기 때문이다.

02.
미수정란(불수정란)은 암컷의 단독기생, 또는 미성숙 암컷에 의한다. 수정란보다 크며(80~90×45 ㎛) 난세포가 없고 굴절성 과립으로 차 있다.

답 3)

03. 회충의 탈각란(decorticated egg)이란?

1) 키틴막이 없다.
2) 지질막이 없다.
3) 단백막이 없다.
4) 난황 대신 굴절성 과립으로 차 있다.
5) 난세포 대신에 성숙한 유충이 들어 있다.

03.

답 3)

04. 생활사가 아래와 같은 기생충은?

충간 → 경구감염 → 소장에서 탈락 → 소장벽 → 혈관림프관 → 우심방 → 폐 → 기관 → 식도 → 소장기생

1) 회충
2) 편충
3) 선모충
4) 분선충
5) 아메리카구충

04.

답 1)

05. 충란은 갈색이고 술통모양이며 양끝에 점막전(mucoid plug)이 있는 것은?

1) 회충란
2) 요충란
3) 편충란
4) 아메리카구충란
5) 동양모양선충란

05.

답 3)

06. 대변에서 검출된 무색의 충란이 다음의 특징을 보였다면?

75~90 × 45 ㎛의 장타원형, 포도송이 모양의 난세포, 세포질 주위공간이 넓다.

1) 편충(*Trichuris trichura*)
2) 회충(*Ascaris lumbricoides*)
3) 요충(*Enterobius vermicularis*)
4) 아메리카구충(*Necator americanus*)
5) 동양모양선충(*Trichostrongylus orientalis*)

06.
75~90 ㎛로 장타원형이며 비대칭적, 많은 난세포로 구성된 무색투명한 충란. 회충란과 편충란은 갈색

답 5)

07. 두비니구충(*Ancylostoma duodenale*)과 아메리카구충(*Necator americanus*)의 감별법으로 옳은 것은?

1) 흡혈량과 병원성
2) 충란의 크기와 색깔
3) 충란 내 난세포 형태
4) 충란 배양 후 유충의 운동성
5) 성충의 구강낭과 교접낭(copulatory bursa)

07.
충란으로 구별이 어렵다. 충란을 배양하여 제3기 유충으로 구분함. 그러나 구강낭, 교접낭 등은 성충에서만 관찰된다.

답 5)

08. 기생충의 감염과정에 해당되는 것은?

야간에 항문주위에 산란한다. → 항문주위가 가려워 손으로 긁거나 잠을 설친다 → 손톱 밑에 충란이 있거나 바닥에 떨어진다 → 손가락을 빨거나 먼지를 통해 감염된다.

1) 회충
2) 요충
3) 편충
4) 동양모양선충
5) 아메리카구충

08.

답 2)

09. 요충(*Enterobius vermicularis*)이 자가감염(autoinfection)을 흔히 일으키는 이유는?

1) 항문주위에 산란
2) 숙주의 집단 생활하는 환경의 조건
3) 충란이 가벼워 공기 중의 먼지와 함께 흡입
4) 산란할 때 심한 가려움증으로 생긴 피부의 상처
5) 산란 후 수 시간 만에 감염형인 자충포장란으로 성숙

09.
동일한 숙주 내에서의 감염을 자가감염이라하며, 항문에서 산란 후 신속히 감염형인 자충포장란으로 성숙하여 입으로 다시 감염된다.

답 5)

10. 스카치테이프(scotch tape)법으로 검출하기 좋은 기생충은?

1) 폐흡충과 구충
2) 편충과 유구조충
3) 무구조충과 요충
4) 간흡충과 사상충
5) 광절열두조충과 회충

10.
Scotch tape의 끈끈한 면을 항문 쪽에 닿게 하여 충란이 부착되게 한다. 요충 암컷은 항문주위뿐만 아니라 간혹 질 내에 산란하여 질분비물 및 요에서도 검출되기도 한다.

답 3)

11. 요충란의 설명으로 <u>옳지 않은</u> 것은?

1) 야간에 항문주위에 산란한다.
2) 건조에 강하고 쉽게 전파된다.
3) 질분비물, 대변에서도 검출된다.
4) 인체감염형은 4개의 난세포 충란이다.
5) 자충포장란을 입으로 섭취하여 인체 감염된다.

11.
요충란은 50~60×20~30 ㎛, 건조에 강하고 산란 후 수 시간 내에 3기 유충으로 감염력이 있다. 야간에 항문주위에 산란하며 scotch tape법으로 검출한다. 알을 깨고 나온 유충이 상벽으로 침입하는 자가감염(autoinfection)도 가능하다. 감염은 충란의 흡입(inhalation)과 섭취로 이루어지며 집단생활을 하는 유아에서 흔히 볼 수 있다.

답 4)

12. 우리나라에 유행하는 사상충(Filaria)의 종은 (가)이며 진단은 주로(나)에서 미세사상충(microfilaria)을 증명한다. (가), (나)에 해당되는 것은?

1) 말레이(*Brugia malayi*) – 혈액
2) 말레이(*Brugia malayi*) – 대변
3) 로아로아(*Loa Loa*) – 생검조직
4) 반크롭트(*Wuchereria bancrofti*) – 대변
5) 회선사상충(*Onchocerca volvulus*) – 혈액

12.
말레이 사상충은 야간출현성으로 혈액도말표본에서 microfilaria를 증명. sheath(껍질)와 꼬리 부분에 2개의 미핵이 특징이다.

답 1)

13.

답 4)

14.

답 1)

15.

답 3)

13. 선모충(*Trichinella spiralis*)의 특징으로 옳지 않은 것은?

1) 충란이 아닌 유충으로 태생(viviparity)한다.
2) 진단은 근육조직 생검에서 유충을 증명한다.
3) 유충은 숙주 근육 내에 코일 모양으로 자란다.
4) 생활사는 자유생활과 기생세대 모두를 갖는다.
5) 돼지고기에 감염된 피포유충(encysted larvae)으로 감염된다.

14. 요충란 검출을 위한 스카치테이프법의 설명으로 옳은 것은?

1) 아침에 기상하여 한다.
2) 1회 도말검사로 판정한다.
3) 목욕 후, 항문 주위가 건조되면 실시한다.
4) 대변을 보고 난 후에 실시한다.
5) 대변검사와 검출률이 비슷하나 방법이 편리하다.

15. 생활사에서 환경에 따라 기생세대, 자유생활세대를 선택할 수 있는 기생충은?

1) 회충
2) 구충
3) 분선충
4) 선모충
5) 동양모양선충

04 인체 윤충학(흡충류)

01. 흡충류(Cestoda)의 특징으로 옳은 것은?

1) 대부분 자웅이체이다.
2) 복흡반과 구흡반이 있다.
3) 충란에는 육구유충이 들어 있다.
4) 중간숙주는 돼지나 소 등의 포유류이다.
5) 성충은 두절과 수많은 편절로 이루어진다.

01.
간흡충, 폐흡충류는 자웅동체, 충란 내에는 섬모유충(miracidium)이 들어 있다. 생활사 중 세대교번과 중간숙주를 갖는다. (miracidium → sporocyst → redia → cercaria → metacercaria)

답 2)

02. 간흡충의 제1·제2 중간숙주의 연결로 옳은 것은?

1) 꽃게 - 가재
2) 쇠우렁 - 가재
3) 다슬기 - 은어
4) 다슬기 - 민물게
5) 왜우렁 - 참붕어

02.

답 5)

03. 폐흡충란의 검출에 이용되는 검체의 종류는?

1) 대변, 요
2) 혈액, 대변
3) 척수액, 요
4) 객담, 대변
5) 객담, 척수액

03.
폐흡충란은 객담으로 배출되나 노약자는 이를 삼키므로 대변에서 발견된다.

답 4)

04. 현미경 검사에서 간흡충란과 구별하기 어려운 것은?

1) 폐흡충란
2) 왜소조충란
3) 일본주혈흡충란
4) 요꼬가와흡충란
5) 구충란 또는 무구조충란

04.

답 4)

05. 형태가 비슷한 간흡충란과 요꼬가와흡충란의 감별점은?

1) 충란의 크기
2) 충란의 색깔
3) 난각의 두께
4) 충란의 내부구조
5) 돌출부(shouldering)유무

05.

답 5)

06.

답 3)

06. (가)~(다)의 빈칸에 들어갈 제1·제2 중간숙주의 바른 조합은?

기생충	제1중간숙주	제2중간숙주
폐흡충	(가)	가재, 민물게
간흡충	왜우렁	(나)
요꼬가와흡충	다슬기	(다)

1) 은어 – 잉어 - 붕어
2) 왜우 – 수초 – 참게
3) 다슬기 – 참붕어 - 은어
4) 우렁이 – 다슬기 – 숭어
5) 비틀고동 – 가재 – 참붕어

07.

답 5)

07. 은어회를 즐겨 먹었던 환자의 대변에서 돌출부(shouldering)가 없는 충란이 발견되었다. 의심되는 기생충은?

1) 간질(*Fasciola hepatica*)
2) 비대흡충(*Fasciolopsis buski*)
3) 폐흡충(*Paragonimus westermani*)
4) 광절열두조충(*Diphyllobothrium latum*)
5) 요꼬가와흡충(*Metagonimus yokogawai*)

08.

답 4)

08. 잉어회를 먹었을 때 인체를 감염시키는 기생충은?

1) 폐흡충의 꼬리유충(cercaria)
2) 간흡충의 꼬리유충(cercaria)
3) 폐흡충의 피낭유충(metacercaria)
4) 간흡충의 피낭유충(metacercaria)
5) 요꼬가와흡충의 꼬리유충(cercaria)

09.
흡충류의 인체감염형은 피낭유충, 그러나 주혈흡충류는 꼬리유충(유미유충; cercaria)이다.

답 4)

09. 폐흡충의 인체감염형은?

1) 다슬기의 꼬리유충(cercaria)
2) 왜우렁이의 꼬리유충(cercaria)
3) 자유유영하는 섬모유충(miracidium)
4) 참게, 가재의 피낭유충(metacercaria)
5) 참붕어, 모래무지의 피낭유충(metacercaria)

10. 방광주혈흡충(*Schistosoma haematobium*)의 설명으로 <u>옳지 않은</u> 것은?

1) 자웅동체이다.
2) 기생 부위는 방광정맥총이다.
3) 진단은 요검사와 방광생검이다.
4) 충란에서 말단소극(terminal spine)이 특징이다.
5) 인체감염은 운동성의 유미유충(cercaria)의 경피침입이다.

10.
주혈흡충류는 전 세계적으로 말라리아 다음으로 흔한 감염을 일으킨다. 산란수가 적으나 충란으로 감별한다. 만손주혈흡충은 측방소극(lateral spine)가 특징이다.

답 1)

11. 흡충류의 충란 중 크기가 제일 작은 것은?

1) 간질(*Fasciola hepatica*)
2) 비대흡충(*Fasciolopsis buski*)
3) 폐흡충(*Paragonimus westermani*)
4) 일본주혈흡충(*Schistosoma japonicum*)
5) 요꼬가와흡충(*Metagonimus yokogawai*)

11.

답 5)

12. 분변에서 간흡충란 검출에 가장 우수한 검사법은?

1) 직접도말법
2) 식염수부유법
3) 황산아연 부유법
4) 셀로판후층 도말법
5) 포르말린 에테르법

12.

답 5)

05 인체 윤충학(조충류)

01.

답 2)

01. 조충류(Cestoda)의 일반적인 특징으로 <u>옳지 않은</u> 것은?

1) 두절과 편절로 구성된다.
2) 생활사에서 중간숙주가 없다.
3) 충란에는 육구유충이 들어 있다.
4) 낭미충증(cysticercosis)을 일으킨다.
5) 성숙편절에는 자웅동체로 존재한다.

02.

답 3)

02. 유구조충(*Taenia solium*)의 성충에 관한 설명으로 옳은 것은?

1) 중간숙주는 소이다.
2) 자웅이체이다.
3) 두절에는 4개의 흡반과 부리(액취)가 있다.
4) 수태편절의 자궁측지수는 15~30개(한쪽)
5) 길이는 4~12 m, 편절의 수는 2,000개 정도

03.

답 1)

03. 유구조충과 무구조충의 감별점으로 <u>어려운</u> 것은?

1) 충란의 형태
2) 두절의 형태
3) 중간숙주의 종류
4) 성숙편절의 형태와 수
5) 수태편절 내의 자궁 측지 수

04.
종숙주가 유구낭미충에 감염된 돼지고기 섭취 후 소화액 작용으로 충란벽이 용해되고 장점막에 부착 된 후 성충으로 발육한다. 성충의 감염 보다 유충 감염인 유구낭미충증(Cysticercosis)이 더 위험할 수 있다. 무구조충보다 유구조충에서 흔히 관찰된다.

답 4)

04. 인체에서 유구낭미충증(Cysticercosis)에 대한 설명으로 옳은 것은?

1) 무구조충란의 경구감염
2) 쇠고기 내의 낭미충 섭취
3) 피포유충에 감염된 돼지고기 섭취
4) 돼지고기 내의 유구낭미충 섭취
5) 뱀의 생식으로 plerocercoid 섭취

05. 아래 문장 중 (가), (나)에 들어갈 용어로 옳은 것은?

조충란의 경구감염으로 근육이나 뇌 속에서 (가)을 일으키고, 돈육 내 낭미충의 경구감염으로 유구조충증을 일으킨다. 그리고 개구리나 뱀의 plerocercoid의 인체 감염을 (나)이라 한다.

1) 포충증 – 고래회충증(*anisakiasis*)
2) 의낭미충증 – 낭미충증(*cysticercosis*)
3) 의낭미충증 – 포충증(*hydatid disease*)
4) 낭미충증 – 스파르가눔증(*sparganosis*)
5) 의낭미충증 – 단방조충증(*unilocular echinococcosis*)

06. 아래의 특징으로 알 수 있는 기생충은?

A. 길이 4~12 m
B. 편절수 약 2000개
C. 4개의 흡반
D. 자궁측지수 15~30개

1) 유구조충(*Taenia solium*)
2) 무구조충(*Taenia saginata*)
3) 왜소조충(*Hymenolepis nana*)
4) 쥐조충(*Hyemenolepsis diminuta*)
5) 광절열두조충(*Diphyllobothrium latum*)

07. 무구조충(*Taenia saginata*)의 수태편절 안에 있는 한쪽의 자궁측지수는?

1) 0~5개
2) 5~10개
3) 10~15개
4) 15~30개
5) 30~60개

07.

답 4)

06.

답 2)

07.
무구조충은 15~30개(평균 18개), 유구조충은 7~10개(평균 9개)

답 4)

인체기생충학

08.

답 1)

09.
일반 조충류와 달리 열두조충류(의엽목)는 충란의 난개와 난황이 특징이다. 충란이 수중에서 발육, 부화 → coracidium → 제1중간숙주에서 procercoid → 제2중간숙주에서 섭취 plerocercoid → 종숙중의 소장에서 성숙하여 adult worm

답 3)

10.

답 5)

11.

답 2)

08. **두절에는 4개의 흡반과 부리(액취), 갈고리가 있고, 길이 2~8 m의 띠 모양의 성충은?**

1) 유구조충(*Taenia solium*)
2) 무구조충(*Taenia saginata*)
3) 간흡충(*Clonorchis sinensis*)
4) 폐흡충(*Paragonimus westermani*)
5) 광절열두조충(*Diphyllobothrium latum*)

09. **광절열두조충의 충란이 부화하여 수중에 나오는 형태는?**

1) 레디아(Redia)
2) 섬모유충(Miracidium)
3) 섬모유충(Coracidium)
4) 스포로시스트(Sporocyst)
5) 플레로 세르코이드(Plerocercoid)

10. **아래의 특징을 보이는 기생충은?**

A. 체장 3~10 m B. 장미꽃 모양의 자궁 C. 2개의 흡구 D. 제1중간숙주–물벼룩 제2중간숙주 연어, 송어

1) 유구조충(*Taenia solium*)
2) 무구조충(*Taenia saginata*)
3) 왜소조충(*Hymenolepis nana*)
4) 쥐조충(*Hymenolepis diminuta*)
5) 광절열두조충(*Diphyllobothrium latum*)

11. **왜소조충란과 쥐조충란의 설명으로 옳지 않은 것은?**

1) 쥐조충란이 더 크다.
2) 난황과 난개가 있으면 쥐조충란
3) 4~8개의 극사가 있으면 왜소조충란
4) 무색이고 내막이 레몬모양이면 왜소조충란
5) 난각이 두껍고 외막과 내막이 넓으면 쥐조충란

12. 극사와 육구유충이 있으며 외막과 내막경계부가 좁은 기생충란은?

1) 왜소조충(*Hymenolepis nana*)
2) 쥐조충(*Hymenolepis diminuta*)
3) 만손열두조충(*Spirometri erinacei*)
4) 단방조충(*Echinococcus granulosus*)
5) 광절열두조충(*Diphyllobothrium latum*)

12.

답 1)

13. 아래의 특징이 보이는 기생충은?

갈색의 타원형, 직경 60~85 ㎛, 육구유충, 내막과 외막사이가 넓고 극사가 없다.

1) 무구조충(*Taenia saginata*)
2) 개조충(*Dipylidium canium*)
3) 왜소조충(*Hymenolepis nana*)
4) 쥐조충(*Hymenolepis diminuta*)
5) 광절열두조충(*Diphyllobothrium latum*)

13.
유구 · 무구조충란은 30~40 ㎛의 원형, 왜소조충도 비슷한 크기. 광절열두조충란은 쥐조충란과 크기는 비슷하나 난황으로 차있음.

답 4)

14. 왜소조충란과 쥐조충란의 구별점은?

1) 육구유충의 형태
2) 3쌍의 갈고리 형태
3) 내막 양쪽의 돌기(knob) 유무
4) 충란 세포질 내 내막과 외막의 유무
5) 내외막 경계부위 폭의 넓이와 극사의 유무

14.

답 5)

15. 사람에게 스파르가눔증(sparganosis)을 일으키는 원인으로 옳은 것은?

1) 광절열두조충란의 경구감염
2) 물벼룩에 감염된 반해수어의 섭취
3) 낭미충에 감염된 돼지고기의 생식
4) 유미유충(cercaria)에 오염된 물의 섭취
5) 열두조충과의 충미충(plerocercoid larva)에 감염된 뱀의 생식

15.
스파르가눔(sparganum)은 열두조충과의 *Spirometra* 속의 충미충(plerocercoid larva)이다. 인체 감염경로는 procercoid에 감염된 물벼룩이 있는 오염된 물 섭취, sparganum에 감염된 개구리와 뱀의 생식, 감염된 뱀의 껍질을 눈이나 상처의 치료목적으로 붙일 때 감염된다.

답 5)

06 실습관련 문제

01.

답 1)

02.

답 2)

03.

답 5)

04.

답 5)

01. 분변 속의 근족충류나 편모충류의 영양형 검출에 가장 우수한 검사법은?

1) 직접도말법
2) 황산아연부유법
3) 포화식염수부유법
4) 셀로판후층도말법
5) 포르말린 에테르 침전법

02. 원충류의 포낭형 검출에 가장 좋은 방법은?

1) 직접도말법
2) 황산아연부유법
3) 포화식염수부유법
4) 셀로판후층도말법
5) 포르말린 에테르 침전법

03. 황산아연부유법에서 잘 분리되는 충란은?

1) 간흡충란
2) 폐흡충란
3) 무구조충란
4) 회충수정란
5) 동양모양선충란

04. Formalin-ether법에서 ether의 역할은?

1) 충란의 고정
2) 분변의 냄새 제거
3) 분변내의 병원성 세균의 살균
4) 현미경 검경 시 선명한 시야제공
5) 충란의 분리와 대변괴의 응고 부상

05. 포르말린-에테르 침전법에서 마지막 조작 후 시험관의 위층부터 나열하면?

1) ether - 지방층 - formalin 층 - 침사
2) 지방층 - ether - formalin 층 - 침사
3) formalin 층 - 침사 - ether - 지방층
4) formalin 층 - ether - 침사 - 지방층
5) 지방층 - 침사 - ether - formalin 층

06. 셀로판후층도말법에서 셀로판지의 염색에 사용되는 시약은?

1) Iodine 용액
2) Eosin Y 용액
3) Wright 염색액
4) Giemsa 염색액
5) Malachite green 용액

07. 혈액으로 감염을 진단하는 기생충은?

1) 선모충(*Trichinella spiralis*)
2) 말레이사상충(*Brugia malayi*)
3) 메닐편모충(*Chilomastix mesnili*)
4) 요꼬가와흡충(*Metagonimus yokogawai*)
5) 방광주혈흡충(*Schistosoma haematobium*)

08. 대변에서 간흡충란의 검출에 우수한 방법은?

1) 직접도말법
2) 황산아연부유법
3) 셀로판후층도말법
4) 포화식염수부유법
5) 포르말린 에테르법

05.
원심분리하면 상층부터 에테르층 → 노란색의 지방층 또는 찌꺼기층 → 10% 포르말린액 → 침사층으로 분리된다. 면봉으로 ether 부분의 찌꺼기 층과 지방층을 떼어 낸 다음, 흡인펌프로 포르말린액까지 제거한 후 시험관을 잘 섞는다. 슬라이드 유리에 침사를 놓고 커버유리로 덮은 다음 충란을 검경한다.

답 1)

06.

답 5)

07.

답 2)

08.
직접도말법은 원충류의 영양형 즉 운동성 관찰에 우수하고, 부유법은 원충류의 포낭형 중 비중이 비교적 낮은 선충란(구충류, 동양모양선충), 그리고 침전법은 비중이 무거운 흡충란, 조충란 그리고 일부 선충란(회충, 편충) 검출에 유리하다.

답 5)

09. 요충란의 검사법 중 가장 효과적인 것은?

1) 스카치테이프법
2) 황산아연부유법
3) 식염수직접도말법
4) 셀로판후층도말법
5) 포르말린 에테르 침전법

09.

답 1)

10. 대변에서 검출되기 어려운 기생충란은?

1) 편충(*Trichuris trichiura*)
2) 간흡충(*Clonorchis sinensis*)
3) 말레이사상충(*Brugia malayi*)
4) 왜소조충(*Hymenolepis nana*)
5) 이질아메바(*Entamoeba histolytica*)

10.
사지의 림프관에 기생하는 사상충(성충)은 유충인 미세사상충(microfilaria)을 산출(태생)한다. 유충은 림프관 벽을 뚫고 혈류로 들어가 낮에는 내장조직(폐) 등에 머무르다 야간에 말초혈액으로 나타난다(야간정기출현성). 이때 환자의 혈액을 채취하여 후층도말과 박층도말을 만들어 유충으로 감염을 증명한다.

답 3)

11. 회충란보다 크기가 작은 충란은?

1) 간질(*Fasciola hepatica*)
2) 편충(*Trichuris trichiura*)
3) 비대흡충(*Fasciolopsis buski*)
4) 폐흡충(*Paragonimus westermani*)
5) 광절열두조충(*Diphyllobothrium latum*)

11.
회충란을 기준하여 크기를 알아두면 감별에 유익하다. 예전처럼 흔히 검출되지 않지만 특징적인 형태와 일일산란수(EPD)가 많아 기준으로 적합하다. 간흡충란(30×15) < 편충란(50~55×20) = 요충란(50~60×25) < 구충란(60×40) < 회충란(50~75×40) < 동양모양선충란(75~90×45) < 폐흡충란(80~110×50~60) 간질 · 비대흡충란(140×80) 단위 ㎛

답 2)

12. 검사법과 시약의 연결로 <u>옳지 않은</u> 것은?

1) 황산아연부유법 – 비중 약 1.180의 $ZnSO_4$ 용액
2) 간이식염수부유법 – 비중 1.200 이상의 포화식염수
3) 직접도말법 – 생리식염수, 2% 요오드용액
4) 포르말린–에테르 침전법 – 10% 포르말린액, ether
5) 셀로판후층도말법 – methylene blue 용액에 담근 셀로판지

12.
셀로판후층도말법에서 3% malachite green은 검경을 좋게 하고 눈의 피로를 줄이며 안정된 시야를 제공하기 위해 사용한다.

답 5)

13. 감염된 기생충의 진단과 검체의 연결로 옳지 않은 것은?

1) 회충(*Ascaris lumbricoides*) – 대변 – 충란
2) 질편모충(*Trichomonas vaginalis*) – 질분비물 – 포낭형
3) 폐흡충(*Paragonimus westermani*) – 객담, 대변 - 충란
4) 광절열두조충(*Diphyllobothrium latum*) – 대변 – 충란, 편절
5) 말레이사상충(*Brugia malayi*) – 혈액 – 미세유충(*microfilaria*)

14. 이질아메바의 영양형을 검출하기 위한 염색법으로 옳은 것은?

1) Iodine 염색법
2) Wright 염색법
3) Giemsa 염색법
4) Carmine 염색법
5) Iron–hematoxylin

13.
질편모충은 직접도말표본에서 영양형의 운동성으로 진단한다.
답 2)

14.
답 5)

07 종합문제

01.

답 5)

01. 점액성 신선분변에서 아래의 특성을 보이는 것은?

A. 활발한 운동성 B. 세포질내 적혈구 탐식 C. 중심성 핵소체

1) 람블편모충(*Giardia lamblia*)
2) 대장아메바(*Entamoeba coli*)
3) 대장섬모충(*Balantidium coli*)
4) 구강편모충(*Trichomonas tenax*)
5) 이질아메바(*Entamoeba histolytica*)

02.

답 5)

02. 회충란(*Ascaris lumbricoides egg*)의 설명으로 옳은 것은?

1) 단백막이 떨어져 나간 경우 미수정란이라 한다.
2) 수정란의 지름은 약 80 μm이고 간질충란보다 크다.
3) 변으로 배출된 수정란에는 대부분 유충이 들어 있다.
4) 미수정란(불수정란)은 무색투명하고 수정란보다 크기가 작다.
5) 황갈색을 띠는 것은 외층의 단백막이 담즙색소에 착색되었다.

03.
암컷의 길이는 약 10 mm로 직선상이며 수컷보다 크다. 수컷은 2~5 mm로 꼬리부분(교접침)이 말려 있다. 머리에는 두익이란 돌출부가 있고 큰 후식도구가 특징이다.

답 4)

03. 요충(*Enterobius vermicularis*) 성충의 설명으로 옳은 것은?

1) 3개의 입술과 2개의 교미침을 갖고 있다.
2) 암컷의 꼬리는 말려 있고 체장은 수컷보다 크다.
3) 수컷의 길이는 약 10 mm로 직선상이며 꼬리가 뾰족하다.
4) 머리부근에 두익(cephalic alae)이란 돌출구조가 특징이다.
5) 충체의 3/5 정도는 가늘고 나머지 후방은 굵어 채찍모양이다.

04.

답 3)

04. 동양모양선충란의 특징으로 <u>옳지 않은</u> 것은?

1) 단백막이 없다.
2) 난세포가 포도알처럼 존재한다.
3) 난세포에서 4개로 분할되어 있다.
4) 한쪽이 약간 뾰족한 장타원형이다.
5) 난각은 얇은 키틴막으로 무색투명하다.

05. 기생충과 인체감염형의 연결 중 옳은 것은?

1) 회충 – 사상유충(filariform larvae)
2) 이질아메바 – 활발한 운동성의 영양형
3) 폐흡충 – 가재의 피낭유충(metacercaria)
4) 두비니구충 – 간상유충(rhabditiform larvae)
5) 유구조충 – 돼지근육 내의 피포유충(encysted larvae)

05.
이질아메바는 포낭형, 회충은 자충포장란(embryonated egg), 유구조충은 돼지고기 내의 낭미충(cysticercus)이나 충란(육구유충 ; hexacanth embryo), 선모충은 멧돼지, 오소리 근육내의 피포유충이다.

답 3)

06. 형태가 서로 비슷한 충란의 감별점으로 옳은 것은?

1) 간흡충과 요꼬가와흡충란 – 크기와 난개유무
2) 구충과 동양모양선충란 – 색깔과 난세포 유무
3) 유구조충과 무구조충란 – 세포질내 극사의 유무와 크기
4) 두비니구충과 아메리카구충란 – 크기와 난세포 분할상태
5) 이질아메바와 대장아메바의 포낭형 – 핵의 수와 크로마틴양체 형태

06.

답 5)

07. 성충은 주로 안구의 결막아래에 검출되며, 미세사상충(microfilaria)은 대낮에 혈액에서 검출되는 특성을 보이는 것은?

1) 로아사상충(*Loa loa*)
2) 말레이사상충(*Brugia malayi*)
3) 회선사상충(*Onchocerca volvulus*)
4) 오짜르드사상충(*Mansonella ozzardi*)
5) 반크롭트사상충(*Wuchereria bancrofti*)

07.
암컷은 45~65 mm, 수컷은 25~35 mm, 피하조직에 기생하나 안구의 결막 하에 나타난다. Vector는 침파리(*Chrysops silacea*)이며, 혈액에서 주간 출현성(diurnal periodicity)이다.

답 1)

08. 조충류나 흡충류 등의 비중이 무거운 충란의 검출법으로 옳은 것은?

1) 충란배양법
2) 황산아연 부유법
3) 항문주위 도말법
4) 포화식염수 부유법
5) MGL법(formalin–ether)

08.

답 5)

09. 기생충과 중간숙주의 연결로 옳은 것은?

		(제1중간숙주)	(제2중간숙주)
1)	삼일열원충	모기(Anopheles 속)	없다
2)	유구조충	소	없다
3)	광절열두조충	물벼룩	연어
4)	간흡충	왜우렁이	가재
5)	폐흡충	다슬기	은어

09.
열원충의 중간숙주는 사람이며 종숙주가 모기이다. 유성생식이 일어나거나 성충이 기생하는 숙주가 종숙주이다.
답 3)

10. 충란에서 난개를 관찰할 수 있는 기생충들의 조합은?

1) 간흡충 – 왜소조충
2) 간질 – 만손주혈흡충
3) 광절열두조충 – 폐흡충
4) 일본주혈흡충 – 비대흡충
5) 요꼬가와흡충 - 무구조충

10.
난개가 있는 충란은 흡충류와 열두조충류. 주혈흡충류는 난개가 없고 돌기가 특징이다.
답 3)

11. 감염된 기생충의 진단과 검체의 연결로 옳지 않은 것은?

1) 람블편모충 – 대변에서 포낭형
2) 요충 – 항문주위도말에서 자충포장란
3) 선모충 – 대변에서 난개가 있는 충란
4) 질편모충 – 질 또는 요도분비물에서 영양형
5) 삼일열원충 – 적혈구에서 영양형이나 분열체 및 생식모세포 등

11.
선모충은 근육 내에서 코일모양의 피포유충으로 기생하며 태생이 특징이다. 진단은 근육생검이다.
답 3)

12. 대변의 현미경 검사에서 충란 내용물로 옳은 것은?

1) 폐흡충란 – 섬모유충(coracidium)
2) 간흡충.요꼬가와흡충란 – 난황(egg yolk)
3) 유구 · 무구조충란 – 섬모유충(miracidium)
4) 일본주혈흡충란 – 육구유충(hexacanth embryo)
5) 요충 – 자충포장란(embryonated egg)

12.
흡충란 중 폐흡충, 간질, 비대흡충은 난황상태로 배출되어 외계(수중)에서 섬모유충으로 성숙, 부화되며, 간 · 요꼬가와 · 이형흡충란은 섬모유충으로 배출한다. 유 · 무조충란은 육구유충 상태로, 광절열두조충란은 난황으로, 요충란은 자충포장란이다.
답 5)

13. Formalin-ether 실험법의 설명이다. 옳은 순서는?

가. 대변과 물을 섞어 현탁액을 만든다.
나. 물에 적신 거즈로 여과한다.
다. ether 용액을 넣고 진탕한다.
라. 10% 포르말린액으로 넣고 진탕한다.

1) 가 → 나 → 다 → 라
2) 가 → 나 → 라 → 다
3) 나 → 가 → 다 → 라
4) 나 → 다 → 라 → 가
5) 라 → 나 → 가 → 다

13.
MGL법이라고 함. 대변과 물을 섞어 현탁액을 만든 다음 거즈로 찌꺼기를 제거. 1,500 rpm으로 2~3분 원침(2~3회 반복). 침사에 10% 포르말린액으로 진탕 후 방치 → ether 넣고 진탕 → 원심분리
답 2)

14. 열원충 진단법의 설명으로 옳은 것은?

1) 그람염색액으로 염색한다.
2) 채혈시기와 검출률에는 관련이 없다.
3) 야간정기 출현성이므로 밤 10시 이후에 채혈한다.
4) 박층도말(thin smear)에서 감염 열원충의 종 감별이 가능하다.
5) 포르말린-에테르 침전법으로 검출한다.

14.
Giemsa, Wright 염색법을 사용, 후층도말은 증류수를 섞어야 RBC의 용혈이 일어난다. 정기출현성은 사상충에 해당한다.
답 4)

15. 성충의 기생은 주로 림프계이나, 유충은 야간에 혈액에 나타나며 상피증의 원인체는?

1) 편충(*Trichuris trichiura*)
2) 회충(*Ascaris lumbricoides*)
3) 분선충(*Strongyloides stercoralis*)
4) 두비니구충(*Ancylostoma duodenale*)
5) 반크롭트 사상충(*Wuchereria bancrofti*)

15.
상피증은 반크롭트와 말레이사상충의 감염으로 발생한다. 모기로 전파되며 사람이 종숙주이다. 미세사상충(사상충유충; microfilaria)은 야간정기출현성으로 환자의 혈액도말에서 관찰되며 우리나라에서는 말레이사상충이 보고된 바 있다.
답 5)

16.

답 3)

16. 람블편모충의 포낭형 검출에 우수한 검사법은?

1) 직접도말검사
2) AMS III 침전법
3) 황산아연 부유법
4) 포화식염수 부유법
5) Cellophane 후층도말법

17.

답 4)

17. 모기가 흡혈할 때 인체 내로 들어온 포자소체(sporozoite)는?

1) RBC에 침입한다.
2) 백혈구에 탐식된다.
3) 대변으로 배출된다.
4) 간세포에 들어간다.
5) 혈장 내에서 분열한다.

18.

답 5)

18. 원충류의 운동성을 관찰하는 방법으로 옳은 것은?

1) Lugol 용액으로 염색한다.
2) 배변 즉시 MGL법으로 검사한다.
3) PVA 용액으로 고정 후 염색한다.
4) 배변즉시 4℃ 냉장고에 보관한다.
5) 37℃ 생리식염수에 도말하여 검경한다.

19.
동양모양선충란 75~90×45 ㎛,
회충란 50~75×35~50 ㎛,
구충란 60×40 ㎛,
요충란 50~60×20~30 ㎛,
편충란 50~55×20 ㎛

답 1)

19. 선충류의 충란 크기를 순서대로 나열한 것은?

1) 동양모양선충 > 회충 > 구충 > 편충
2) 회충 > 동양모양선충 > 구충 > 편충
3) 편충 > 동양모양선충 > 회충 > 구충
4) 동양모양선충 > 구충 > 편충 > 회충
5) 회충 > 동양모양선충 > 편충 > 구충

20. 흡충류의 충란 크기를 순서대로 나열한 것은?

1) 폐흡충 > 간질 = 간흡충 > 요꼬가와흡충
2) 간질 > 폐흡충 > 간흡충 = 요꼬가와흡충
3) 폐흡충 > 간질 > 간흡충 = 요꼬가와흡충
4) 간질 = 폐흡충 > 간흡충 > 요꼬가와흡충
5) 간질 = 폐흡충 > 요꼬가와흡충 > 간흡충

21. 조충류의 충란 크기에 대한 설명으로 옳은 것은?

1) 쥐조충란은 왜소조충란보다 크다.
2) 유구조충란은 무구조충란보다 크다.
3) 광절열두조충란은 쥐조충란보다 크다.
4) 유·무구조충란과 쥐조충란은 비슷하다.
5) 유·무구조충란은 광절열두조충란보다 크다.

22. 충란과 특징의 연결로 <u>옳지 않은</u> 것은?

1) 간흡충란 – 난개(operculum)
2) 편충란 – 점막마개(mucoid plug)
3) 농양보양선충란 – 4~6개로 분할된 핵
4) 요충란 – 자충포장란(embryonated egg)
5) 왜소조충란 – 육구유충(hexacanth embryo)

23. Modified Hodge Test를 시행하는 목적은?

1) VRE (Vancomycin–resistance *Enterococci*)확인
2) ESBL (Extended–spectrum beta–lactamases)확인
3) MRSA (Methicillin–resistant *Staphylococcus aureus*)확인
4) CRE (carbapenem–resistant *Enterobacteriaceae*, 카바페넴내성장내세균속균종)확인
5) CPE (carbapenemase–producing *Enterobacteriaceae*, 카바페넴 분해효소를 생성하는 장내세균속균종) 확인

20.
간질 · 비대흡충란 130~150×70~90 ㎛,
폐흡충란 80~110×50~60 ㎛,
간흡충란 25~35×10~20 ㎛

답 2)

21.
쥐조충란 > 광절열두조충란 > 왜소조충란 > 유 · 무구조충란

답 1)

22.

답 3)

23.

답 5)

실기문제

01. MGL 침전법으로 검출률이 높은 충란은?

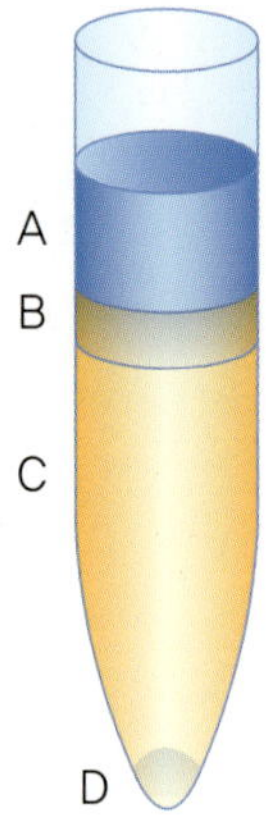

1) 회충란
2) 요충란
3) 두비니구충란
4) 동양모양선충란
5) 아메리카구충란

02. D는 충란이 포함된 침사층이다. A~C 층의 설명으로 옳은 것은?

1) 에테르액 – 지방층 – 포르말린액
2) 지방층 – 에테르액 – 포르말린액
3) 에테르액 – 포르말린액 – 지방층
4) 지방층 – 포르말린액 – 에테르액
5) 포르말린액 – 에테르액 - 지방층

01.
포르말린-에테르 침전법은 비중이 무거운 조충류 및 흡충류의 충란, 그리고 선충류 중 회충란, 편충란, 원충류의 포낭형 검출에 우수하다.

답 1)

02.
원심분리 후 시험관의 위층부터 투명한 에테르층, 황갈색의 지방층(찌꺼기층), 그 아래에 제일 많은 10% 포르말린액 순이다.

답 1)

03. 투명한 접착테이프와 설압자를 이용하여 검출하는 충란은?

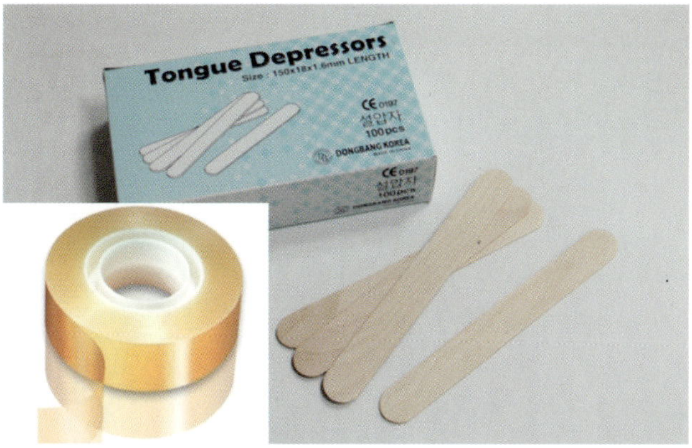

1) 회충란
2) 편충란
3) 요충란
4) 동양모양선충란
5) 요꼬가와흡충란

04. 아래 방법으로 충란 검출률을 높이고자 할 때 설명으로 옳지 않은 것은?

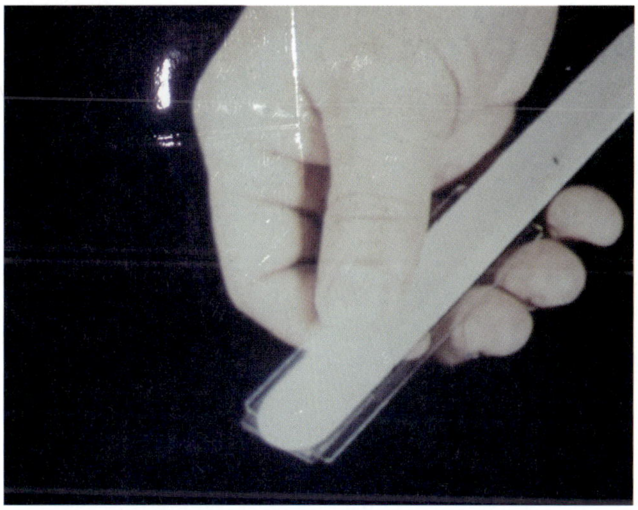

1) 목욕 전에 실시한다.
2) 용변 보기 전에 실시한다.
3) 식후 하루 세 번 실시한다.
4) 아침에 일어나는 즉시 실시한다.
5) 날짜를 달리하여 3~4회 연속 도말한다.

03.
요충은 숙주가 활동하지 않는 야간에 항문 주위로 나와서 산란하는 특징이 있다. 아침에 일어나는 즉시 항문 주위를 투명한 접착 테이프로 찍어내어 슬라이드 유리에 부착시킨 후 감 씨 모양의 충란을 찾아 진단한다.
답 3)

04.
항문 주위에 산란된 충란이 활동으로 인해 떨어지기 전에 채취하는 것이 좋다. 음성이면 날짜를 달리해서 실시한다.
답 3)

05. 신선한 설사변에서 발견된 충란이다. 설명으로 옳은 것은?

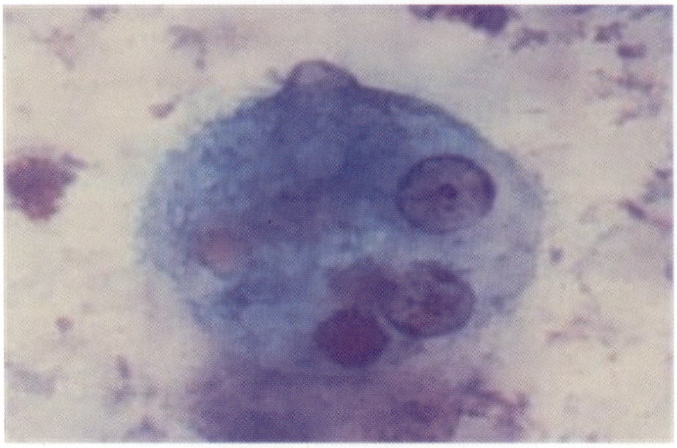

1) 이질아메바의 영양형이다.
2) 대장아메바의 영양형이다.
3) 이질아메바의 포낭형이다.
4) 대장아메바의 포낭형이다.
5) 이핵아메바의 영양형이다.

05.
영양형은 대사위주의 세포로 하나의 핵과 위족의 운동성이 특징이다. 탐식된 적혈구로 이질아메바로 진단한다.
답 1)

06. 사진에서 A~C의 설명으로 옳은 것은?

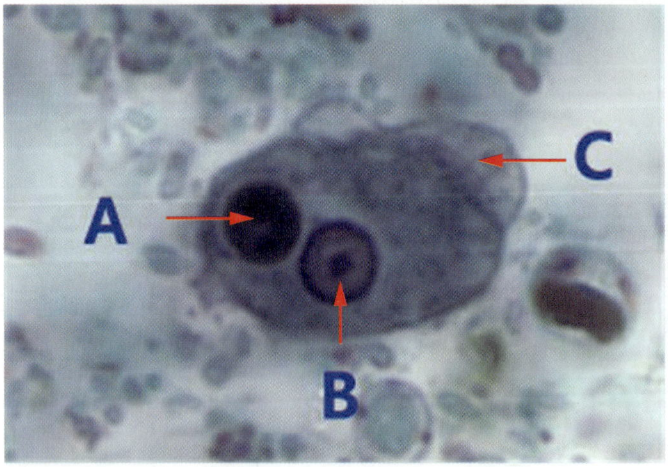

1) 적혈구 – 핵 - 위족
2) 핵 – 핵소체 – 위족
3) 적혈구 – 핵 - 파동막
4) 크로마틴 양체 – 핵 – 파동막
5) 크로마틴 양체 – 핵소체 - 파동막

06.
Trichrome 염색표본으로 원충 주위와 크로마틴 양체는 초록색, 적혈구는 적색, 핵은 갈색이다. B의 핵에서 중심성 핵소체와 고른(fine) 핵주위 염색질을 관찰할 수 있다. 돌출된 C 부위는 투명한 외세포질로 위족(pseudopodium)이다.
답 1)

07. 이질아메바 포낭형으로 진단하는 근거로 옳은 것은?

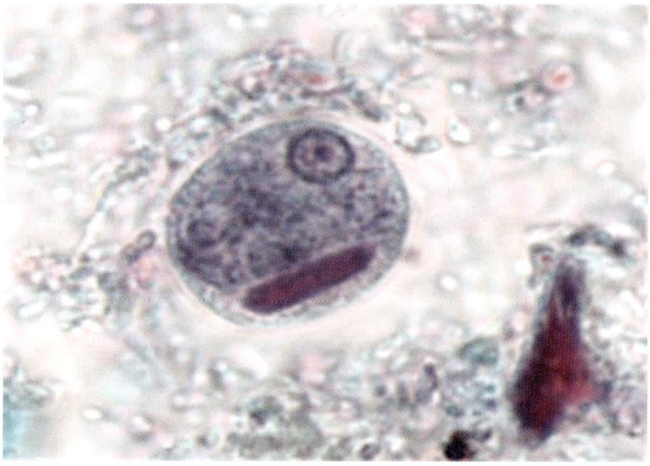

1) 활발한 운동성
2) 편재성 핵소체
3) 적혈구의 탐식
4) 활발한 위족운동
5) 곤봉상의 크로마틴 양체(chromatoidal body)

07.
둥근 크로마틴 양체의 외연이 가장 핵심적이며 포낭형에서 관찰된다. 이질아메바 cyst의 핵의 수는 통상 4개이나 공 모양의 구조상 현미경 초점이 안 맞으면 일부만 보인다.

답 5)

08. 대장아메바의 포낭형으로 진단하는 근거로 옳은 것은?

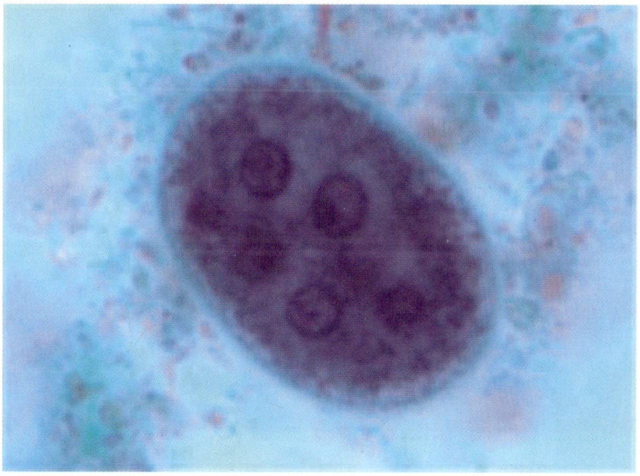

1) 핵이 4개 이상이다.
2) 핵소체가 중심성이다.
3) 곤봉상의 크로마틴 양체이다.
4) 탐식한 RBC가 보이지 않는다.
5) 핵주위성 크로마틴 배열이 규칙적이다.

08.
핵이 여러 개 관찰되므로 포낭형이다. 편재성 핵소체도 근거가 되나 핵의 수가 4개 이상이므로 대장아메바로 진단한다.

답 1)

09.
사진에서 관찰되는 핵의 수는 7개로 대장아메바로 추정된다.
답 5)

10.
대장아메바는 핵의 수가 4배 이상이다.
답 2)

09. 사진은 원충류의 포낭형이다. 이 원충의 설명으로 옳은 것은?

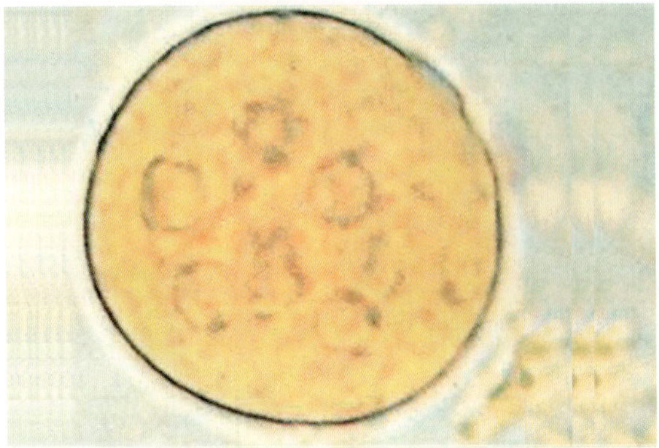

1) 핵은 4개이다.
2) 적혈구를 탐식한다.
3) 위족 운동이 활발하다.
4) 중심성 핵소체를 가진다.
5) 침상형 크로마틴 양체를 가진다.

10. 사진의 설명으로 옳은 것은?

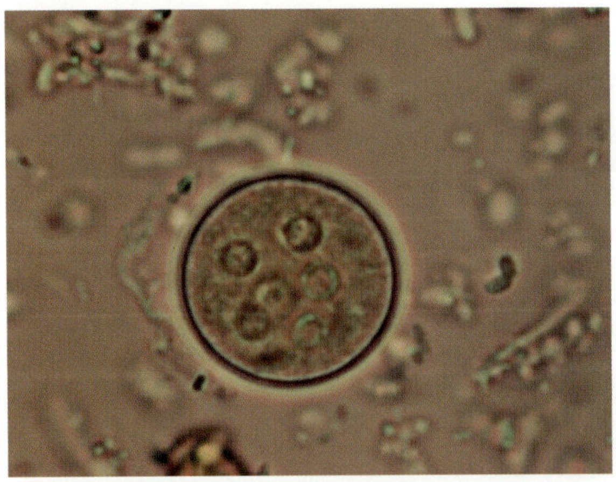

1) 핵소체의 위치로 이질아메바이다.
2) 핵의 개수로 보아 대장아메바이다.
3) 크로마틴 양체 개수로 이질아메바이다.
4) 크로마틴 양체 형태로 대장아메바이다.
5) 두꺼운 포낭벽의 형태로 대장아메바이다.

11. 직접도말표본에서 발견된 아래 편모충의 진단에 가장 중요한 근거는?

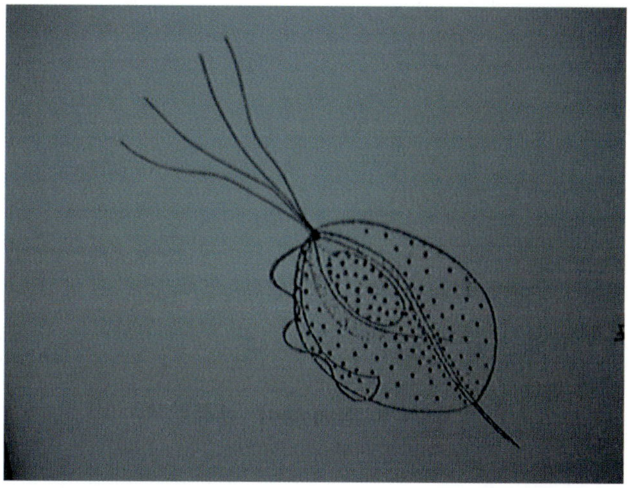

1) 포낭형의 형태
2) 핵의 위치와 수
3) 전편모의 운동성
4) 파동막의 크기와 위치
5) 세포질 내 철과립의 유무

12. 냉이 심한 여성의 분비물에서 분리한 원충류를 Wright 염색한 사진이다. 옳은 것은?

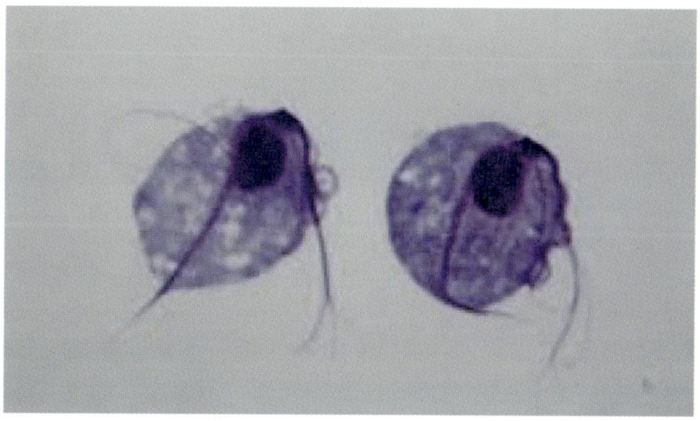

1) 람블편모충(*Giardia lamblia*)
2) 대장섬모충(*Balantidium coli*)
3) 메닐편모충(*Chilomastix mesnili*)
4) 질편모충(*Trichomonas vaginalis*)
5) 장후진편모충(*Retortamonas intestinalis*)

11.
편모충류의 진단에는 검체의 종류도 중요하다. 질편모충의 그림이며 임상적 진단은 전편모의 운동성에 가장 큰 비중을 둔다. 검체 채취 후 신속한 검사와 온도 유지가 운동성 관찰에 필수이다.

답 3)

12.
질편모충은 질내 pH 5.4~5.8 부근에서 잘 번식하며 질염을 일으킨다. 분비물의 젖은 표본(wet smear)에서 다핵형 백혈구와 형태가 유사하나 전편모의 운동성으로 구별된다. 전편모 4개가 앞쪽으로 뻗어 있고 큰 핵과 축색, 체장의 1/3 크기의 파동막이 특징이다.

답 4)

13.
람블편모충의 영양형은 십이지장 흡인액에서 관찰되나 통상 대변에서는 포낭형이 분리된다. 8~12 ㎛ 크기, 2~4개의 핵과 축색에 걸쳐진 부기체(parabasal body)가 특징이다.

답 2)

14.
람블편모충의 영양형이다. 낙엽 떨어지는 형태의 운동성을 보인다. 2개의 흡반과 각 흡반 중심에 위치한 핵, 그리고 4쌍의 편모가 특징이며, 소장 상부 또는 담관이나 담낭에 기생한다.

답 1)

13. 대변에서 분리된 충란이다. 옳은 설명은?

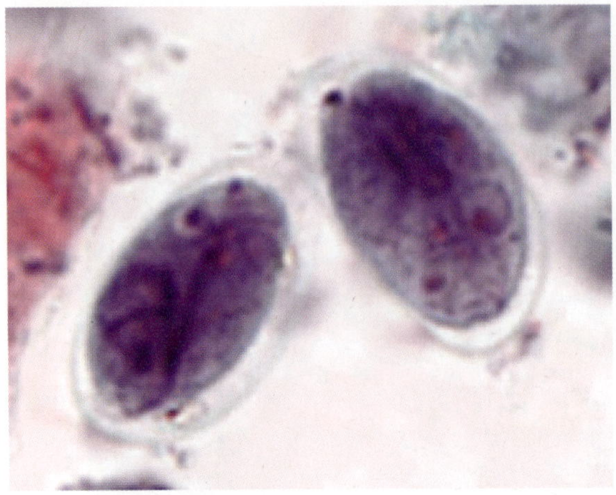

1) 질편모충 영양형
2) 람블편모충의 포낭형
3) 대장아메바의 포낭형
4) 메닐편모충의 영양형
5) 이질아메바의 포낭형

14. 소장의 생검조직에서 분리된 기생충이다. 옳은 것은?

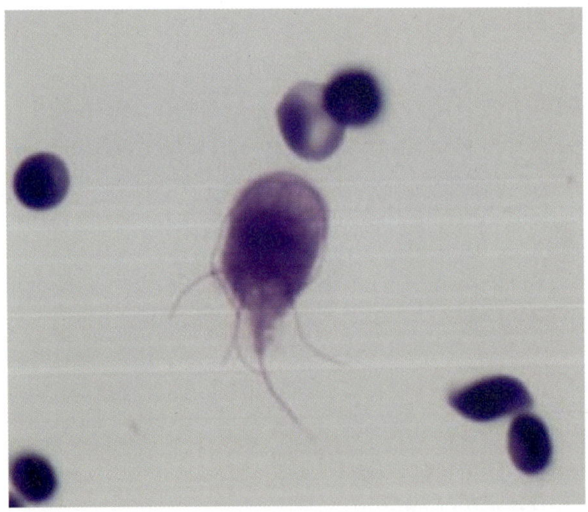

1) 람블편모충(*Giardia lamblia*)
2) 대장섬모충(*Balantidium coli*)
3) 메닐편모충(*Chilomastix mesnili*)
4) 질편모충(*Trichomonas vaginalis*)
5) 장후진편모충(*Retortamonas intestinalis*)

15. 불명의 열이 발생하는 환자의 혈액을 염색한 사진이다. 옳은 설명은?

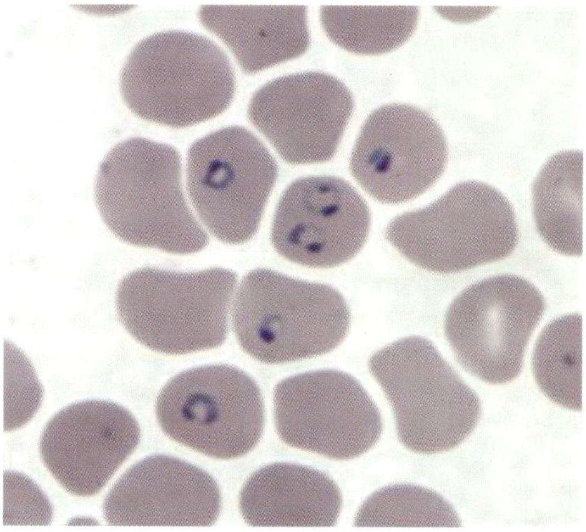

1) 삼일열원충(*Plasmodium vivax*)
2) 사일열원충(*Plasmodium malariae*)
3) 열대열원충(*Plasmodium falciparum*)
4) 내장리슈만 편모충(*Leishmania donovani*)
5) 감비아파동 편모충(*Trypanosoma gambiense*)

15.
하나의 적혈구에 영양형이 2개 이상 중복감염이고 반점도 2개 이상이라 열대열 열원충으로 진단이 가능하다.
답 3)

16. 혈액도말표본에서 삼일열원충의 감염 근거로 옳은 것은?

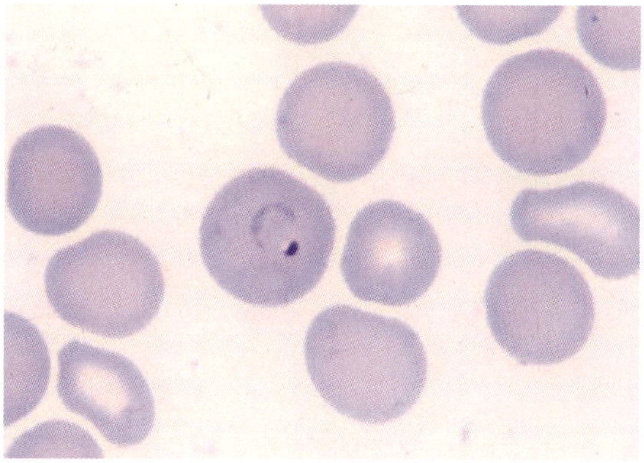

1) Mauer 반점이 많이 생긴다.
2) 윤상체의 이중감염이 흔하다.
3) 윤상체의 과립이 두 개 이상이다.
4) 감염된 RBC의 혈색소가 증가되었다.
5) 감염된 RBC의 크기가 정상보다 크다.

16.
삼일열원충의 윤상체에 감염된 RBC는 크기가 커지고, 혈색소가 감소되며 다른 종보다 윤상체가 크다.
답 5)

17. 말초혈액에서 아래와 같은 특징적인 형태를 보이는 열원충은?

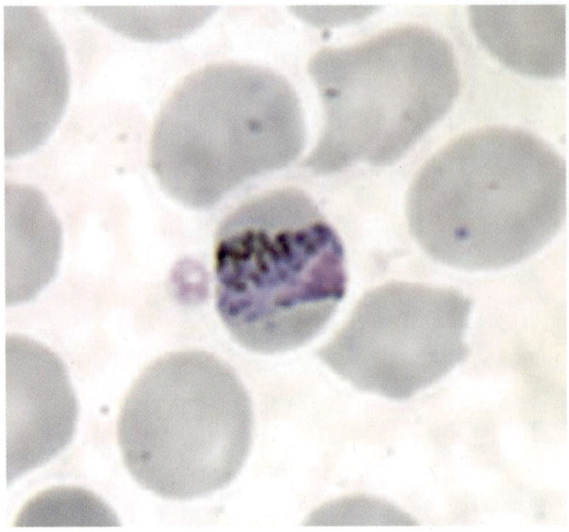

1) 삼일열원충(*Plasmodium vivax*)
2) 난형열원충(*Plasmodium ovale*)
3) 쥐바베스열원충(*Babesia microti*)
4) 사일열원충(*Plasmodium malariae*)
5) 열대열원충(*Plasmodium falciparum*)

17.
사일열원충의 특징으로 성숙한 영양형이 대상체(band form)를 만들고 분열체(schizont)가 국화꽃 모양의 배열이다.
답 4)

18. 말초혈액에서 아래와 같은 특징적인 형태를 보이는 열원충은?

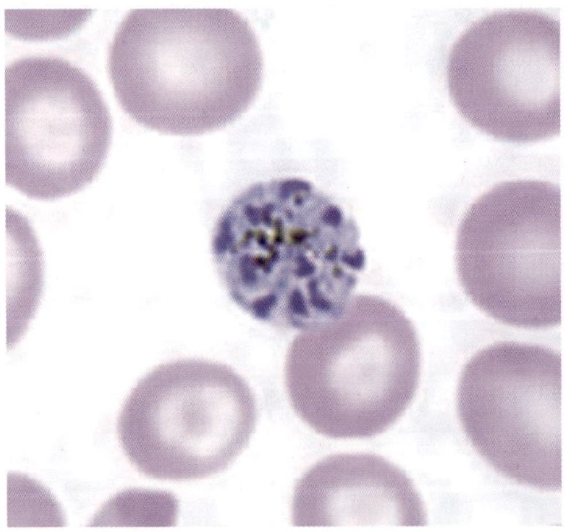

1) 삼일열원충(*Plasmodium vivax*)
2) 난형열원충(*Plasmodium ovale*)
3) 쥐바베스열원충(*Babesia microti*)
4) 사일열원충(*Plasmodium malariae*)
5) 열대열원충(*Plasmodium falciparum*)

18.
분열체(schizont)가 국화꽃 모양의 배열이면 사일열원충이다.
답 4)

19. 말초혈액에서 아래 세포의 출현으로 진단이 가능한 것은?

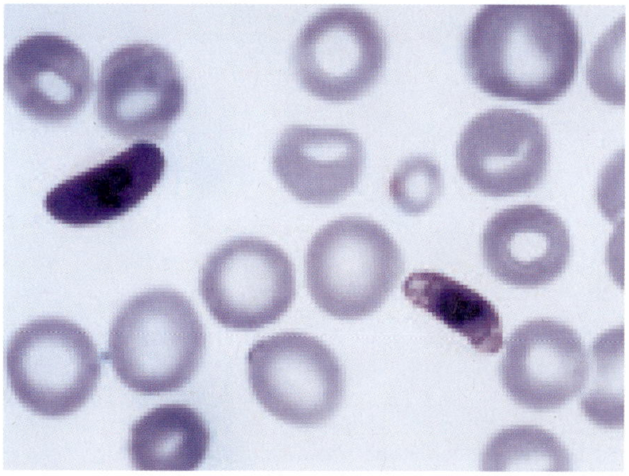

1) 삼일열원충(*Plasmodium vivax*)
2) 난형열원충(*Plasmodium ovale*)
3) 쥐바베스열원충(*Babesia microti*)
4) 사일열원충(*Plasmodium malariae*)
5) 열대열원충(*Plasmodium falciparum*)

20. 사진에서 나타난 특징적인 세포는?

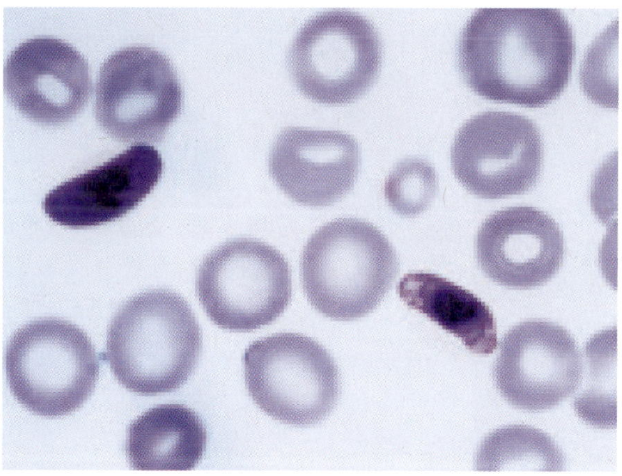

1) 접합체(zygote)
2) 분열체(schizont)
3) 윤상체(ring form)
4) 분열소체(merozoite)
5) 생식모세포(gametocyte)

19.
열대열원충의 특징으로 RBC에 2개 이상의 윤상체, 담청색의 Maurer 반점, 바나나 모양의 생식모세포 등이다. 다른 종에서는 모든 발육단계의 세포를 볼 수 있으나 열대열원충에서 윤상체와 생식모세포만 출현한다.
답 5)

20.
생식모세포(gametocyte)이다. 모기가 흡혈하면 모기 체내에서 암수생식세포(macro-, micro gamete)로 분화한다.
답 5)

21.
큰 윤상체와 감염 RBC의 증대로 삼일열 원충으로 진단한다.

답 1)

21. 말라리아의 특징적인 형태는?

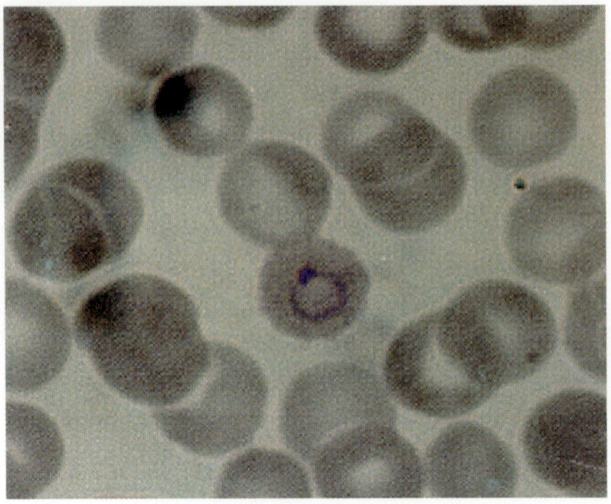

1) 영양형 초기의 윤상체
2) 소시지형의 생식모세포
3) 감염된 RBC는 크기 변화가 없다.
4) 발육 중기의 영양형 세포가 띠모양이다.
5) 세포질 내 붉은 과립이 Ziemann's 반점이다.

22.
A는 후층도말표본이다. 혈액과 증류수를 섞어 용혈시킨 후 넓게 펴서 건조한 다음 염색한 표본이다. B는 박층도말표본이다. 백혈구감별용 도말표본같이 얇게 펴서 염색한다.

답 1)

22. 말라리아 유행지역을 다녀온 어느 여행객의 혈액도말표본이다. A와 B 표본의 옳은 설명은?

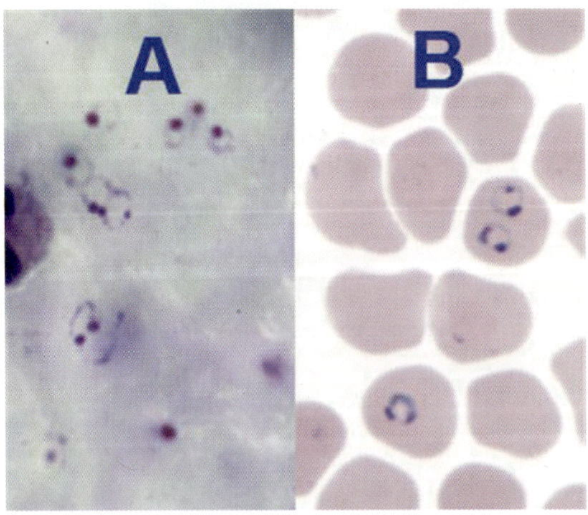

1) 후층도말과 박층도말표본이다.
2) Giemsa 염색과 Gram 염색표본이다.
3) 두 종 이상의 열원충에 의한 중복감염이다.
4) 감염초기와 병후 회복기 때의 도말표본이다.
5) 발열극기와 발열후기, 즉 채혈시기에 따른 도성숙도 차이다.

23. A는 후층도말, B는 박층도말의 사진이다. 열원충의 조합으로 옳은 것은?

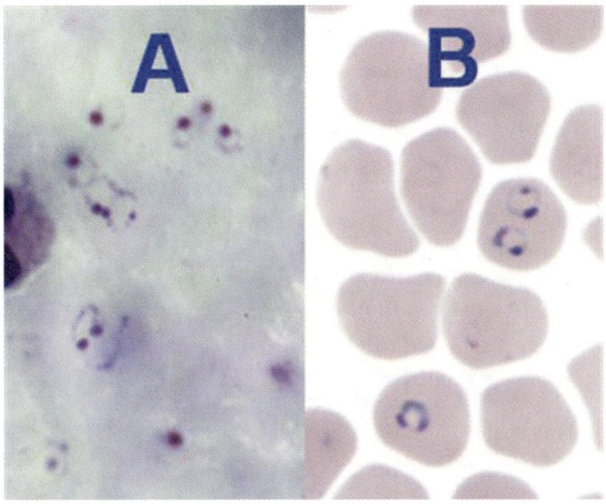

1) 모두 열대열원충
2) 모두 삼일열원충
3) A는 열대열원충 B는 사일열원충
4) A는 삼일열원충 B는 열대열원충
5) A는 열대열원충 B는 삼일열원충

24. 후층도말(A)과 박층도말(B) 표본이다. 열대열원충으로 진단하는 근거로 <u>옳지 않은</u> 것은?

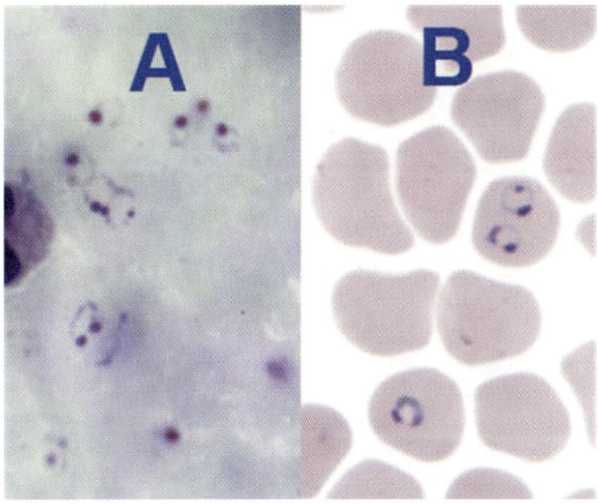

1) 윤상체의 붉은 과립이 2개이다.
2) 밴드 형태의 영양형이 특징이다.
3) 말초혈액에 윤상체가 많이 나타난다.
4) 감염된 적혈구는 크기에 변함이 없다.
5) 한 적혈구에 감염된 윤상체가 2개 이상이다.

23.
한 적혈구 내 윤상체의 중복감염과 윤상체의 과립이 2개 이상이다. 드물게 삼일열원충에서도 중복감염이 관찰되기도 한다.
답 1)

24.
밴드 형태의 영양형은 사일열원충의 특징이다.
답 2)

25. 대변에서 검출한 충란이다. 설명으로 옳은 것은?

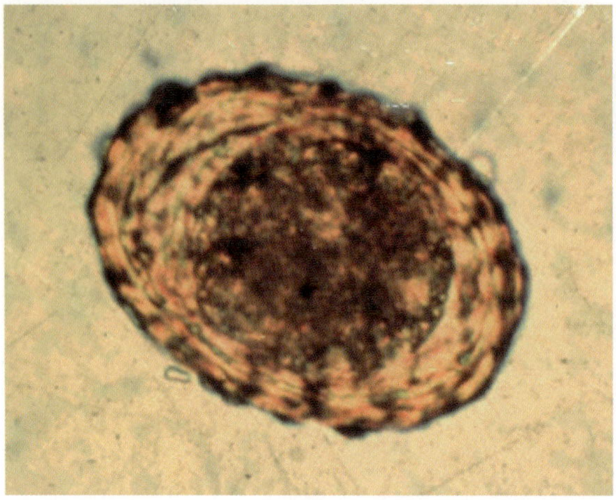

1) 회충란이다.
2) 폐흡충란이다.
3) 광절열두조충란이다.
4) 일본주혈흡충란이다.
5) 회충 미수정란(불수정란)이다.

25.
전형적인 회충 수정란이다. 60 ㎛ 크기로 담즙에 착색되어 황갈색이다. 바깥층부터 단백막, 키틴막, 지질막으로 구성된다. 회충란(수정란)과 비슷한 크기로는 구충란, 왜소조충란, 광절열두조충란 등이 있다.

답 1)

26. 대변에서 검출한 충란이다. 설명으로 옳은 것은?

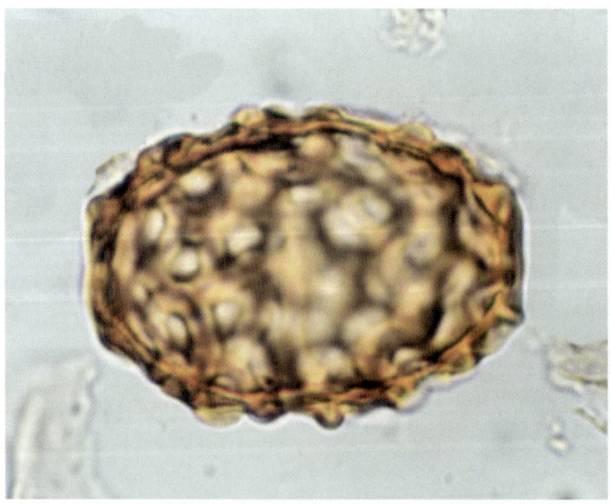

1) 폐흡충란이다.
2) 일본주혈흡충란이다.
3) 동양모양선충란이다.
4) 광절열두조충란이다.
5) 회충미수정란(불수정란)이다.

26.
회충의 암컷만 기생 또는 어린 암컷이 산란한 미수정란(불수정란)이다. 크기는 90 ㎛ 이상이며, 지질막이 없다. 비슷한 크기로는 폐흡충란, 동양모양선충란, 쥐조충란, 일본주혈흡충란 등이 있다.

답 5)

27. 아래 충란을 검출 하는데 가장 우수한 검사법은?

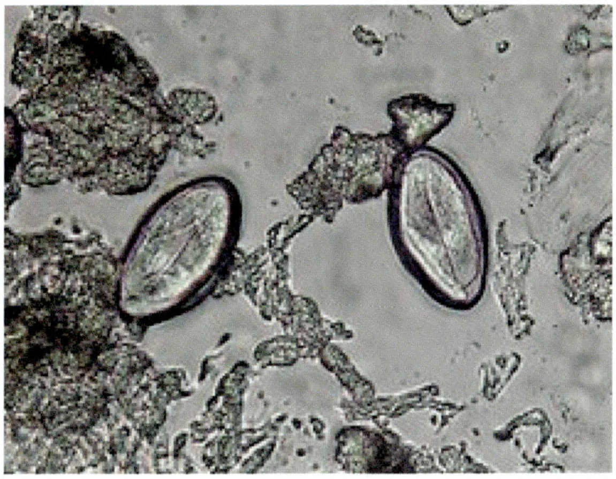

1) 침접법
2) 황산아연 부유법
3) 간이식염수 부유법
4) 셀로판 후층 도말법
5) 스카치테이프 항문주위 도말법

27.
요충의 특성 상 항문 주위에 산란하므로 검출법으로는 스카치테이프법이 우수하다.

답 5)

28. 대변에서 검출된 충란이다. 옳은 것은?

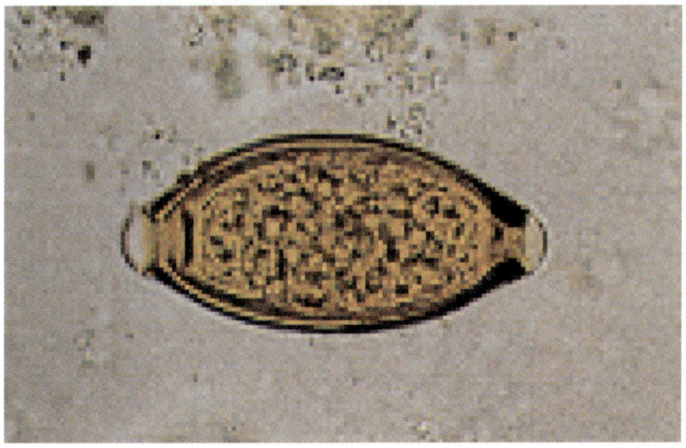

1) 편충(*Trichuris trichiura*)
2) 회충(*Ascaris lumbricoides*)
3) 요충(*Enterobius vermicularis*)
4) 두비니구충(*Ancylostoma duodenale*)
5) 동양모양선충(*Trichostrongylus orientalis*)

28.
편충란의 황갈색은 담즙의 착색이며 양쪽 투명한 점막전(mucoid plug)이 특징이다.

답 1)

29. 편충의 점막전은 충란 밖으로 돌출되지만 간모세선충란(*Capillaria hepatica*)의 점막마개는 돌출되지 않는다.

답 4)

30. 신선한 대변에서 투명하고 4핵성 세포로 배출되면 구충류(hook worm)의 충란이다. 동양모양선충란과 감별이 필요하다. 이러한 선충류의 검출법으로 황산아연부유법이 추천된다.

답 1)

29. 편충란으로 진단하는 근거로 옳은 것은?

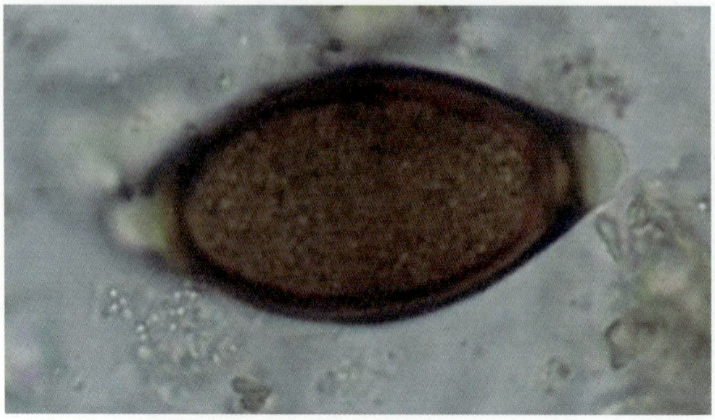

1) 난황의 분열상태
2) 회충란보다 큰 크기
3) 충란 속의 육구유충
4) 투명한 점막마개와 색깔
5) 1% iodine 용액의 염색성

30. 아래 충란의 검출법으로 가장 좋은 것은?

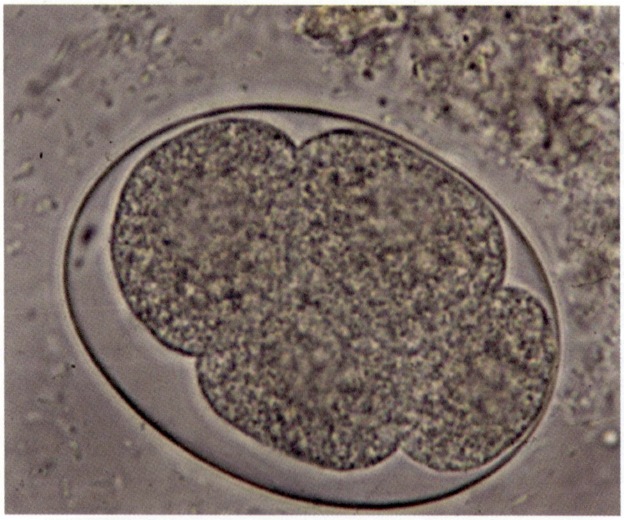

1) 황산아연부유법
2) 셀로판후층도말법
3) 생리식염수 도말법
4) 포르말린 에테르 침전법
5) 스카치테이프 항문주위 도말법

31. 대변에서 검출된 충란이다. 옳은 것은?

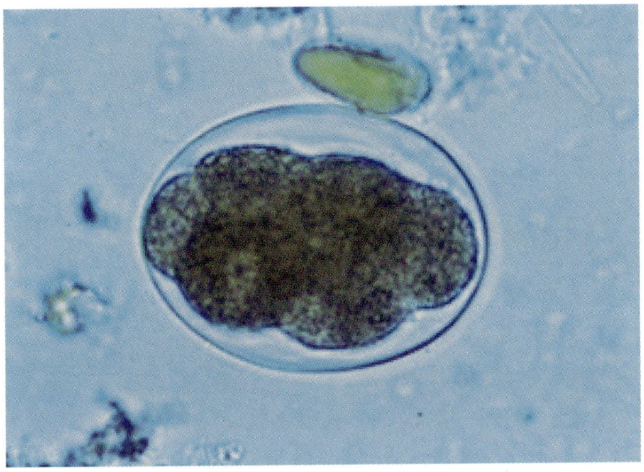

1) 구충란(*Hook worm* egg)
2) 편충란(*Trichuris trichiura* egg)
3) 회충란(*Ascaris lumbricoides* egg)
4) 요충란(*Enterobius vermicularis* egg)
5) 동양모양선충란(*Trichostrongylus orientalis* egg)

32. 대변에서 검출된 충란이다. 옳은 것은?

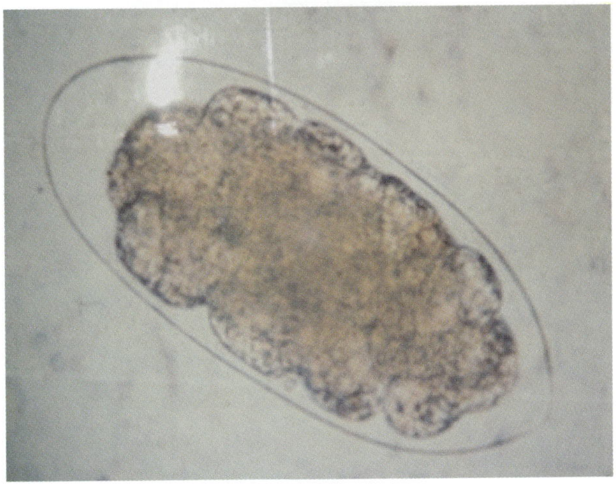

1) 구충란(*Hook worm* egg)
2) 편충란(*Trichuris trichiura* egg)
3) 회충란(*Ascaris lumbricoides* egg)
4) 요충란(*Enterobius vermicularis* egg)
5) 동양모양선충란(*Trichostrongylus orientalis* egg)

31.
통상적인 4핵성 충란보다 난세포의 분할이 좀 더 진행된 구충란이다.
답 1)

32.
구충란보다 크며 난세포가 많은 과립상태이다(상실기). 전체적으로 타원형이며 세포질 주위공간이 넓고 비대칭적이다.
답 5)

33.
말레이사상충이나 반크롭트사상충은 야간정기출현성으로 혈액도말표본에서 microfilaria를 증명한다. 말레이사상충은 sheath(껍질)와 꼬리 부분에 2개의 미핵이 특징이다.

답 4)

34.

답 1)

33. 사진의 설명으로 옳은 것은?

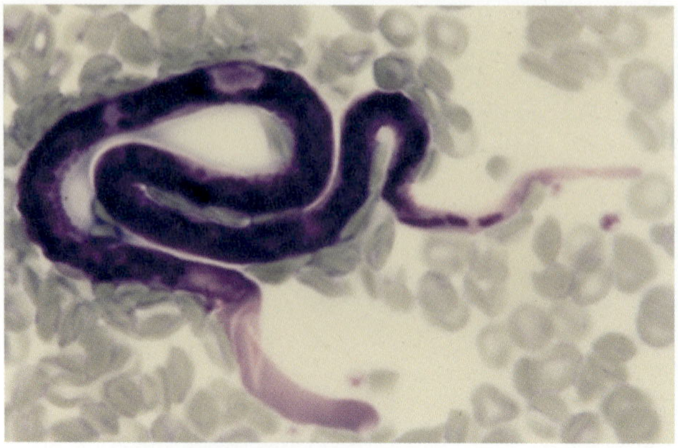

1) 근육 내 선모충의 피포유충이다.
2) 요침사에서 분리된 방광주혈흡충이다.
3) 혈액에 기생하는 감비아파동편모충이다.
4) 혈액에서 분리된 미세사상충(microfilaria)이다.
5) 스파르가눔증 환자의 조직에서 적출한 유충이다.

34. 안구에 감염을 일으켜 검출되는 기생충은?

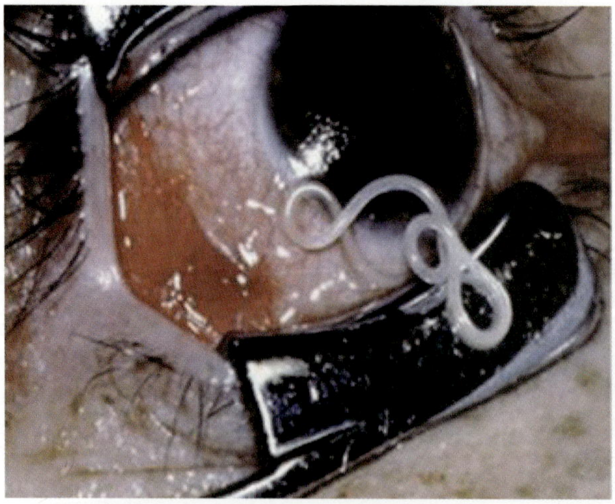

1) 로아사상충(*Loa loa*)
2) 말레이사상충(*Brugia malayi*)
3) 회선사상충(*Onchocerca volvulus*)
4) 오짜르드사상충(*Mansonella ozzardi*)
5) 반크롭트사상충(*Wuchereria bancrofti*)

35. 사진의 설명으로 옳은 것은?

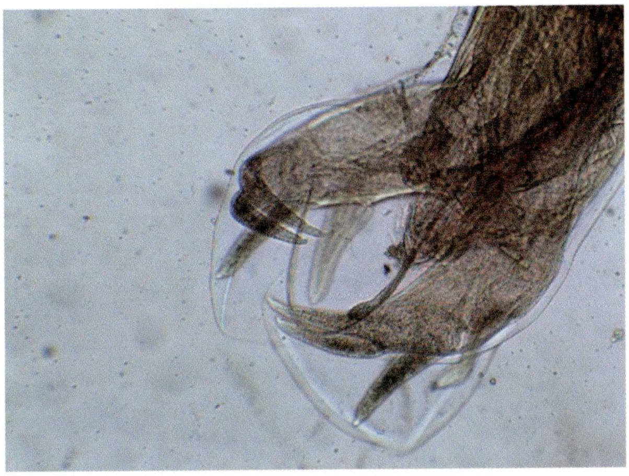

1) 유구낭미충(*cysticercus cellulosae*)
2) 선모충의 피포유충(*encysted larvae*)
3) 구충류의 교접낭(*copulatory bursa*)
4) 요충의 후식도구(*postesophageal bulb*)
5) 일본주혈흡충의 포자관(*gynecophoral canal*)

36. 성충이 장에 침입한 후 혈류를 따라 골격근내로 들어가 피포유충 상태로 장기간 감염되어 있는 기생충은?

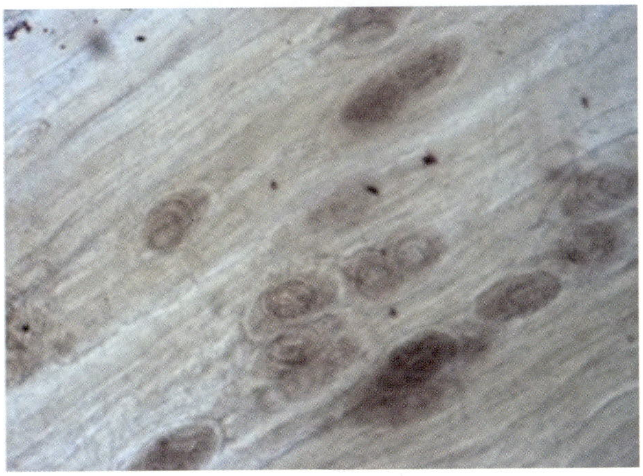

1) 회충(*Ascaris lumbricoides*)
2) 선모충(*Trichinella spiralis*)
3) 분선충(Strongyloides stercoralis)
4) 요꼬가와흡충(*Metagonimus yokogawai*)
5) 동양모양선충(*Trichostrongylus orientalis*)

35.
충란으로 감별이 어려운 구충류는 충란을 배양하여 유충의 외형으로 감별한다. 두비니구충과 아메리카구충의 감별로 교접낭의 구조이다.

답 3)

36.

답 2)

37. 대변에서 검출된 30×15 ㎛ 크기의 충란이다. 옳은 것은?

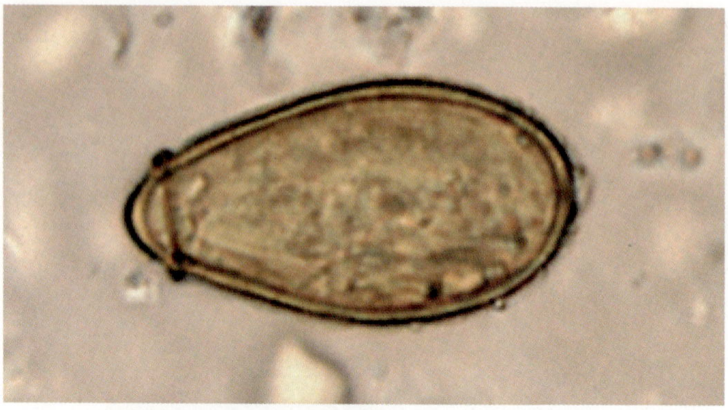

1) 간흡충(*Clonorchis sinensis*)
2) 비대흡충(*Fasciolopsis buski*)
3) 폐흡충(*Paragonimus westermani*)
4) 광절열두조충(*Diphyllobothrium latum*)
5) 요꼬가와흡충(*Metagonimus yokogawai*)

37.
크기가 30 ㎛이면 소형급 충란이다. 난개와 돌출부(shouldering) 그리고 미단부의 돌기로 보아 특징적인 간흡충란이다.

답 1)

38. 충란의 검출률이 높은 검사법은?

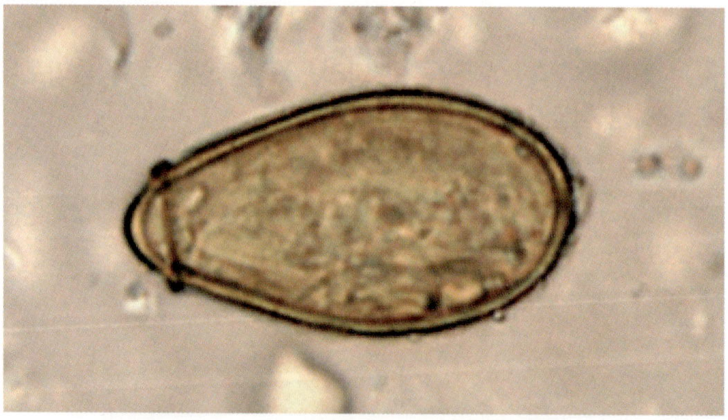

1) 황산아연 부유법
2) 간이식염수 부유법
3) 셀로판 후층 도말법
4) 포르말린-에테르 침전법
5) 스카치테이프 항문주위 도말법

38.
비중이 무거운 흡충류나 조충류의 충란은 침전법으로 검사한다.

답 4)

39. 아래와 같이 제1, 제2 중간숙주의 생활사를 가진 기생충은?

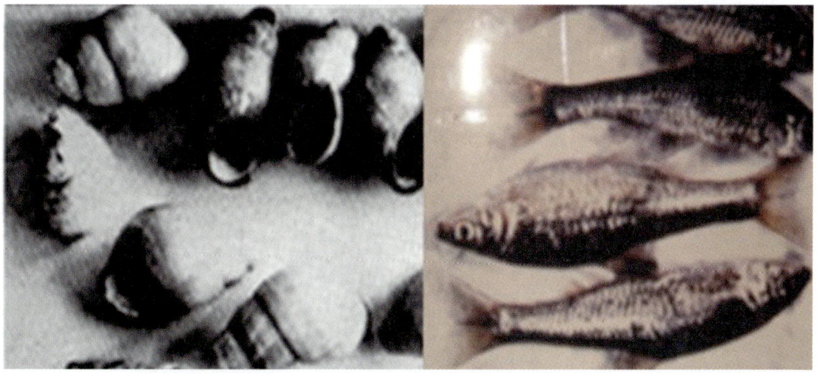

1) 간흡충(*Clonorchis sinensis*)
2) 폐흡충(*Paragonimus westermani*)
3) 만손주혈흡충(*Schistosoma mansoni*)
4) 일본주혈흡충(*Schistosoma japonicum*)
5) 요꼬가와흡충(*Metagonimus yokogawai*)

39.

답 1)

40. 성충이 나뭇잎 모양으로 편평하고 분엽상의 고환을 갖고 있는 기생충은?

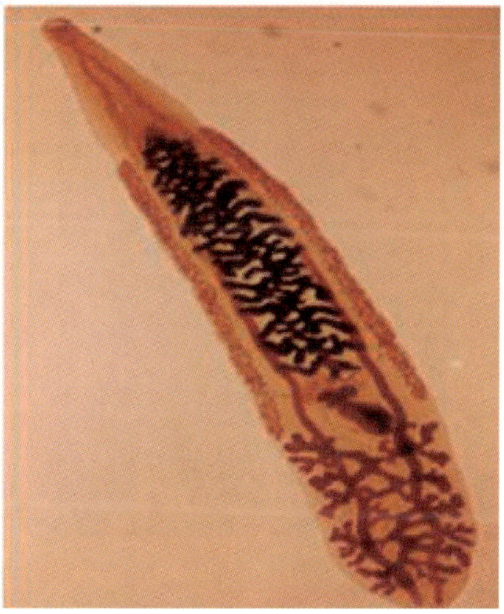

1) 유구조충(*Taenia solium*)
2) 간흡충(*Clonorchis sinensis*)
3) 폐흡충(*Paragonimus westermani*)
4) 만손주혈흡충(*Schistosoma mansoni*)
5) 광절열두조충(*Diphyllobothrium latum*)

40.

답 2)

41.
폐흡충란은 80~110×50~60 ㎛, 난개가 있는 황갈색이다. 충란은 주로 객담으로 배출되나 노약자는 객담을 삼키므로 대변에서도 검출된다.

답 3)

42.
폐흡충의 감염은 가재나 참게의 피낭유충의 섭취에 의하며 은어회의 섭취는 요꼬가와흡충과 광절열두조충에 감염가능성이 높다. 열대지방의 민물에서 수영을 하면 주혈흡충류의 유미유충(cercaria)에 감염될 가능성이 높다. 스파르가눔증은 뱀이나 개구리의 생식으로 가능하다.

답 2)

41. 객담에서 검출한 충란으로 옳은 것은?

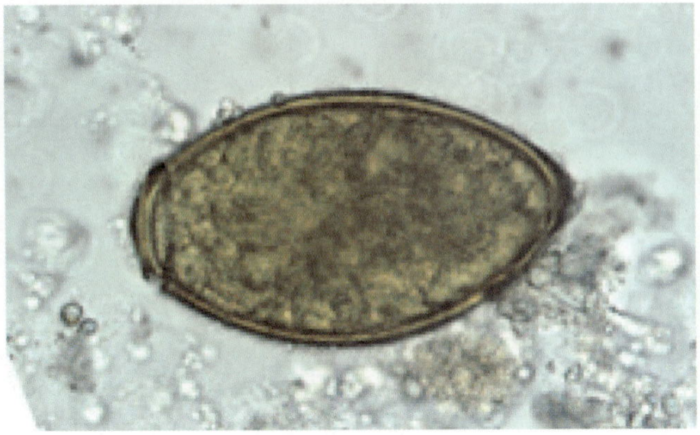

1) 회충(*Ascaris lumbricoides*)
2) 쥐조충(*Hymenolepis diminuta*)
3) 폐흡충(*Paragonimus westermani*)
4) 광절열두조충(*Diphyllobothrium latum*)
5) 요꼬가와흡충(*Metagonimus yokogawai*)

42. 객담에서 분리된 충란이다. 위 충란이 분리될 가능성이 가장 높은 환자는?

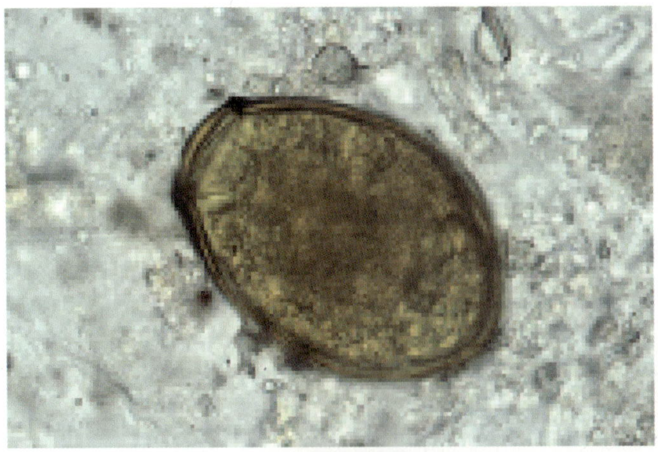

1) 은어회를 자주 먹은 환자
2) 가재나 참게장을 즐겨 먹는 환자
3) 바닷장어와 오징어 회를 즐겨먹는 환자
4) 열대지방의 민물에서 물놀이를 했던 환자
5) 뱀이나 개구리를 날것으로 자주 먹었던 환자

43. 혈변에서 분리된 충란이다. 옳은 것은?

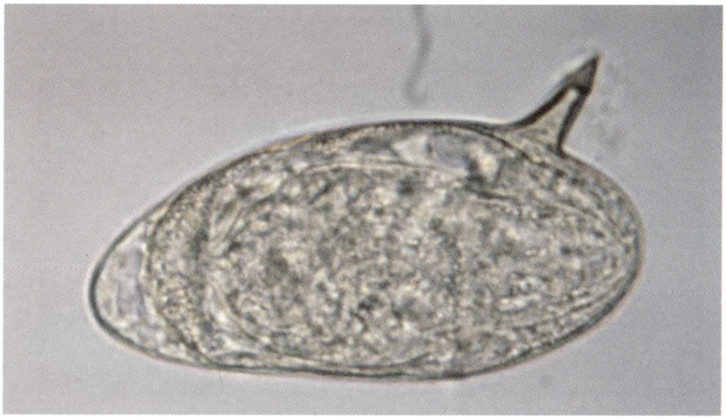

1) 폐흡충(*Paragonimus westermani*)
2) 만손주혈흡충(*Schistosoma mansoni*)
3) 일본주혈흡충(*Schistosoma japonicum*)
4) 광절열두조충(*Diphyllobothrium latum*)
5) 방광주혈흡충(*Schistosoma haematobium*)

44. 기생충의 성충이다. 옳은 것은?

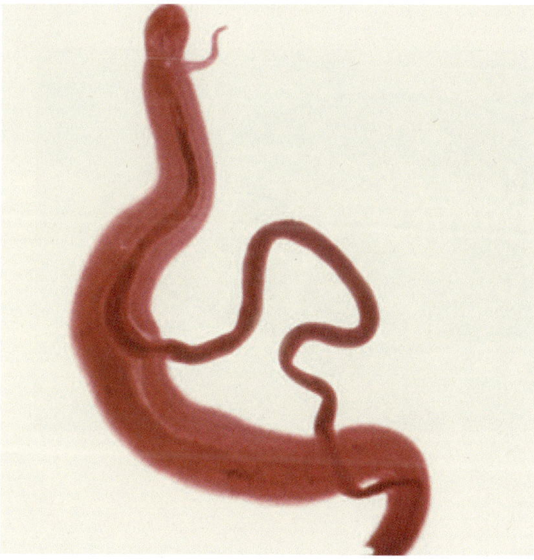

1) 말레이사상충(*Brugia malayi*)
2) 만손열두조충(*Spirometra erinacei*)
3) 만손주혈흡충(*Schistosoma mansoni*)
4) 광절열두조충(*Diphyllobothrium latum*)
5) 요꼬가와흡충(*Metagonimus yokogawai*)

43.
만손주혈흡충란은 120~170×60 ㎛ 크기이며 측방소극(lateral spine)이 특징이다.

답 2)

44.
만손주혈흡충의 수컷은 1×0.8 mm, 암컷은 7×1.5 mm이다. 수컷은 포자관에 가늘고 긴 암컷을 껴안고 생활한다. 다른 흡충류는 자웅동체이나 주혈흡충류(일본, 만손, 방광)는 자웅이체이다. 감염형은 cercaria이다.

답 3)

45.

답 5)

46.
방광주혈흡충은 방광정맥총, 골반, 직장 등의 정맥총에 기생하면서 산란한다. 혈뇨를 보이며 요와 방광생검에서 충란이 분리된다.

답 1)

45. 충란의 종류로 옳은 것인?

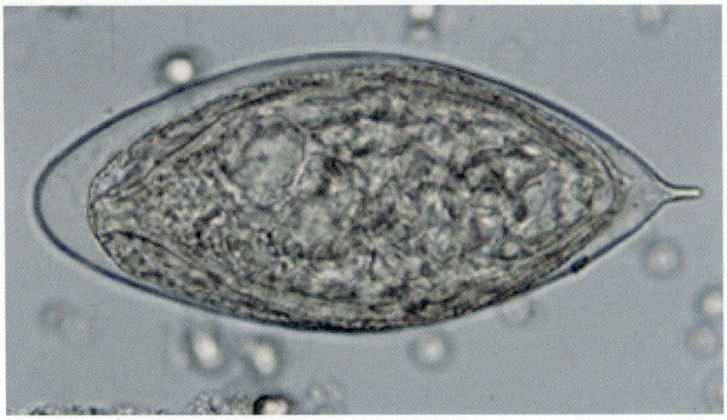

1) 만손열두조충(*Spirometra erinacei*)
2) 만손주혈흡충(*Schistosoma mansoni*)
3) 광절열두조충(*Diphyllobothrium latum*)
4) 일본주혈흡충(*Schistosoma japonicum*)
5) 방광주혈흡충(*Schistosoma haematobium*)

46. 충란 끝부분의 소극이 보이고, 난개가 없는 이 충란이 발견되는 검체는?

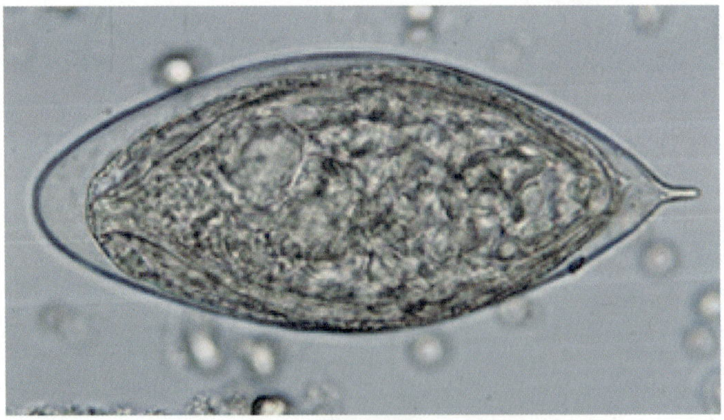

1) 요
2) 혈액
3) 대변
4) 객담
5) 척수액

47. 은어회를 즐겨먹는 환자의 대변에서 검출된 30 ㎛ 크기의 충란이다. 옳은 것은?

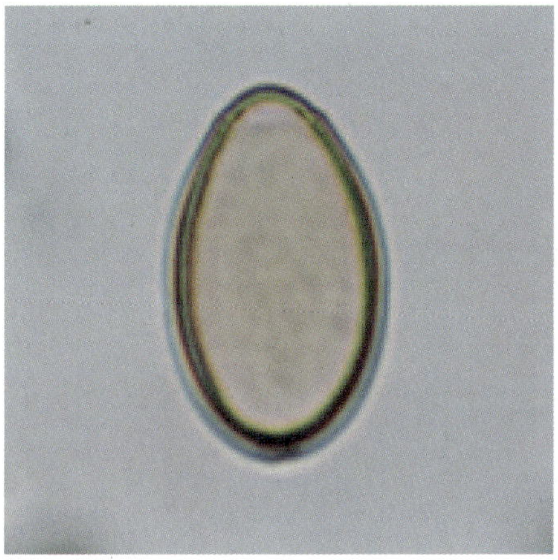

1) 유구조충(*Taenia solium*)
2) 간흡충(*Clonorchis sinensis*)
3) 폐흡충(*Paragonimus westermani*)
4) 일본주혈흡충(*Schistosoma japonicum*)
5) 요꼬가와흡충(*Metagonimus yokogawai*)

47.
난개와 돌출부(shouldering) 그리고 미단 부위의 돌기도 관찰이 안된다. 일반적으로 간흡충란, 이형흡충란, 요꼬가와흡충란은 크기도 작고 형태도 유사하여 구별하기 어렵다.

답 5)

48. 어느 조충류의 두절이다. 옳은 것은?

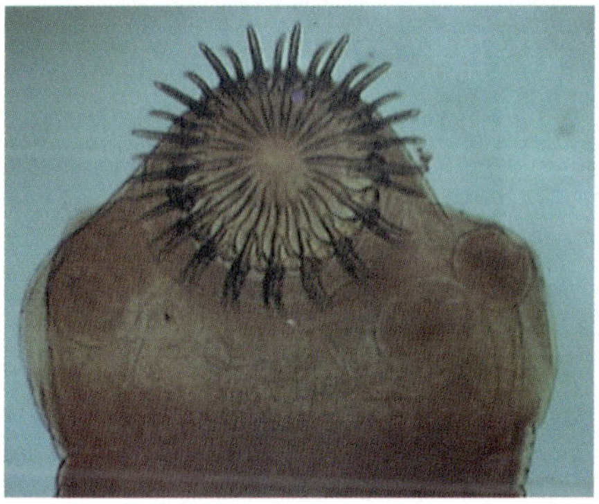

1) 유구조충(*Taenia solium*)
2) 무구조충(*Taenia saginata*)
3) 쥐조충(*Hymenolepis diminuta*)
4) 폐흡충(*Paragonimus westermani*)
5) 광절열두조충(*Diphyllobothrium latum*)

48.
유구조충과 왜소조충의 두절에 부리(액취)와 갈고리가 있다.

답 1)

49. 두절에 갈고리가 없고 편절 한쪽에 자궁측지수가 평균 약 18개인 것은?

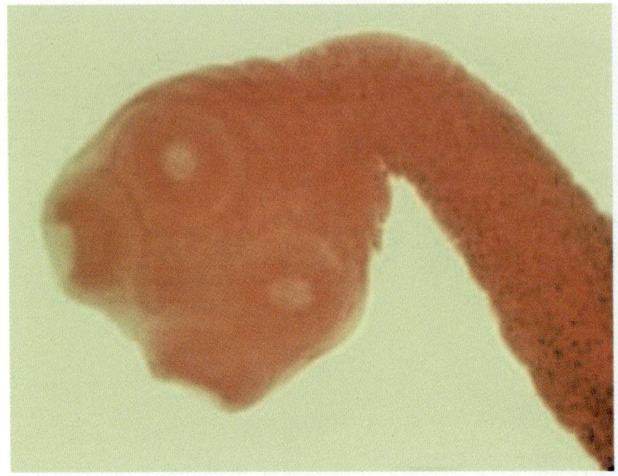

1) 유구조충(*Taenia solium*)
2) 무구조충(*Taenia saginata*)
3) 왜소조충(*Hymenolepis nana*)
4) 쥐조충(*Hymenolepis diminuta*)
5) 광절열두조충(*Diphyllobothrium latum*)

49.
무구조충과 유구조충은 충란으로 구별이 어렵다. 수태편절의 자궁측지수와 성충의 두절로 감별되나 두절은 관찰하기 매우 어렵다.

답 2)

50. 분변에서 검출된 충란으로 옳은 것은?

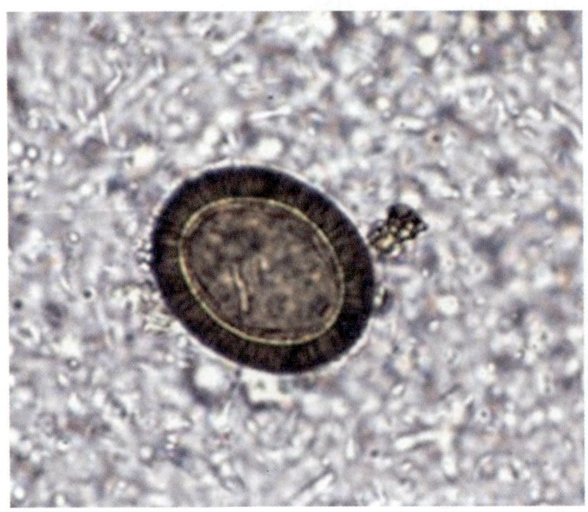

1) 쥐조충란
2) 왜소조충란
3) 광절열두조충란
4) 회충 미수정란(불수정란)
5) 유구조충 혹은 무구조충란

50.
충란으로 구별이 어려워 대변에서 분리되면 *Taenia* spp.로 기록한다. 크기는 40~40 ㎛로 소형급으로 분류된다. 황갈색이며 방사선상의 줄이 있고 육구유충이 들어 있다.

답 5)

51. Carmine 염색 시 Rosette 모양인 자궁측지를 보이는 기생충은?

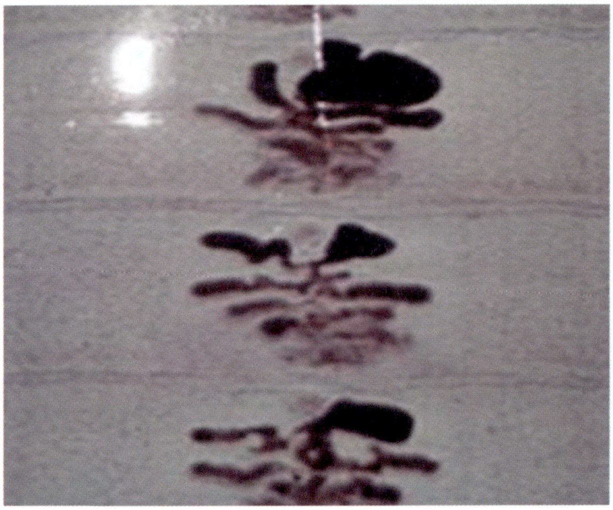

1) 왜소조충(*Hymenolepis nana*)
2) 쥐조충(*Hymenolepis diminuta*)
3) 아메리카구충(*Necator americanus*)
4) 두비니구충(*Ancylostoma duodenale*)
5) 광절열두조충(*Diphyllobothrium latum*)

52. 연어회를 즐겨 먹던 환자의 대변에서 검출된 충란이다. 옳은 것은?

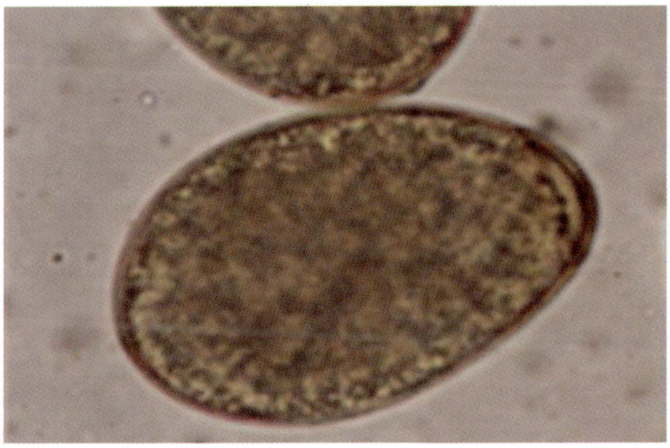

1) 고래회충(*Anisakis* spp.)
2) 유구조충(*Taenia solium*)
3) 폐흡충(*Paragonimus westermani*)
4) 광절열두조충(*Diphyllobothrium latum*)
5) 일본주혈흡충(*Schistosoma japonicum*)

51.

답 5)

52.
외형상으로 폐흡충란이나 광절열두조충란은 서로 유사하다. 광절열두조충의 제2중간숙주는 연어, 송어, 농어 등의 담수어이다. 감염은 어류의 근육 내 plerocercoid의 섭취로 이루어진다.

답 4)

53. 다음 사진은 구충에 무엇인가?

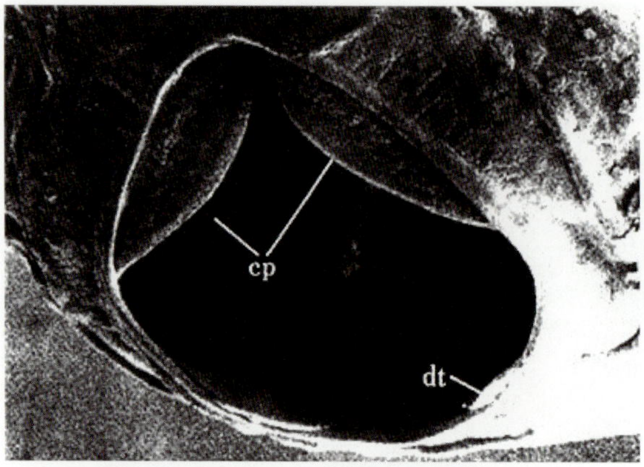

1) 구충의 입술
2) 아메리카구충의 절치
3) 아메리카구충의 절판
4) 아메리카구충의 난각
5) 아메리카구충의 교접낭

54. 사진의 충란을 진단할 때 가장 특징적인 근거는?

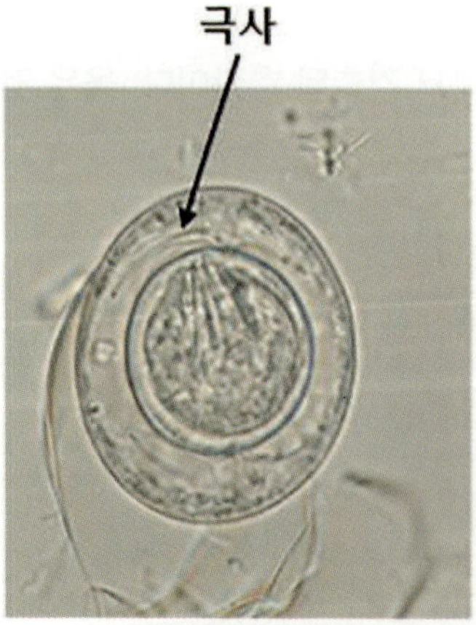

1) 3쌍의 갈고리
2) 4~8개의 극사
3) 레몬모양의 내막
4) 넓은 내막과 외막
5) 황색 혹은 황갈색의 색깔

53.

답 3)

54.
왜소조충란은 30~45 ㎛의 크기이며 내막은 레몬 모양이고 4~8개의 극사가 특징이다. 안에는 육구유충이 들어 있다.

답 2)

55. 분변에서 검출된 충란으로 옳은 것은?

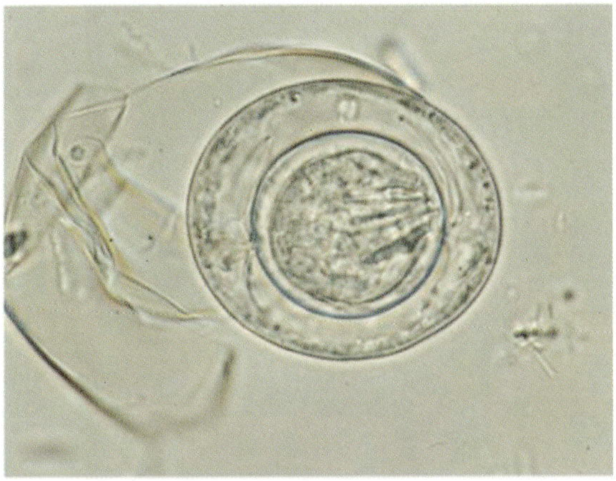

1) 유구조충(*Taenia solium*)
2) 왜소조충(*Hymenolepis nana*)
3) 쥐조충(*Hymenolepis diminuta*)
4) 일본주혈흡충(*Schistosoma japonicum*)
5) 광절열두조충(*Diphyllobothrium latum*)

56. 분변에서 검출된 충란으로 옳은 것은?

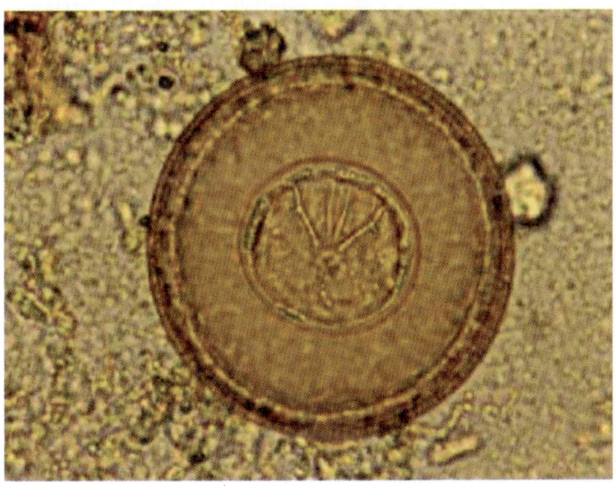

1) 유구조충(*Taenia solium*)
2) 무구조충(*Taenia saginata*)
3) 왜소조충(*Hymenolepis nana*)
4) 쥐조충(*Hymenolepis diminuta*)
5) 광절열두조충(*Diphyllobothrium latum*)

55.
레몬 모양의 내막과 극사로 왜소조충란으로 진단가능하다.
답 2)

56.
쥐조충란은 60~80 ㎛ 크기로 왜소조충란보다 훨씬 크다. 난각은 두텁고 내막과 외막 사이가 넓고 균질화 되었다.
답 4)

57.
두비니구충(십이지장충)의 구강낭에는 2쌍의 절치가 있으며 아메리카 구충의 구강낭에는 2쌍의 절판이 있다.
답 2)

58.
답 3)

57. 다음 사진은 전자현미경으로 촬영한 것은 무엇인가?

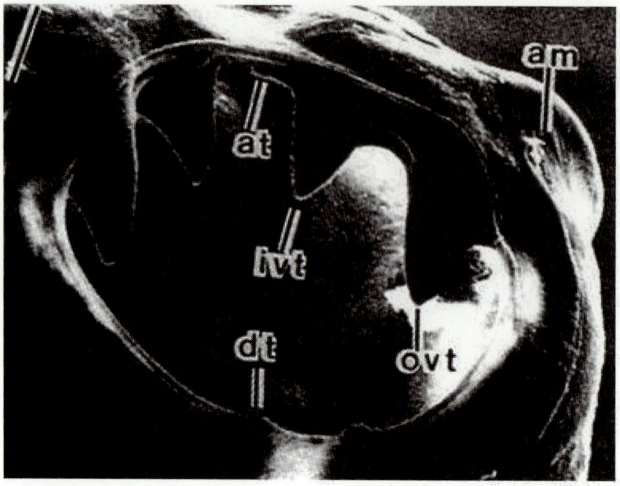

1) 구충의 입술
2) 두비니구충의 절치
3) 두비니구충의 절판
4) 두비니구충의 난각
5) 두비니구충의 교접낭

58. 고양이의 분변을 통해 감염되어 숙주 체내에서 커다란 주머니를 만들고 면역계가 약해지면 질병을 유발하는 기생충은?

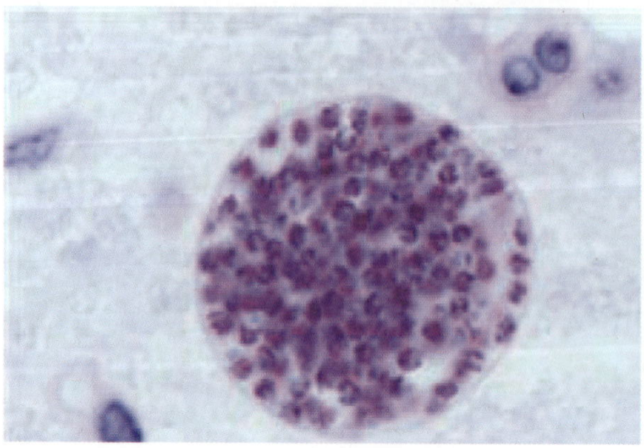

1) 말라리아
2) 람블편모충
3) 톡소포자충
4) 사람근육포자충
5) 트리파노조마

59. 대변검체를 희석하고 채취하기 위한 아래의 실험기기는 무슨 검사법을 위한 것인가?

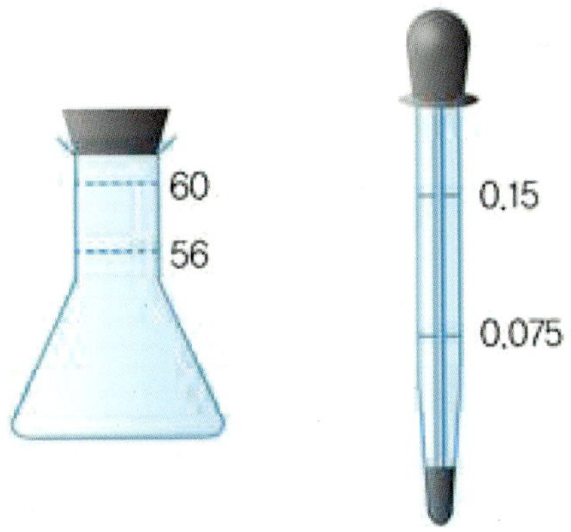

1) 여과지 배양법
2) 피내반응검사법
3) 셀로판후층도말법
4) 포르말린-에테르침전법
5) 스톨씨 희석 충란계산법(Stoll's egg count)

59.

답 5)

임상 미생물학 문제 및 풀이(3판)

2017년 9월 4일 1판 발행
2021년 10월 5일 2판 발행
2023년 9월 1일 3판 발행
2024년 9월 2일 3판 2쇄 발행
2025년 8월 25일 3판 수정판 발행

저　　자 : 미생물학 교수회 학술 출판위원회
발 행 자 : 남학순
발 행 처 : 도서출판 고려의학
(02880) 서울 성북구 성북로9길 1 보문빌딩 3층
전화 : (02) 765-0333, 0337 / 팩스 : (02) 743-2288
이 메 일 : kmedbook@daum.net
홈페이지 : www.komb.co.kr
신고번호 : 제 2022-000006호

※ 검인은 저자와의 합의하에 생략합니다.
※ 낙장 및 파본은 교환해 드립니다.

ISBN 979-11-92422-43-5
정가 35,000원